全国中医药行业高等教育"十三五"规划教材

全国高等中医药院校规划教材（第十版）

骨科生物力学

（供中医学、中医骨伤科学、中西医临床医学等专业用）

主　审

樊粤光（广州中医药大学）

主　编

赵京涛（广州中医药大学）

副 主 编（以姓氏笔画为序）

邢士新（山西中医药大学）　　　张晓刚（甘肃中医药大学）

编　　委（以姓氏笔画为序）

王　频（安徽中医药大学）　　　王建凯（成都中医药大学）

王蕴华（天津中医药大学）　　　朱文莲（北京中医药大学）

庄　洪（广州中医药大学）　　　李　峰（湖北中医药大学）

李　琰（云南中医药大学）　　　张永奎（山东中医药大学）

张建新（福建中医药大学）　　　郭晓玉（河南中医药大学）

唐　瑞（黑龙江中医药大学）　　梁倩倩（上海中医药大学）

滕居赞（广西中医药大学）

学术秘书

姜自伟（广州中医药大学）

中国中医药出版社

·北 京·

图书在版编目（CIP）数据

骨科生物力学 / 赵京涛主编 . —北京：中国中医药出版社，2019.8（2021.11重印）

全国中医药行业高等教育"十三五"规划教材

ISBN 978 - 7 - 5132 - 4060 - 4

Ⅰ.①骨…　Ⅱ.①赵…　Ⅲ.①骨骼力学 – 中医学院 – 教材

Ⅳ.①R68②R318.01

中国版本图书馆 CIP 数据核字（2017）第 048535 号

中国中医药出版社出版

北京经济技术开发区科创十三街 31 号院二区 8 号楼

邮政编码　100176

传真　010 - 64405721

保定市西城胶印有限公司印刷

各地新华书店经销

开本 850 × 1168　1/16　印张 17.5　字数　436 千字

2019 年 8 月第 1 版　2021 年 11 月第 2 次印刷

书号　ISBN 978 - 7 - 5132 - 4060 - 4

定价　59.00 元

网址　www.cptcm.com

服 务 热 线　010－64405510

购 书 热 线　010 - 89535836

侵 权 打 假　010 - 64405753

微信服务号　zgzyycbs

微商城网址　https://kdt.im/LIdUGr

官 方 微 博　http://e.weibo.com/cptcm

天猫旗舰店网址　http://zgzyycbs.tmall.com

如有印装质量问题请与本社出版部联系（010-64405510）

全国中医药行业高等教育"十三五"规划教材

全国高等中医药院校规划教材（第十版）

专家指导委员会

名誉主任委员

王国强（国家卫生计生委副主任　国家中医药管理局局长）

主 任 委 员

王志勇（国家中医药管理局副局长）

副 主 任 委 员

王永炎（中国中医科学院名誉院长　中国工程院院士）

张伯礼（教育部高等学校中医学类专业教学指导委员会主任委员
　　　　　天津中医药大学校长）

卢国慧（国家中医药管理局人事教育司司长）

委　　　　员（以姓氏笔画为序）

王省良（广州中医药大学校长）

王振宇（国家中医药管理局中医师资格认证中心主任）

方剑乔（浙江中医药大学校长）

左铮云（江西中医药大学校长）

石　岩（辽宁中医药大学校长）

石学敏（天津中医药大学教授　中国工程院院士）

卢国慧（全国中医药高等教育学会理事长）

匡海学（教育部高等学校中药学类专业教学指导委员会主任委员
　　　　　黑龙江中医药大学教授）

吕文亮（湖北中医药大学校长）

刘　星（山西中医药大学校长）

刘兴德（贵州中医药大学校长）

刘振民（全国中医药高等教育学会顾问　北京中医药大学教授）

安冬青（新疆医科大学副校长）

许二平（河南中医药大学校长）

孙忠人（黑龙江中医药大学校长）

孙振霖（陕西中医药大学校长）

严世芸（上海中医药大学教授）

李灿东（福建中医药大学校长）

李金田（甘肃中医药大学校长）

余曙光（成都中医药大学校长）

宋柏林（长春中医药大学校长）

张欣霞（国家中医药管理局人事教育司师承继教处处长）

陈可冀（中国中医科学院研究员　中国科学院院士　国医大师）

范吉平（中国中医药出版社社长）

周仲瑛（南京中医药大学教授　国医大师）

周景玉（国家中医药管理局人事教育司综合协调处处长）

胡　刚（南京中医药大学校长）

徐安龙（北京中医药大学校长）

徐建光（上海中医药大学校长）

高树中（山东中医药大学校长）

高维娟（河北中医学院院长）

唐　农（广西中医药大学校长）

彭代银（安徽中医药大学校长）

路志正（中国中医科学院研究员　国医大师）

熊　磊（云南中医药大学校长）

戴爱国（湖南中医药大学校长）

秘 书 长

王　键（安徽中医药大学教授）

卢国慧（国家中医药管理局人事教育司司长）

范吉平（中国中医药出版社社长）

办公室主任

周景玉（国家中医药管理局人事教育司综合协调处处长）

李秀明（中国中医药出版社副社长）

李占永（中国中医药出版社副总编辑）

全国中医药行业高等教育"十三五"规划教材

编审专家组

组　长

王国强（国家卫生计生委副主任　国家中医药管理局局长）

副组长

张伯礼（中国工程院院士　天津中医药大学教授）

王志勇（国家中医药管理局副局长）

组　员

卢国慧（国家中医药管理局人事教育司司长）

严世芸（上海中医药大学教授）

吴勉华（南京中医药大学教授）

王之虹（长春中医药大学教授）

匡海学（黑龙江中医药大学教授）

王　键（安徽中医药大学教授）

刘红宁（江西中医药大学教授）

翟双庆（北京中医药大学教授）

胡鸿毅（上海中医药大学教授）

余曙光（成都中医药大学教授）

周桂桐（天津中医药大学教授）

石　岩（辽宁中医药大学教授）

黄必胜（湖北中医药大学教授）

前　言

　　为落实《国家中长期教育改革和发展规划纲要（2010-2020年）》《关于医教协同深化临床医学人才培养改革的意见》，适应新形势下我国中医药行业高等教育教学改革和中医药人才培养的需要，国家中医药管理局教材建设工作委员会办公室（以下简称"教材办"）、中国中医药出版社在国家中医药管理局领导下，在全国中医药行业高等教育规划教材专家指导委员会指导下，总结全国中医药行业历版教材特别是新世纪以来全国高等中医药院校规划教材建设的经验，制定了"'十三五'中医药教材改革工作方案"和"'十三五'中医药行业本科规划教材建设工作总体方案"，全面组织和规划了全国中医药行业高等教育"十三五"规划教材。鉴于由全国中医药行业主管部门主持编写的全国高等中医药院校规划教材目前已出版九版，为体现其系统性和传承性，本套教材在中国中医药教育史上称为第十版。

　　本套教材规划过程中，教材办认真听取了教育部中医学、中药学等专业教学指导委员会相关专家的意见，结合中医药教育教学一线教师的反馈意见，加强顶层设计和组织管理，在新世纪以来三版优秀教材的基础上，进一步明确了"正本清源，突出中医药特色，弘扬中医药优势，优化知识结构，做好基础课程和专业核心课程衔接"的建设目标，旨在适应新时期中医药教育事业发展和教学手段变革的需要，彰显现代中医药教育理念，在继承中创新，在发展中提高，打造符合中医药教育教学规律的经典教材。

　　本套教材建设过程中，教材办还聘请中医学、中药学、针灸推拿学三个专业德高望重的专家组成编审专家组，请他们参与主编确定，列席编写会议和定稿会议，对编写过程中遇到的问题提出指导性意见，参加教材间内容统筹、审读稿件等。

　　本套教材具有以下特点：

　　1. 加强顶层设计，强化中医经典地位

　　针对中医药人才成长的规律，正本清源，突出中医思维方式，体现中医药学科的人文特色和"读经典，做临床"的实践特点，突出中医理论在中医药教育教学和实践工作中的核心地位，与执业中医（药）师资格考试、中医住院医师规范化培训等工作对接，更具有针对性和实践性。

　　2. 精选编写队伍，汇集权威专家智慧

　　主编遴选严格按照程序进行，经过院校推荐、国家中医药管理局教材建设专家指导委员会专家评审、编审专家组认可后确定，确保公开、公平、公正。编委优先吸纳教学名师、学科带头人和一线优秀教师，集中了全国范围内各高等中医药院校的权威专家，确保了编写队伍的水平，体现了中医药行业规划教材的整体优势。

　　3. 突出精品意识，完善学科知识体系

　　结合教学实践环节的反馈意见，精心组织编写队伍进行编写大纲和样稿的讨论，要求每门教材立足专业需求，在保持内容稳定性、先进性、适用性的基础上，根据其在整个中医知识体系中的地位、学生知识结构和课程开设时间，突出本学科的教学重点，努力处理好继承与创新、理论与实践、基础与临床的关系。

4. 尝试形式创新，注重实践技能培养

为提升对学生实践技能的培养，配合高等中医药院校数字化教学的发展，更好地服务于中医药教学改革，本套教材在传承历版教材基本知识、基本理论、基本技能主体框架的基础上，将数字化作为重点建设目标，在中医药行业教育云平台的总体构架下，借助网络信息技术，为广大师生提供了丰富的教学资源和广阔的互动空间。

本套教材的建设，得到国家中医药管理局领导的指导与大力支持，凝聚了全国中医药行业高等教育工作者的集体智慧，体现了全国中医药行业齐心协力、求真务实的工作作风，代表了全国中医药行业为"十三五"期间中医药事业发展和人才培养所做的共同努力，谨向有关单位和个人致以衷心的感谢！希望本套教材的出版，能够对全国中医药行业高等教育教学的发展和中医药人才的培养产生积极的推动作用。

需要说明的是，尽管所有组织者与编写者竭尽心智，精益求精，本套教材仍有一定的提升空间，敬请各高等中医药院校广大师生提出宝贵意见和建议，以便今后修订和提高。

国家中医药管理局教材建设工作委员会办公室

中国中医药出版社

2016 年 6 月

编写说明

人类长期在大自然生存过程中，尤其在与疾病不断作斗争过程中逐渐积累、升华认识和总结，感受到力学的概念无处不在，并以此理解和解释生理和病理现象，逐渐形成了生物力学的雏形。但真正学科意义上的生物力学，是从 20 世纪 60 年代开始在全世界范围内发展起来的。随着现代骨科技术的发展，尤其是在长期关节置换技术成熟的基础上，骨科医生和生物力学专家走向协作，从而促进了现代骨科生物力学的诞生和发展，用来研究力对生物组织、器官和机体的影响以及相关的生物学和医学问题，注重"功能适应形状"。20 世纪末，骨科生物力学研究逐渐深入到计算机化和分子化水平，骨科力学生物学作为一门新兴学科也逐渐发展成熟，研究重心从力学转移到生物学上，并专注于探讨"形状适应于功能"背后隐藏的机制，在组织与细胞的信号传导、力学刺激与细胞代谢和分化等领域得到广泛应用。因此，注重功能适应形状的骨科生物力学和强调功能是否能决定形状的力学生物学反复循环和有机统一，便形成了整体的现代骨科生物力学概念，骨科生物力学也成为生物力学的一个重要分支学科。在科学发展基础上我们可以说，骨科生物力学的发展不仅仅是科学的进步，同时也是思想解放的里程碑。

《骨科生物力学》教材是依据全国中医药行业高等教育"十三五"规划教材的要求编写而成，是骨科学专业由基础课程学习向临床科目学习过渡的桥梁课程。本教材以中医学、中医骨伤科学、中西医临床医学、西医骨科学等专业的本科生为教学对象，也可供研究生学习使用，同时供骨科学专业住院医师规范化培训和临床相关学科的医务人员学习参考。

本教材主要特点如下：

1. 编写体例更加适合现代骨科学发展和教育实际

教材是进行知识传授和发展新知识的主要载体，在目录编排时，我们力争涵盖骨科的方方面面、体现当代骨科学的发展前沿。除了骨科从基础到临床章目清晰，还把血管、神经、生物材料、康复和运动等学科中与骨科交叉相关的内容作为独立章节；以往教材中的"软组织"概念，如骨骼、关节软骨和半月板、骨骼肌、肌腱和韧带、神经、血管等，这些组织虽然在生物力学方面有其共性，但随着研究的深入其个性逐渐凸显并各自向学科发展，本教材编写时亦分别编排为独立章节。有些内容则根据分类重新调整，如具有传统中医特色和优势的夹板，其固定原理在"骨折生物力学"一章、夹板材料特性在"骨科材料生物力学"一章、夹板的实验研究则作为经典力学实验在"骨科生物力学实验"一章论述。骨折（包括关节、脊柱）内外固定器械也同样按照这种方法进行编排处理。另外，神经、血管和血流动力学、康复和运动等学科只是选择了和骨科交叉相关的内容，并非囊括这个学科的全部。当然，任何一种形式的目录编排，都不可能满足所有的教学、研究和临床实践需要。因此，创新是动态的，建议在教材使用过程中根据教学实际选择相关内容并加以合理整合。

2. 编写分工体现独立与合作的当代团队意识和精神

本教材根据全国中医药行业高等教育"十三五"规划教材编写要求，共邀请来自全国 15

所高等中医药院校的 16 位专家组成编委会，体现了我国高等中医药院校地域分布广阔、教学和研究的优势和特色、每位编委的学科交叉和共融（骨科临床、教学和研究生物力学的交叉学科，实验、教学和临床不同类型老师）、资质和年龄结构的优化（老中青结合，有利于培养编写梯队和人才）等特点。更重要的是，我们在编写过程中，充分体现每位编委的特长，改变了独立编写固定章节的模式，根据骨科生物力学框架先由每位编委执笔完成某一分类内容，然后再统一编排和整合，形成一个整体章节。

具体编写分工如下：第一章由赵京涛编写；第二章由郭晓玉编写；第三章由张建新编写；第四章至第八章中关节软骨和半月板、骨骼肌、肌腱和韧带、神经、血管基础部分由王蕴华编写，血流动力学基础部分由王频编写，临床部分由张永奎编写；第九章由姜自伟编写；第十章中关节的力学性质和上肢关节由滕居赞编写，下肢关节由邢士新编写；第十一章脊柱生物力学基础部分由梁倩倩编写，临床部分由庄洪编写；第十二章中生物材料基本力学性能部分由李峰编写，骨折固定材料部分主要由张晓刚编写，人工关节部分由邢士新编写，脊柱骨科材料和矫形器部分由庄洪编写；第十三章中功能锻炼、推拿按摩和步态分析部分由朱文莲编写，物理疗法和运动生物力学部分由唐瑞编写；第十四章主要由王建凯编写；第九章中夹板的固定原理部分、第十二章中夹板的材料特性部分和第十四章中夹板的生物力学实验由李琰编写。全书主要由赵京涛统稿，邢士新、张晓刚和姜自伟协助统稿，特邀樊粤光教授审稿。

在编写和审稿过程中，由于工作量较大、时间紧迫、任务艰巨，我们还特别邀请了以下协作编写人员：万鹭超、王力、阮冠龙、孙汉桥、李绍烁、何昌强、张灵帅、陈浩、陈林威、郑挺渠、秦大平、黄乐辉、康俊峰、董航、潘俊曦，本教材编委会谨向各位协编老师表示感谢！

3. 充分凸显生物力学教学和研究创新特点

创新是教和学永恒的主题，授人以鱼不如授人以渔。希望医生和学生通过本教材学习，能够善思维、通理论、知法则，侧重分析和思考，在"知其然"基础上达到"知其所以然"。因此根据内容的不同，在每一章节中都做了个性化编排，如知识拓展、复习思考题、小结等模块，有利于学生拓展视野、拓宽思维，其中的"小结"更是在内容总结基础上增加对研究内容和方向的展望和期望。作为活跃在生物科学领域的学科之一，骨科生物力学和其他骨科课程有不同的地方，它是发展中的科学，很多理论和观点是目前阶段性研究成果，也许不成熟，甚或存在争议。为了鼓励学生去探索、思考和发现问题，我们进行了大胆和革新式编写，限于教材编写和设计要求，对于参考论文未一一列出，只列出最主要的参考书目，在此对所有引用的文献以及贡献智慧的原作者表示感谢和敬意！

正如牛顿所说，我自己以为我不过像一个在海边玩耍的孩子，不时为发现比寻常更为美丽的一块卵石或一片贝壳而沾沾自喜，至于展现在我面前的浩瀚的真理海洋，却全然没有发现。我们向以孟和、顾志华为主编的《骨伤科生物力学》编委会和以杨华元为主编的《生物力学》编委会表示衷心感谢！本教材在编写过程中得到了相关院校、专家和同道的大力支持和帮助，在此谨表谢忱！由于编者学术水平和经验有限，恐有疏漏，恳请各院校师生在使用过程中提出宝贵意见，以便再版时修订提高。

《骨科生物力学》编委会

2019 年 5 月

目　录

第一章　概　论

一、生物力学及其发展简史

生物力学是根据已经确定的力学原理来研究生物的力学问题的学科，是力学、生物学、医学等学科之间相互渗透的交叉边缘学科。它将这些学科的基本原理和方法有机地结合起来，同时还广泛地应用了物理学、数学、工程学的概念和方法。它是活跃在自然科学前沿的新兴交叉边缘学科之一。

正如达·芬奇所说："力学是最伟大的，最有用的，超越其他学科的科学，所有生物体均需通过它才能运动和相互作用。"生物力学从其诞生时，就与医学有着不解之缘，多学科间的相互渗透，特别是医学与工程学科的结合，在基础理论–实验研究–实际应用产学研链支撑下，学者及专家们通过研究生物力学，攻克了一个又一个医学难关，并最终服务于人类的健康工程。17 世纪时，生物力学的研究对象主要是人体组织，如血液、皮肤、骨骼、肌肉等的力学性质。最负盛名的当属血液循环系统的发现，英国生理学家 William Harvey（1578—1657）通过测量心室的尺寸以及心率加以计算，得出心脏 1 天泵出的绝对血容量远远超过人体体重，因而逻辑推测人体必须存在一个血液连续循环系统，使血液能在体内循环流动，虽然当时已经有了静脉系统图解，但碍于技术上的落后，依然没有证据证明静脉系统实际上是在一个闭合系统中与动脉系统相连的。直到 45 年后，意大利生理学家 Malpighi（1628—1694）使用 Antonie van Leeuwenhoek（1632—1723）发明的显微镜这一新设备，以及运用 Harvey 的循环理论来探究微观世界，这才发现了连接动、静脉系统的毛细血管系统，从而证实了血液连续循环系统的存在。伽利略在成为著名物理学家之前，是一个医科学校的学生，他找到了摆长与周期的定量关系，并用以测定人的心率，用与心搏合拍的摆长来表达心率。1638 年，他首先发现施加载荷与骨形态之间的关系。Borell（1608—1679）是一位意大利解剖学家，在他的著作《论动物的运动》一书中，他成功地阐明了肌肉的运动和动物自身的运动问题，并讨论了鸟飞和鱼游、心脏和肠的运动。英国化学家 Boyle Robert（1627—1691）研究过肺，并讨论了鱼的呼吸与水中空气的关系。瑞士数学家和物理学家 Leonhard Euler（1707—1783）在 1775 年写了一篇论文论述波在动脉中的传播。英国医生和物理学家 Thomas Young（1773—1829）在看到三棱镜分日光为彩色光谱的时候，他创造了光的波动理论，同时还建立了声带发音的弹性力学理论。为工程界所熟悉的还有 Hales，他测量了马的动脉血压，并寻求血压与失血的关系。他用蜡制作出心室处于舒张压时的模型，并测量模型的体积以估计心输出量。通过测量，他还估算出心肌力以及主动脉的膨胀特性，借此解释心脏泵出的间歇流如何转化成血管中的平稳流。他在血液流动中引进了外周阻力的概念，并指出这种阻力主要来自组织中的微血管。

19 世纪，生物力学在医学研究中进展迅猛，如德国物理学家和生理学家 Hermann von

Helmholtz（1821—1894）发明了晶状体镜来研究眼球内晶体的变化，发明了眼底镜来观察视网膜；他研究了听觉的机理，并发明了 Helmholtz 共振仪，并首次确定了神经脉冲的传播速度为 30m/s，他发现的能量守恒定律是流体力学的基础。流体力学家 Korteweg（1878）和 Lamb（1898）通过对血管中波的传播分析推导出脉搏波波动方程。Otto Frank（1865—1944）通过循环系统流体动力学理论，并根据血压梯度变化的记录，给出了血液流量与时间的关系计算方法。法国生理学家 Jean Louis Poiseuille（1779—1869）通过一系列的实验工作与理论研究，最终确立的黏性流体定常流公式在血流动力学中起重要的作用。英国生理学家 Emest Henry Starling（1866—1926）提出的物质通过膜的模型，建立的传质与药代动力学的发展都有着重大意义。

20 世纪 60 年代，美籍华人冯元桢在航天工程、连续介质力学领域取得成就后，研究兴趣转向开拓新领域，成为真正具有学科意义的生物力学开创者及奠基人，被誉为"生物力学之父"。他开启了生物软组织本构关系、肺力学模型、生物组织器官生长和应力的关系等里程碑式研究，在微循环力学、肌肉力学、心脏力学、血流动力学等方面对生物力学的发展做出了突出贡献。70 年代末，他开始倡导并推动我国的生物力学研究，许多力学、物理学、医学以及生物学工作者不断地加入到生物力学研究行列中，并建立了我国的生物力学研究基地和团队。经过近半个世纪的不断发展和壮大，我国生物力学的研究领域已扩展到生物流变学、心血管生物力学与血流动力学、骨关节和口腔生物力学、呼吸力学、软组织力学和药代动力学等方面。

二、骨科生物力学概念

骨科生物力学是生物力学的一个重要分支学科，是研究力与人体以运动骨骼系统为主的机体互相影响的生物学和医学问题的科学，其概念有广义和狭义之分。广义的概念包含了传统骨科生物力学和力学生物学。狭义的概念即指传统骨科生物力学，是根据人体器官的解剖特征和力学性质，用力学原理和方法研究肌肉骨骼系统中如骨折、脱位、矫形、移植及各种急慢性软组织损伤等疾病的病因、病理、治疗、愈合机理及预防的科学，注重功能适应形状的研究。

新的、广义的骨科生物力学概念把现代最新的学科研究思想进行了整合之后，在力与分子细胞水平的互相关系中发展起来的力学生物学，就成为了骨科生物力学的一部分。力学生物学重点从力学转移到了生物学上，专注于研究形状适用于功能背后隐藏的机制。比如，通过检测肌肉与骨骼互相作用的应力大小，来分析是否会发生骨折，这就是传统生物力学；而检测应力大小来对肌肉和骨骼形态学进行解释，就是力学生物学。两者均采用了生物力学手段，产生了"形状适应功能，而功能又适应形状"的反复循环，促进了现代骨科生物力学学科发展。

骨科生物力学是力学、生理学、解剖学和骨外科等学科彼此渗透、互相交叉、紧密联系，同时还广泛地应用了物理学、数学、工程学等概念和方法的学科，是全世界范围内骨科学研究的重要组成部分，是生命科学的组成部分，是活跃在自然科学前沿的新兴交叉边缘学科之一，体现了当代科学的发展特点。

三、骨科生物力学的研究对象及方法

骨科生物力学是以骨骼、肌肉系统为主要研究对象，研究骨骼、肌肉等组织在负荷作用下的力学特性和变化规律的学科。它的最终目的是剖析骨骼系统的力学性质，揭示骨骼生长、发育、吸收和改建与负荷之间的相互关系，给出骨科临床所面临的这类力学问题的精确定量分析，为临床骨科预防骨损伤、诊断治疗骨科疾患、进行骨矫形和骨移植等提供理论依据。主要研究的内容有：骨骼、肌肉系统等组织的材料特性及其基本结构与功能；力学环境对组织生长发育的影响；骨骼、肌肉系统损伤的力及其损伤机制；临床治疗的力学问题；骨骼、肌肉系统的人工替代物；预防、康复中力的问题；计算机辅助外科等。

骨科生物力学的研究方法遵从生物力学一般研究方法，即：①从解剖学方面考虑肌肉、骨骼的解剖形态、结构特征，了解其几何特点。②测定肌肉、骨骼或材料等组织的力学性质，确定本构关系。③根据物理学中的基本原则（质量守恒、动量守恒、能量守恒和 Maxwell 方程等）和组织的本构方程，导出有关肌肉、骨骼主要的微分方程和微分－积分方程。④确定器官或系统工作状态，以期获得有意义的边界条件。⑤用解析方法或数值方法解边界值问题（具有合适条件的微分方程或积分方程）。⑥建立相应的生理实验或者在体实验等，以验证上述边界值问题的解。若有必要，另立数学模型求解，以期理论与实验相一致。⑦探讨理论与实验在实际中的应用，研究是否有必要作更进一步改进，通过反复对比修正，以期应用于临床实践。

四、骨科生物力学发展史

从中医骨伤科学来说，自萌芽于夏商周始，有悠久历史，在长期与骨科疾病斗争中积累了丰富的经验，并逐渐形成了有其独特、完整的理论体系，其中包含了很多力学原理。

早在《黄帝内经》中就记载了"跌仆""坠堕"，说明我国古代已经了解到创伤的直接原因是机体与其他物体相撞所致。骨伤科疾病，不管是急性损伤，还是慢性损伤，其病理表现与力的作用是分不开的，整个过程力是主导因素。因此治疗这类疾病时，中医学讲究"以力对力"的原则，采取相应措施。骨折治疗一般分为三个基本步骤，即整复、固定和功能锻炼。在整复手法方面，《医宗金鉴·正骨心法要旨》成就突出，总结出摸、接、端、提、推、拿、按、摩等整复手法，不仅将正骨手法进行了高度概括，而且还是根据骨折常见的移位规律，将用力的方向、方式、技巧等综合起来以便于临床应用，这是古人在骨伤方面运用力学知识的典范。从古至今，影响深远，近代学者继承发扬整骨手法，概括成"十大正骨手法"。固定是治疗骨折的又一重要环节，中医学擅长用外固定方式治疗骨折，具有代表性的夹板局部外固定治疗骨折就是其中之一。其原理在于根据液体的不可压缩效应，可合理地恢复骨折端的应力状态，并且不影响关节的活动，较少影响血运。依据夹板外固定的治疗原理，近 20 年来根据中医学"制器以正之"的学术思想，运用生物力学知识研制的骨科复位固定器疗法，使骨折、固定架与肢体组成几何不变体系，较好地恢复了骨骼的应力状态，保持了断端的稳定性。功能锻炼对于恢复肢体功能，促进骨折愈合是必不可少的，其中手法治疗骨伤科疾病是中医学骨伤科的又一特色。有学者研究认为，手法是通过机械功使机体获得一定能量，从而促进局部血液循环，改善营养状况，有松解局部炎症粘连等作用，另外手法能纠正体内因力系统不平衡而致的解剖学微细变化，这是"疏通经络，行气活血"。有研究表明，骨科中药三期辨证方面，活血化瘀药对扩张外周血管、增加器官血流量、改善血液黏滞性及流速、改善微循环血流具有重要作用。

在我国，骨科生物力学的研究真正起步于 20 世纪 70 年代。1963 年，方先之在罗马第二十届世界外科学会上宣读了"中西医结合治疗前臂双骨干骨折的研究"论文，首次向全世界介绍中西医结合治疗骨折的体会。1966 年，方先之、尚天裕在《中西医结合治疗骨折》一书中，系统地提出了动静结合、筋骨并重、内外兼治、医患配合四项骨折治疗原则，正确地阐述了骨折治疗中固定与活动、骨与软组织、局部与整体、内因与外因的辩证关系，打破了当时西医治疗骨折的主流思想广泛固定和完全休息的传统观念，使骨折治疗发生了根本性变化。20 世纪 80 年代初期，顾志华、孟和在系统总结中西医结合治疗骨折基础上，经过大量临床观察和实验研究，从骨折生物力学观点出发，结合骨科生物力学基本原理，提出了骨折治疗弹性固定准则。

从自然科学的发展史看，自希波克拉底时代始，力学（力和运动）成为骨科学的一部分，这个时代的前辈科学家和医学家，通过对骨折、关节脱位及损伤软骨无法修复等的观察，促进了生物力学在复位膝关节脱位和矫正脊柱脱位中的应用。1892 年，德国医学博士 Julius Wolff 在熟悉瑞士学者 Herman Von Meyer 的报告（骨的内部结构和外部形态一样，与其承受载荷的大小及方向有直接关系，1867 年）及其他早期骨科文献（如，Galileo 于 1638 年首次发现的施加载荷与骨形态之间的关系、Bell 于 1834 年提出的动物可以使用尽可能少的材料来承担载荷、Ward 于 1838 年报告的增加压缩载荷可增加骨的形成、两位德国学者于 1862 年各自独立报告的加压对骨生长的影响）基础上，并通过积累了 30 余年工作经验、体会和临床观察，发表了著名的《骨转化定律》，这一法则已获得临床和实验支持，至今仍是骨科生物力学的重要基础理论之一。而早在 Wolff 之前的 1881 年，Roux 提出，骨小梁结构是由力学负荷形成、保持和改造的，并由细胞在一种局部的自我组织进程中进行调节，虽然只是尚未证明的假说，但历史证明，Roux 的思想在当时远远领先于他所在的时代。因为，在 Pauwels 的努力下，他在实验模型中对应变进行光弹性效应测量，揭示出一个令人惊奇的发现，当应力改变时（Wolff），骨小梁的结构排列（Roux）和重新定向，似乎是骨构建原则下（Pauwels）力学作用的结果。终于，D. R. Carter 制作出骨和软骨原基的有限元分析（FEA）模型，骨形成这一假说得到了理论解释。通过计算机模拟外部负荷对骨形状和骨密度的影响，加以数学算法以预测骨小梁的排列结构，分析动态力学负荷下骨小梁和皮质骨的骨塑形和骨重建变化，已经发展成为一种"统一计算理论"。在现代巨型计算机的推动下，骨细胞也被纳入了 FEA 计算机模型中，Frost 借此提出：骨塑形和重建中破骨细胞与成骨细胞的作用，与力学刺激引起的细胞信号传导具有相关性，成为他"力学稳态理论"的一部分。关于骨重建的力学模型，这仅仅只是一家之言，Cowin 和 Van Buskirk（1979）使用的表面重建模型，假定了骨可被模拟成一线弹性体，此弹性体的自由表面按照一附加的特殊本构关系运动，已有一些实验定性地证明这一理论。

骨重建理论是骨科生物力学的一个分支。如在骨结构研究方面，Bundy（1940）证实干燥的人股骨的力学性能是沿轴向和横向方向变化的，Lang（1970）首先用超声波确定骨的弹性模量，Carter 和 Hyes（1977）报道了松质骨的弹性模量，Katz（1980）假定了哈佛骨的一个双层分层纤维增强模型，Williams（1981）等报道了对小梁骨的研究。在骨对应力适应性研究方面，Currey（1960）描述了骨表面上新板层骨片的沉积过程，Frost（1964）对表面重建和内部重建进行了区别，Kazarian（1969）说明了松质骨的内部重建，Shumskii（1978）等的研究说明了载荷对骨组织重建的影响。关于反馈机制研究，Cowin 和 Hegedus（1976）做了详细描述，Guzelsu 和 Demiray（1979）对骨的电力学性质做了很好的全面综述。关于骨生长的机制，假说纷纭，较为流行的是压电效应假说。深田荣一首先发现骨具有压电性；Bassett 和 Pawlick 发现若在骨折端植入电极，则新生骨质将沉积于负极，说明压电效应可能是骨重建的机制。

现代骨科生物力学是在现代骨科技术迅猛发展，尤其是在长期关节置换技术成功的基础上，骨科医生和生物力学专家走向协作而诞生和发展的，主要用来研究力对生物组织、器官和机体的影响，以及相关的生物学和医学问题，注重功能适应形状。随着影像学技术的发展，尤其是 micro-CT 或者 µCT 扫描技术对骨科生物力学研究产生了重大的影响。Brekelmans 和 Rybicki（1972）等第一次将有限元方法应用于骨科生物力学的研究，Belytschko（1974）等首次报道了椎间盘的二维有限元模型，紧随其后，刘永庆等又建立了椎间盘的三维有限元模型。Hayes（1976）最早用有限元分析研究胫骨平台软骨下松质骨在载荷作用下产生的多轴应力。到 20 世纪末，骨科生物力学研究已经逐渐深入到计算机化和分子化水平，研究重心从力学转移到生物学上，并专注于探讨形状适应于功能背后隐藏的机制，在组织与细胞的信号传导、力学刺激与细胞代谢和分化等领域得到广泛应用，骨科力学生物学作为一门新兴学科也逐渐发展成熟。因此，注重功能适应形状的现代骨科生物力学和强调功能是否能决定形状的骨科力学生物学反复循环和有机统一，便形成了整体的骨科生物力学概念，骨科生物力学也成为生物力学的一个重要分支学科。在科学发展基础上，我们可以说骨科生物力学的发展不仅仅是科学的进步，同时也是思想解放的里程碑。

五、骨科生物力学研究现状及展望

计算机工具对现代力学理论研究的推动以及现代分子和细胞生物学研究发展，既提出大量新课题，又带来了许多新工具，推动着骨科生物力学研究向内涵扩大（生物医学工程、生物工程）、有机融合性生命科学与基础、微观深入（细胞-亚细胞-分子层次、定量生物学）、宏观-微观相结合（组织工程、器官力学、信息整合与系统生物学）等纵深发展。同时在骨力学的研究内容方面，也已从对骨的基本力学性能研究拓展至骨的力学生物学研究，即结合细胞生物学、分子生物学等原理与方法揭示骨的力学与生物学偶联过程，更深层次地阐明骨的重要生物力学功能与机理，包括骨的发育、骨塑形、骨重建与骨适应性等。在骨对应力的适应性、骨骼及骨折、软组织、关节、脊柱、血流变、骨科材料、运动和康复等的生物力学研究内容上，包括传统的生物力学，即研究力对骨骼、肌肉系统影响以及相关生物学和医学问题；同时，也包括 21 世纪新兴的力学生物学，即研究形状适应于功能背后隐藏的机制，解释骨骼中的力对骨骼形态学的影响。

目前骨科生物力学的前沿热点问题及可能的研究展望有：①分子及细胞生物力学研究方面，包括力学刺激如何影响细胞活性、定向分化、信号传导，如何精确调控细胞内功能基因和蛋白质的表达及其作用。②组织工程方面，包括组织工程技术、种子细胞与支架材料复合应有最优化的力学环境，其中组织工程功能细胞培养装置中应力环境的设计、支架材料降解与细胞生长的动力等都是目前组织工程领域亟待解决的力学问题。③骨科材料研究，包括研制具备对外界力学刺激的相应性能、接近人体结构和功能的仿生材料，有生物材料，如高分子化合物、生物陶瓷材料、金属材料；其他类型材料，如中医传统夹板。还包括人工骨关节设计，主要热点集中于关节及脊柱功能重建领域。④数字化骨科学生物力学发展，包括基于现代计算机技术以及相结合的图像技术（X 线断层摄像、核磁共振等）的辅助设计、辅助制造、计算机图像识别和三维重建技术、新型骨科器械（包括骨折治疗、人工假体、矫形器具等）的设计、开发，辅助诊断仪器等。

NOTE

第二章　力学基础知识

生物力学不同方面的研究应用不同的力学原理，如用静力学原理分析肌肉、骨骼系统关节和肌肉的受力特点和性质，动力学原理用于动作描述、步态分析及分段运动分析等。所以，学习生物力学知识需要了解一些力学的基础知识。本章介绍力学的一些基本概念和规律。

第一节　基本概念

一、力

力可以被定义为机械干扰和负载，即一个物体对另一个物体的作用，是物体间相互的机械作用。

力是矢量，由三个要素组成，即力的大小、方向和作用点。要分析力对物体的作用效果，不仅要确定力的大小和方向，还要确定力的作用点。

力可用一有向线段来表示，线段带箭头的一端表示力的方向，另一端代表力的作用点；线段的长度表示力的大小。

力的国际单位是牛顿（N），常用单位有千克力（kgf）。1kgf＝9.80665N（可略为9.8）。

若几个力同时作用于一个物体，这个物体所受到的合力是这几个力的合成，这就是力的叠加性。力的叠加是矢量的合成，遵循平行四边形法则。

力的效应是指力对物体的作用结果，它取决于力的三要素，三者缺一不可。力使物体的运动状态发生变化的效应称为力的运动效应（外效应），力使物体的大小和形状发生改变的效应称为力的变形效应（内效应）。如人体收缩肱二头肌（原动肌）则可使前臂绕肘关节前屈，由于肱二头肌收缩程度不一，可使前屈的这个动作由静到动，由慢到快地运动，这是力的外效应的表现；给骨组织施加一定的拉力使其伸长变细，这是力的内效应的表现。

力的三要素中任何一个要素的改变，都会影响其效应。根据力对施加物体的影响、力的作用方向等进行分类，力有多种分类方法。力可以分为外力或内力，法线力或切线力，拉力、压力或剪切力等。外力指物体受到其他物体的作用，外力分为体积力或体表力、永久性载荷或暂时性载荷、静载荷或动载荷。内力是指组成物体的各个部分之间的相互作用力。物体受到外力作用发生变形，在其内部产生内力抵抗变形和破坏，但其抵抗能力有一定的限度。以下简要介绍几种常涉及的力：万有引力、弹性力、接触力、摩擦力和肌肉力。

1. 万有引力　任意两个物体之间都有相互吸引的作用力，称为万有引力，其符合牛顿万有引力定律。万有引力可表示为

$$F = G\frac{m_1 m_2}{r^2}$$

式中 m_1、m_2 为两物体的质量，r 为两物体间的距离，G 为万有引力常数，$G = 6.672041 \times 10^{-11}$ N·m^2/kg^2。

地球上任何物体都会受到地球引力作用，一般又称之为重力，物体的重力和其所受万有引力的大小非常近似。重力的大小可用物体的质量 m 和重力加速度 g 的乘积表示，即

$$W = mg$$

重力的方向沿其作用方向指向地心。但物体的重力和重量不能混为一谈。一个物体放在台秤或挂在弹簧秤上，物体对台秤的压力或对弹簧秤的拉力叫作物体的重量。物体的重量是物体施加于其他物体的力，不是物体本身所受的力，而物体的重力是物体本身所受的地球引力。只有当物体相对地球静止时，其重力与重量的大小是相等的，这时才可以用物体的重量代替它的重力。人体各部分所受重力的合力的作用点，叫人体重心。它位于身体正中面上第三骶椎上缘前方约7cm处，在身高的55%～56%处。重心移动的幅度取决于身体移动的幅度和移动部分的质量。如人下蹲时重心下移，上肢上伸时重心上移，大幅度体前屈或做"桥式动作"可以引起重心移出体外。

2. 接触力　物体之间因接触变形而产生的相互作用力叫作接触力。物体接触时，在接触部位会产生变形，而变形的物体在一定限度内总是企图恢复原状，所以物体在接触面间产生了相互作用力即接触力。物体所受的接触力的方向是通过接触点并且沿着接触面的法线方向，所以接触力又称为法向反力。不论物体多么刚硬，当两个物体接触时，总要发生变形而产生接触力。

3. 摩擦力　当互相接触的物体有相对滑动的趋势或相对滑动时，在接触面的切线方向出现了阻止相对滑动趋势或相对滑动的作用力，这个力叫静摩擦力或滑动摩擦力，简称摩擦力。滑动摩擦力与物体相对滑动的速度有关，滑动摩擦力不仅能够在相互接触的固体之间发生，也能在固体与流体之间发生，但它们对于速度的依赖关系是不同的。在滑动摩擦中，最大静摩擦力的方向与相对滑动趋势相反，大小与两物体间的正压力 N 的大小成正比，即

$$F_{\max} = \mu N$$

这就是库仑摩擦定律，式中的比例系数 μ 是静摩擦系数，其与两个接触物体的材料以及接触表面情况（粗糙度、干湿度、温度等）有关，一般与接触面积大小无关，可由实验测定。

当物体在其接触面的切线方向所受到的外力超过最大静摩擦力，物体开始作相对滑动，此时存在于接触面之间的摩擦力为滑动摩擦力。滑动摩擦力也与接触面的表面状态有关，对于一般的表面状态，滑动摩擦力的大小近似的和接触面间的垂直压力的大小成正比关系，即

$$F' = \mu' N$$

式中的 μ' 是滑动摩擦系数，其不仅与接触面的性质有关，还与接触面的相对滑动速度有关。对于各种材料的接触面来说，滑动摩擦力在滑动初始随速度的增加而减小，而后随速度的增加而增大；当速度不大时，滑动摩擦力小于最大静摩擦力。

4. 弹性力　弹簧的弹力是最典型的弹性力。引起弹簧形变而产生的力称为弹性力，它是以弹簧的伸长或缩短为前提的。在弹性限度内，弹簧的弹性力 F 的大小与弹簧的变形（伸长或缩短）x 成正比关系，即

$$F = -kx$$

式中的 k 称为弹簧的倔强系数，它是使弹簧发生单位长度变形所需要的力，它的单位是牛顿/米，"−"号表示弹簧的弹性力总是指向平衡位置。

5. 肌肉力   肌肉力简称肌力。运动中各种动作的形成，主要是肌肉收缩所产生的肌肉力作用于骨骼的结果，肌肉兴奋收缩产生肌张力，并在腱的附着点产生对骨的拉力，进而使肢体产生运动或保持一定姿势。人体的各种运动是以骨为杠杆、以关节为枢纽、以肌肉的收缩为动力构成的，其中肌肉是主动部分，骨和骨的连接则是被动部分。运动器官通过肌肉的活动得以调整机体各部分之间的位置关系，人类得以进行各种社会劳动和日常生活。

二、应力和应变、弹性模量

若把人体看作一个力学系统，人体受力还可分为外力、内力，两者相互作用使人体产生适应、协调和平衡。物体在外力作用下其形状和大小总要发生改变，这种改变称为形变。撤去外力，物体能完全恢复原状，这种形变为弹性形变；若物体不能完全复原（即形变超过了弹性极限），这种形变为塑性形变（范性形变）。

物体在外力作用下产生的形变和外力之间的关系属于弹性力学的内容，下面介绍物体在弹性范围内发生形变时的应力、应变、弹性模量。

（一）应力和应变

1. 正应力和正应变（线性应变）   物体受到拉力或压力时，其长度会有变化，如图 2-1 所示，一匀质长骨，初始长度为 l_0，横截面积为 S，两端分别受到大小相同、方向相反的拉力 F 和 F' 的作用，骨伸长了 Δl，长骨有形变。假设在骨内部做一与骨的轴线垂直的截面，通过骨组织对外力 F 的传递，截面两侧的骨组织互给对方一个大小相同、方向相反的作用力 F 和 F'，这一对力为作用力和反作用力，为内力，其大小也为 F，方向沿长骨的轴线，每一部分所受内力的方向和作用在该部分的外力方向相反。

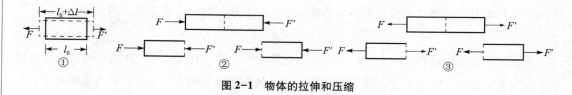

图 2-1   物体的拉伸和压缩

定义垂直作用在物体面积为 S 某截面的单位面积上的内力为物体在该截面处所受的正应力。当物体受拉力作用时是张应力，当物体受压力作用时是压应力，用 σ 表示正应力，则

$$\sigma = \frac{F}{S} \tag{2-1}$$

在国际单位制中，σ 的单位是牛顿/米²。式（2-1）是欧拉正应力定义，式中的截面积 S 是随形变的发生不断变化的；在工程材料中截面积的变化量一般较小，可忽略；但对生物组织来讲，其截面积的变化较大不能忽略，并且其截面积的变化量常无法确定，所以，拉格朗日提出在式（2-1）中用物体的初始截面积 S_0 替代变化的截面积 S 作为正应力的定义。用 T 表示拉格朗日定义的正应力，则有

$$T = \frac{F}{S_0} \tag{2-2}$$

物体在外力的拉压下，其长度改变了 Δl，定义物体在正应力的作用下单位长度所发生的改变量为正应变，用 ε 表示正应变：

$$\varepsilon = \frac{\Delta l}{l_0} \tag{2-3}$$

若物体受张应力的作用而伸长，此时的应变为张应变；物体受压应力的作用而缩短，此时的应变为压应变，应变的量纲为 1。

【例 2-1】 现对一原长 $l_0 = 300mm$，截面半径 $r = 10mm$ 的骨骼施加 $F = 6.28N$ 的拉力作用，受力后它的长度变为 $l = 303mm$，求骨骼截面上的正应力是多少？正应变是多少？

解： 骨骼伸长了：

$$\Delta l = l - l_0 = 303 - 300 = 3(mm)$$

截面上的正应力：

$$\sigma = \frac{F}{S} = \frac{F}{\pi r^2} = \frac{6.28}{3.14 \times (10 \times 10^{-3})^2} = 2.00 \times 10^6 (N/m^2)$$

截面上的正应变：

$$\varepsilon = \frac{\Delta l}{l_0} = \frac{3}{300} = 1\%$$

2. 切应力和切应变　如图 2-2 所示，在一长方体物体的上下面分别施加一与其表面相切的作用力 F 和 F'，这两个力大小相等、方向相反。在长方体的内部任取一个与其底面平行的横截面，由力的传递，截面上下的两部分也互相施加与截面相切的且与 F 的大小相同的内力，且长方体发生如图中虚线所示的平行位移，这种变形称为剪切形变，简称切变。

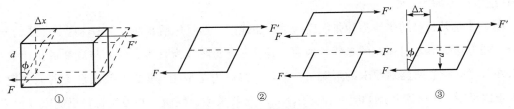

图 2-2　物体的切应变

我们定义作用在物体某截面上的内力 F 与该截面面积 S 之比为物体在此截面处所受的切应力，用 τ 表示，即

$$\tau = \frac{F}{S} \tag{2-4}$$

式中 τ 的单位为牛顿/米^2。

在剪切形变中，若物体只有形状的变化而体积不变，且和底面距离不同的截面移动的距离不同，但它们的截面积都为 S；若某截面相对底面产生的位移为 Δx，该截面和底面之间的垂直距离为 d，定义 $\Delta x/d$ 的比值为剪切应变，它导致材料结构体角关系的改变，用 γ 表示，即

$$\gamma = \frac{\Delta x}{d} = \tan\phi \tag{2-5}$$

NOTE

式中 ϕ 角是物体产生切应变时，切变面移动的角度。ϕ 一般很小，式（2-5）也可表达为 $\gamma \approx \phi$，切应变的量纲为1。

3. 体应变和体压强　当物体受到压力作用，其形状性质保持不变而体积发生变化时，如图2-3所示，体积的变化量 ΔV 与原体积 V_0 的比称为体应变，用 θ 表示，即

$$\theta = \frac{\Delta V}{V_0} \tag{2-6}$$

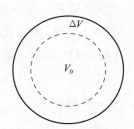

对各向同性的物体，在外力作用下，引起它的体积发生变化的应力是物体内部各个方向的截面上都有的相同的压应力，即具有相同的压强，那么，就可以用压强 p 来表示使体积发生变化的应力，这时的压强 p 可称作体压强。

图 2-3　物体的体应变

由上可知，内力是由外力引起的，应力是作用在物体内单位截面上的内力，应力反映了物体在应力的作用下发生形变时物体内部的紧张程度；应变是指物体在应力作用下的相对形变，反映物体的形变程度，是一个无量纲的物理量。要注意的是，物体在外力的作用下，物体内不同截面处的内力和应力一般是不相同的，并且也不一定等于外力。

应该指出，应力的产生以及由此发生的应变，不一定都是由机械外力引起的，热、电的因素也可引起应力和应变。如严冬季节室外水管的冻裂，就是由于温度改变所引起的应力导致的，由热效应引起的应力叫热应力；再如在骨骼上施加电场，可在骨骼中产生应力和应变，这就是由电的因素引起的。

（二）弹性模量

1. 材料的弹性和塑性　材料在外力作用下发生形变而产生的应力与应变的关系反映了材料的力学性质，研究材料的力学性质常需要测定材料的应力-应变关系，不同的材料有不同的应力-应变关系曲线。

图2-4是某材料的张应力和张应变的关系曲线图，曲线包括弹性区和塑性区。曲线的开始部分，外力和变形之间存在的是线性关系，应力-应变曲线为直线，应力与应变成正比关系，撤去外力时材料会恢复到原来的形态，A 点对应的应力是应力-应变关系成正比的最大应力，称为正比极限。A 点到 B 点的应力和应变不再成正比关系，但撤去外力时材料仍能恢复原来的大小和形状。从 O 点到 B 点，材料处于弹性形变范围内，在弹性区内外力不会造成材料的永久性变形。B 点对应的应力是材料处于弹性区的最大应力，B 点代表弹性极限。B 点也是材料的屈服点，屈服点以后的曲线则是非线性的，从 B 点开始，进一步加载，材料就会发生永久性变形，B 点以后的曲线就是材料的塑性区。塑性区的材料其结构已受损且有永久变形，载荷继续加大，就到了屈服区的末端，即断裂点 C，材料会断裂，这时的

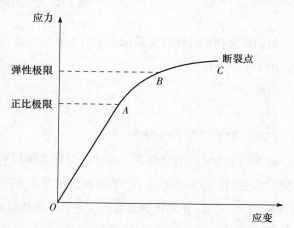

图 2-4　某材料拉伸实验的应力-应变关系

应力为材料的极限强度（最大强度或抗断强度）。材料在张应力的作用下发生断裂的应力为抗张强度；材料在压应力的作用下发生断裂的应力为抗压强度。强度反映材料抵抗破坏的能力。

在材料的应力-应变关系曲线中，若塑性区的起点（屈服点）和终点（断裂点）对应的应变范围较大（即两点相距较远），说明该材料能发生较大的塑性形变，具有较好的延展性（延性），称其为塑性材料；反之，说明材料具有脆性。

2. 弹性模量 在图 2-4 中，在材料弹性极限范围内，材料的应变和应力是正比关系，这一规律称为胡克定律。当材料受到正应力作用时，胡克定律可表达为

$$\sigma = \frac{F}{S} = E\frac{\Delta l}{l_0} = E\varepsilon \tag{2-7}$$

$$E = \frac{\sigma}{\varepsilon} = \frac{Fl_0}{S\Delta l} \tag{2-8}$$

式中的 E 定义为材料的弹性模量或杨氏模量。某些材料，相同大小的张应力和压应力下对应的弹性模量是不相等的，如人的骨骼。

3. 切变模量 在材料发生切变时，在其弹性极限内胡克定律可表达为

$$\tau = \frac{F}{S} = G\frac{\Delta x}{d} = G\gamma \tag{2-9}$$

式中的系数 G 定义为该材料的切变模量，G 表示切应力和切应变的比值，则有

$$G = \frac{\tau}{\gamma} = \frac{Fd}{S\Delta x} \tag{2-10}$$

4. 体积模量 材料发生体应变时，若压强的增量为 Δp 时，引起材料体积的缩小量为 ΔV，ΔV 取负号，相应的体应变为 θ，在弹性极限内胡克定律可表达为

$$\Delta p = \frac{F}{S} = -K\frac{\Delta V}{V_0} = -K\theta \tag{2-11}$$

式中的 K 定义为该材料的体积模量，则有

$$K = -\frac{\Delta p}{\theta} = -V_0\frac{\Delta p}{\Delta V} \tag{2-12}$$

体积模量的倒数定义为压缩系数，用 k 表示，即

$$k = \frac{1}{K} = -\frac{1}{\Delta p}\frac{\Delta V}{V_0} \tag{2-13}$$

上述三种模量都是反映材料在受到应力时对所产生应变的抵抗能力强弱的物理量，也可用刚度来反映材料抵抗变形的能力，所以材料的弹性模量又称该材料的刚度。在材料的应力-应变关系曲线中，弹性区的直线（图 2-4 中 OA 段）斜率代表的就是该材料的弹性模量，即材料的刚度。所以，在材料的应力-应变关系曲线中，可以得到该材料的极限强度、刚度和该材料在被破坏前所产生的最大应变。物体在外力作用下之所以能产生应力发生应变，是因为外力对物体做了功。通过外力做功，物体吸收了外部能量并通过变形把该能量转变成其形变势能储存在其内部。物体在被破坏前所储存的能量可以用应力-应变关系曲线下面的面积来表示（指从应力-应变关系曲线的断裂点做纵轴的平行线，该平行线与应力-应变关系曲线和横轴所围面积）。该面积越大，表明材料抵抗破坏的能力越强，材料的强度越大。当撤去外力时，在材料的弹性区，应力完全消除后，材料内储存的能量可以完全释

放出来，材料可以完全恢复原状；在塑性区，材料发生塑性形变后，应力即使完全消除，储存的能量也不会完全释放，会有一部分留在永久变形的材料内成为材料的形变势能。材料负载的过程是其吸收储存能量的过程，若加载过程中导致材料被破坏，那么材料吸收储存的能量会骤然快速地释放出来。

【例2-2】 设某骨头的原长度 $l_0 = 0.20\text{m}$，平均横截面积 $S = 1.25\text{cm}^2$，现给此骨头施加 $F = 250\text{N}$ 的压缩载荷，若骨头的压缩弹性模量为 $E = 9 \times 10^9 \text{Pa}$，则骨头缩短多少？

解： 由式（2-8）可知骨头的缩短量

$$\Delta l = \frac{F l_0}{S E} = \frac{250 \times 0.2}{1.25 \times 10^{-4} \times 9 \times 10^9} = 4.4 \times 10^{-5}\text{m}$$

三、材料的黏弹性

某些材料的应力、应变间是一一对应的关系，并且这种一一对应的关系是立即达到，不需要时间的积累。但有一些材料，如橡胶、高分子塑胶、高温的铁、几乎所有的生物材料等，它们的应力、应变之间达到稳定的一一对应关系需要一个时间过程，它们是逐渐变形和复原的，这些材料既具有弹性固体的力学性质，也具有黏滞性流体的力学性质，或者说这些材料的力学性质介于弹性固体和黏滞性流体之间，称这类材料为黏弹性物质。黏弹性材料具有固体和流体双重特性。

黏弹性物体的变形具有时间依赖性，即其变形程度取决于外力以如何的速率施加，那么黏弹性材料的应力-应变关系不是唯一的，而是一个与时间有关的函数，黏弹性材料的这种性质称为时变性。在研究黏弹性材料的时变性时发现，在恒定外力的作用下，即材料在恒定应力的作用下，开始有一迅速地较大的应变，随后有一缓慢的逐渐增加的应变过程，直到具有恒定应变量的平衡状态，这种现象称为黏弹性材料的蠕变现象。当撤去外力时，若材料是黏弹性固体材料，则变形会完全消失，材料最终会完全复原（图2-5①）；若材料是黏弹性流体材料，则材料最终不会完全复原，还会有变形存在（图2-5②）。

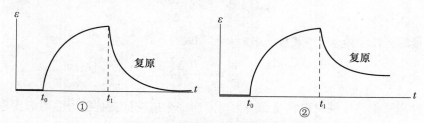

图2-5　黏弹性材料的蠕变及其恢复

在对黏弹性材料的时变性研究时还发现，材料在产生恒定应变时，黏弹性材料最初产生的高应力初始会随时间快速减小，随后随时间缓慢减小直至达到恒定值，这种现象称为黏弹性材料的应力松弛现象。若是黏弹性固体材料，应力最终不会减小为零（图2-6①），若是黏弹性流体材料，应力最终会减小到零（图2-6②）。

在对黏弹性材料进行周期性的加卸载，研究其应力、应变关系特征时发现，其加卸载的应力-应变关系曲线不重合，这种现象称为黏弹性材料的滞后，或称迟滞。

对黏弹性材料进行多次循环加载后，其应力-应变关系曲线才会达到稳定，在同一个坐标系中建立的加卸载的应力-应变关系曲线会形成一个闭合环，此环称为黏弹性材料的滞后

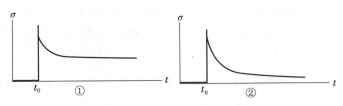

图 2-6 黏弹性材料的应力松弛

环，又称迟滞环。对于黏弹性材料，由于蠕变现象的存在，其滞后环的大小与周期性加卸载的速率有关，环所包围的面积代表着黏弹性材料在应变过程中所消耗的能量，面积越大，对应过程中所消耗的能量越多。黏弹性是引起能量消耗的重要原因。

由滞后现象可知，对黏弹性材料，尤其是黏弹性生物组织，为使其力学性能稳定，必须对其进行多次的循环加载，这种过程称为预调过程。在研究黏弹性材料的力学性质时，对材料进行预调是必不可少的。

综上所述，黏弹性材料具有蠕变、应力松弛和滞后三大特性。人体的骨骼、关节软骨、肌肉、血管壁、皮肤等组织都是黏弹性材料。

第二节　静力学基础

静力学是研究物体在力作用下的平衡条件和平衡规律。对人体的运动或某一组织器官的力学特征进行分析时，常把人体简化成质点、刚体或多刚体系，把某一组织器官也看作质点或刚体，使问题的研究大大简化。

一、质点和刚体

1. 质点　质点是指具有质量、但可以忽略其大小、形状和内部结构而视为几何点的物体，是简化的理想力学模型。

2. 刚体　刚体是指在无论在多大的外力作用下都不会发生变形的物体，是理想化的物体。在静力分析中，所研究的物体都视为刚体。在生物力学中，可把人体看作是一个多刚体系统。

二、物体的运动

物体机械运动的形式有平动和转动两种。

1. 平动　平动指运动过程中，物体上的任意两点的连线始终保持等长和平行，其运动轨迹是直线或曲线。物体平动时，物体上各点的位移、速度和加速度都相同，所以可把物体简化成质点处理。

2. 转动　转动是指物体运动过程中，组成物体的所有质点都围绕同一直线（即转动轴）作圆周运动。物体转动时，组成物体的各质点距转轴的距离不同，所以各质点作圆周运动的速度也不同，只能把物体简化成刚体来处理。描述刚体转动状态的物理量是角位移、角速度和角加速度。

刚体转动时，若其转动轴固定不动，则称为定轴转动。刚体的一般运动是平动和转动的合成，那么，刚体的任何一种机械运动，从最终的效果来看，都是有它的若干个平动和若干个定轴转动组合而成的。

3. 耦合运动　如果一个物体围绕或沿着一个轴平移或转动的同时，也围绕另一个轴平移或转动，这种运动称为耦合运动。

人体的绝大部分运动包括平动和转动，两者结合的运动称为复合运动。如骑自行车时，躯干可近似看作平动，下肢各关节围绕关节轴进行多级转动。

4. 力矩和力偶　物体能否转动以及转动状态（快慢）是否发生改变取决于力的大小、方向和作用点三要素的综合作用，即要讨论物体所受力矩的情况，下面简单介绍力矩和力偶的概念。

如图 2-7 所示，刚体做定轴转动，在刚体内任意选取一个垂直于转轴的参考平面即转动平面，转轴垂直于转动平面，刚体所受外力 F 的作用线在转动平面内，P 点是其作用点，r 为其径矢（大小是从转轴和转动平面的交点 O 到力的作用点 P 的距离，方向是从 O 点指向 P 点），从转轴到力的作用线的垂直距离 d 为力对转轴的力臂。力和力臂的乘积称作力对转轴的力矩，用 M 表示，即

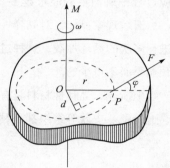

图 2-7　刚体的定轴转动

$$M = Fd = Fr\sin\varphi \tag{2-14}$$

在国际单位中，力矩的单位是牛顿·米（N·m）。

力矩是矢量，其方向用右手螺旋定则判定：伸出右手，拇指与四指垂直且在一个平面内，让四指由径矢方向沿小于平角的角度转到力 F 的方向时，此时拇指所指的方向为力矩 M 的正方向。

力矩的矢量表达式为

$$\boldsymbol{M} = \boldsymbol{r} \times \boldsymbol{F} \tag{2-15}$$

如果外力不在转动平面内，可以将其分解成互相垂直的两个分力，一个分力与转轴平行，另一个与转轴垂直，前者对刚体的转动状态没有影响，后者才可能对力矩有贡献，可能使刚体的转动状态发生改变。

若刚体同时受若干力矩的作用，则转动状态的改变取决于这些力矩的合力矩，合力矩为所有这些力矩的矢量和，即

$$\boldsymbol{M} = \boldsymbol{M}_1 + \boldsymbol{M}_2 + \cdots + \boldsymbol{M}_n = \sum_{i=1}^{i=n} \boldsymbol{M}_i \tag{2-16}$$

如图 2-8 所示，刚体受大小相同、方向相反、相距较近但力的作用线互相平行不重合的两个非共点力作用，这样的一对作用力称为力偶。

力偶中的每个力的大小均为 F，它们之间的垂直距离为 l，两个力的矢量和为零，这表示力偶对刚体不产生平动效果。

任意选取一转轴，如选通过 O 点垂直于力偶所在平面的直线为转轴，组成力偶的两个力对此转轴的合力矩为

$$\sum M = Fd_2 - F'd_1 = Fd \tag{2-17}$$

合力矩不为零说明力偶对刚体作用的效果是可能使刚体的转动状态发生改变。式（2-17）说明，围绕垂直于力偶所在平面的任意转轴，力偶所产生的转动力矩都相同，且都等于两个力作用线之间的垂直距离与力偶中任一力的大小的乘积，称这一力矩为力偶矩。在力偶的作用下，刚体可能会产生转动或转动状态发生改变。

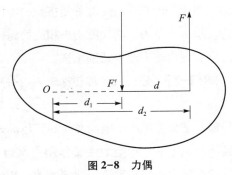

图 2-8　力偶

人体的运动与转动有关，人体的运动装置与杠杆有关，运用杠杆原理对人体运动进行分析，是生物力学研究的重要方法之一。研究肌肉、骨骼和关节运动装置的力学结构，分析此结构在功能失调（如骨折、偏瘫等）时为生理功能的重建而要采取的方法（如整复固定、功能训练等）有重要的作用和意义。

杠杆装置包括支点、动力点（力点）和阻力点。人体受力可分为动力和制动力（阻力）。如果所受力的方向与人体运动（速度）方向相同，称此力为人体动力，动力在杠杆上的作用点为力点；反之则称为人体阻力，阻力在杠杆上的作用点为阻力点。支点是指杠杆围绕着转动的固定点（轴心点），在动力和阻力的共同作用下，物体围绕支点转动。人体运动的杠杆装置分为三类，即平衡杠杆装置、省力杠杆装置、速度杠杆装置。

平衡杠杆装置：其支点位于力点和阻力点中间，主要作用是传递动力和保持平衡，这类杠杆既产生力又产生速度。在人体运动中这类杠杆较少，如头部的点头动作。

省力杠杆装置：其阻力点在力点和支点的中间，其动力臂始终大于阻力臂，可用较小的动力来克服较大的阻力，故称省力杠杆。如站立位提足跟的动作，以跖趾关节为支点，小腿三头肌的跟腱附着于跟骨上的止点为力点，人体重力通过距骨体形成阻力点，在跗骨与跖骨构成的杠杆中位于支点和力点之间。

速度杠杆装置：其力点在阻力点和支点的中间，此类杠杆在人体上最为普遍，如肱二头肌屈起手中握有重物的前臂的动作，支点在肘关节中心，动力点（肱二头肌在桡骨粗隆上的止点）在支点和阻力点（手及所持重物的重心）。此类杠杆因为动力臂始终小于阻力臂，动力必须大于阻力才能引起运动，但可使阻力点获得较大的运动速度和幅度，故称速度杠杆。

三、受力分析

受力分析就是对研究对象所受的全部外力进行分析。进行物体的受力分析时首先要把研究对象从其所处的物体系中分离出来，分离出的研究对象称作分离体，这个过程叫作取分离体；然后对分离体进行受力分析，在分离体上画出其所受的全部外力的图形叫作分离体的受力分析图或自由体图。

绘制受力分析图的具体步骤如下：首先是选取合适的研究对象，画出分离体图。研究对象的选取，一般依问题的性质而定，它可以是一个物体，也可以是若干物体组成的物体系统。在有些情况下，需要分别选取几个研究对象，那么也应分别画出它们的自由体图。其次是分析研究对象所受的全部外力，包括已知的和未知的，把这些外力全部画在研究对象的分离体图上。最后全面检查，以防遗漏和虚构增加的力。除重力、电磁力是超距离作用外，其他的力都是接触力。因此，所有与研究对象相接触的物体，在接触处都应画出相应的接触力，否则，就会遗漏。画出一个力，必须能指出相应的施力物体，否则就会虚加力。因此，对于正确地进行受力分析和画出受力图要特别重视。

【例 2-3】 分析人在蹬楼梯时，当一侧下肢正在抬腿蹬梯时，分析另一侧负重下肢的受力情况。

解： 把负重侧的小腿同身体的其他部分隔离开，分析其他部分对它的作用，略去次要因素可认为负重下肢所承受的主要作用力有地面的支持力、髌韧带力和作用在胫骨关节上的作用力。这里略去小腿自重这一次要因素，因它一般只有体重的十分之一。

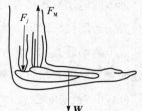

【例 2-4】 画出人体的前臂前平伸肘弯曲 90° 时前臂的受力图。

解： 如图 2-9 所示，人体的前臂前平伸肘弯曲 90°，把前臂与周围其他物体隔离开后，分析认为前臂共受三个力的作用：前臂的重力 W，其方向竖直向下，其作用点在前臂的重心；肱二头肌力 F_M，其方向竖直向上，作用点为肌腱在桡骨上的附着点；作用在肘关节中尺骨滑车窝上的力 F_j，其方向竖直向下，作用点过肘关节的转动轴心。

图 2-9　前臂前平伸肘弯曲 90°时的受力图

四、力系及力系平衡

（一）力系

一个物体若同时受到若干外力的作用，这些外力就形成一个力系。根据力系中各力的作用线的特征，力系可分为以下几类。

1. 汇交力系或共点力系　各个外力的作用点为一点，或这些外力的作用线相交于一点或这些外力的作用线的延长线相交于一点的力系称为共点力系或汇交力系。共点力系中所有力的作用线都位于同一平面内的叫平面共点力系，否则称为空间共点力系。

2. 平行力系　各力的作用线相互平行的力系称为平行力系。平行力系又分平面平行力系和空间平行力系。

3. 一般力系　各力作用线既不平行，又不汇交于一点的力系称为一般力系。一般力系也可分为平面和空间两类。

若两个力系在同样条件下作用于同一物体产生相同的效应，则称这两个力系为等效力系。

（二）平衡

在力学中，把相对于地球处于静止或匀速运动的状态称为物体的平衡状态，简称物体的平衡。静力学就是研究物体在各种力系作用下的平衡条件及平衡规律。

（三）物体平衡条件

当物体运动加速度为零时，物体处于静止状态或匀速运动状态，即物体处在平衡状态。只有当物体所受合外力和合外力矩均为零时，物体运动的加速度才为零。所以物体平衡的力学条件为物体所受合外力和所受合外力矩均为零，用方程表达出来，即

$$\sum F_i = 0$$

（2 - 18）

$$\sum M_i = 0 \qquad\qquad (2-19)$$

（四）人体平衡的特点

人体由于生命活动的存在，肌张力也在变化，使得人体重心在一定范围内变化，因此人体平衡是相对的动态平衡。

当人体重心偏移时，人体能借助一些补偿动作来抵消或（和）中和重心的偏移，若还不能维持平衡，人体还可借助恢复动作或（和）改变支撑面来获得新的平衡，即人体可以通过本体感觉和视觉，在大脑皮质的控制下，通过肌肉的收缩活动形成人体平衡的力学条件，恢复和维持人体平衡。所以，人体的平衡离不开肌肉的收缩活动，肌力的主要作用就是固定关节、调节控制人体平衡。肌肉活动要消耗生理能量，如果人体保持平衡的时间过长，造成机体消耗能量过多，肌肉就会疲劳，这会降低人体控制平衡的能力。此外人体平衡还受心理的影响。

五、物体平衡方程

当要表达物体受到力系作用时的平衡条件时，首先要对力系进行简化，而力系的简化经常需要力的合成与分解。在研究力的运动效应时，力进行分解或合成时需要移动力时，力的作用点可以沿其作用线任意移动而不会改变其运动效应；但研究力的变形效应时，力不能沿其作用线任意移动。

（一）力的合成与分解

若几个力同时作用在一个物体上，其作用效果会和某一个力单独作用在该物体上的效果相同，那么后一个力是前面几个力的合力，前面几个力可以说是后一个力的分力。

1. 力的合成　已知分力求其合力的过程就是力的合成（力的叠加性）。可用图解法进行力的合成，图解法有平行四边形法则、三角形法则和多边形法则三种方法。

平行四边形法则（图2-10）是指把两个已知的分力作为平行四边形的两邻边做出平行四边形，两邻边的夹角的大小是两个分力方向的夹角角度，两邻边所夹的那条对角线代表的就是这两个分力的合力。对于三个或三个以上的分力的合成，可依次应用平行四边形法则求合力：先求出某两个分力的合力，对这个合力与第三个力运用平行四边形法则再求合力，依次进行下去，即可求出总的合力即全部分力的合力。如在临床中实施拔伸牵引时（图2-11），实施者每只手用力的作用线，并不与骨轴线平行，但两只手共同作用的结果，使远端组织沿骨的轴线方向移动，这说明两力 F_1 和 F_2 共同作用的结果，相当于一个沿骨轴线方向的力 F。

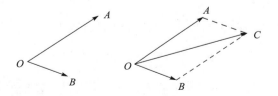

图2-10　力的合成平行四边形法则示意图

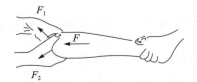

图2-11　人体某部位拔伸牵引时的
力的合成

三角形法则是指先将两个分力通过力的平移使得它们首尾相接，再从其中一个力的起点至另一个力的终点作矢量，则矢量代表的就是合力，如图2-12所示。对于三个或三个以上的分力的合成，可依次应用三角形法则求合力：先求出某两个分力的合力，对这个合力与第三个力运用三角形法则再求合力，依次进行下去，即可求出总的合力即全部分力的合力。

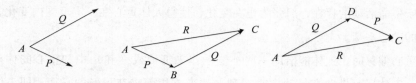

图 2-12　力的合成的三角形法则示意图

多边形法则是指通过力的平移依次将各个分力的首尾相连接，最后从第一个分力的首端至最后一个分力的尾端连接起来的有向线段，即为所求的合力。

如图 2-13 所示，某人拉地面上的一个物体，该物体受到四个力：拉力 f_1、重力 W、地面支持力 N 和摩擦力 f_2，可以用多种顺序应用多边形法则确定物体所受合力 F。按 f_1、N、f_2、W 的顺序，图 2-13①所示求合力 F；还是按 W、f_2、N、f_1 的顺序，图 2-13②所示求合力 F，结果是一样的。

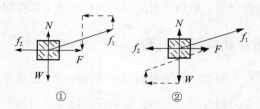

图 2-13　力的合成的多边形法则示意图

三角形法则和多边形法则都是由力的平行四边形法则演变来的，无论用哪种方法求合力，各分力的排列顺序不会影响最终的合力。

2. 力的分解　已知合力确定其分力或者要确定力沿不同方向的分量的过程称为力的分解。力的分解需要知道一些已知条件，才能确定结果。力的分解是力的合成的逆过程。如图 2-14 所示，对某直角斜面上的物体所受的重力进行分解。根据需要，把重力 W 分解为一个与斜面平行指向下方的分力 W_1，另外一个分力是与斜面垂直的分力 W_2。

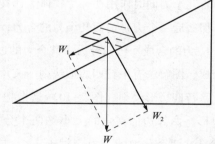

图 2-14　力的分解

（二）物体平衡方程

1. 刚体在共点力系作用下的平衡方程　对于共点力系，若分力的合力等于零，可以证明分力对任一转轴的合力矩也等于零。所以，刚体在共点力系作用下的平衡条件可以简化为共点力系的合力为零，其平衡方程为

$$\sum F = 0 \tag{2-20}$$

若作用于刚体的共点力系由多个力组成，由式（2-20）可知，刚体的平衡方程为

$$F_x = \sum_{i=1}^{n} F_{ix} = 0, \quad F_y = \sum_{i=1}^{n} F_{iy} = 0, \quad F_z = \sum_{i=1}^{n} F_{iz} = 0 \tag{2-21}$$

2. 刚体在平面力系作用下的平衡方程　对于平面力系中的力，其分力对任一转轴的力矩只有正负之分，且这些分力只需在平面直角坐标系内进行分解。所以，刚体在平面力系作用下处于平衡态的平衡方程可表示为

$$F_x = \sum_{i=1}^{n} F_{ix} = 0, \quad F_y = \sum_{i=1}^{n} F_{iy} = 0, \quad M = \sum_{i=1}^{n} M_i = 0 \tag{2-22}$$

如图 2-15 所示，刚体在平面平行力系的作用下处于平衡态的平衡方程可表示为

$$\sum_1^n f_i = f_1 + f_2 + \cdots + f_n = 0$$

$$\sum_1^n f_i x_i = f_1 x_1 + f_2 x_2 + \cdots + f_n x_n = 0 \quad (2-23)$$

通过证明可知两点结论，一是作用于同一刚体使其平衡的三个力必构成平面力系，二是平衡的共面而非共点的三个力必构成平行力系。

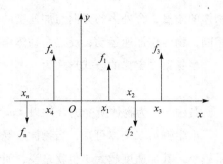

图 2-15　平面平行力系的平衡

【**例 2-5**】　在例 2-4 的基础上，若已知重力 W 的大小为 20N，方向竖直向下，它距肘关节轴心 13cm；肱二头肌力 F_M，方向竖直向上，其作用点距距肘关节轴心 5cm，未知其大小；作用在肘关节中尺骨滑车窝上的力 F_j，方向竖直向下，作用点过肘关节的转动轴心，未知其大小，如图 2-16 所示。试求 F_M 和 F_j 的大小。

解：W、F_M、F_j 均在竖直方向且与前臂轴线垂直，可以近似认为三个力处于同一平面内，它们形成平面平行力系。当前臂平衡时，根据刚体的平衡方程式（2-23），以肘关节轴为转动轴，则有

$$F_M - W - F_j = 0$$

$$F_M d_M - W d_W = 0$$

已知 $W = 20N$，$d_M = 5cm = 5 \times 10^{-2} m$，$d_W = 13cm = 13 \times 10^{-2} m$，代入上面的方程组求解可得

$$F_j = 32N \qquad F_M = 52N$$

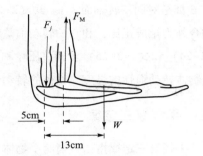

图 2-16　前臂前平伸肘弯曲 90° 时的受力图

第三节　动力学基础

动力学是研究物体运动规律与其受力关系的学科，动力学的基本定律是牛顿力学定律，也是经典力学的基础。虽然牛顿力学定律是对质点而言的，但在很多情况下物体可以看作是质点或者是质点的集合，仍可以用牛顿力学定律解决有关问题。牛顿力学定律给出了惯性、加速度和作用力三者之间的关系，揭示了质点运动的共同规律。

一、牛顿第一定律

牛顿第一定律（惯性定律，惯性是指任何物体都具有保持原有运动状态的固有属性）指出，当物体所受的合外力等于零时，物体将保持静止或匀速直线运动状态。牛顿第一定律告诉我们，物体的运动状态并不需要力来维护，只有当物体的运动状态要发生改变时，才需要力的作用，即力是改变物体运动状态的原因。

二、牛顿第二定律

牛顿第二定律指出，物体所受合外力的大小与物体加速度的大小成正比关系，比例系数是

物体的质量，合外力的方向与加速度的方向相同。若物体所受合外力的方向与物体的运动方向相同，物体作加速运动；反之，物体作减速运动。

牛顿第二定律的公式形式为

$$F = ma \qquad\qquad (2-24)$$

其中，F 为物体所受的合外力，m 为物体的质量，a 为在合外力的作用下物体的加速度。

由牛顿第二定律可知，当物体所受的合外力一定时，物体的质量越大，其加速度越小；质量越小，其加速度越大。也就是说，质量大的物体要改变其运动状态较难，反之，较容易。说明质量反映了物体维持原有运动状态的能力，所以，质量是物体平动惯性的量度，又称其为"惯性质量"。

牛顿第二定律在刚体定轴转动中的表达形式为

$$M = I\beta \qquad\qquad (2-25)$$

式中 M 是刚体所受的合外力矩，β 是刚体定轴转动的角加速度，I 是刚体的转动惯量（M、I、β 都是对同一转轴而言）。式（2-25）表明，刚体作定轴转动时，刚体的角加速度和它所受的合外力矩成正比，和它的转动惯量成反比，这个关系称作刚体定轴转动的转动定律。对比式（2-24）和式（2-25）可知，质量和转动惯量都是抗拒物体运动状态改变的量，所以转动惯量是物体转动惯性的量度，物体的转动惯性越大，则越难改变其转动状态。

三、牛顿第三定律

牛顿第三定律指出，当两个物体相互作用时，若 F_{12} 表示第一个物体受到的第二个物体对它的作用力，F_{21} 表示第二个物体受到的第一个物体对它的作用力，那么，力 F_{12} 和 F_{21} 总是大小相同、方向相反，作用线在同一直线上，这两个力称为作用力和反作用力。

牛顿第三定律的方程形式为

$$F_{12} = -F_{21} \qquad\qquad (2-26)$$

由牛顿第三定律可知，物体间的作用是相互的，作用力和反作用力性质相同，同时出现，同时作用，同时消失；它们大小相同、方向相反、有相同的作用线。

牛顿第三定律在对物体进行受力分析和构建受力图时有重要作用。

牛顿力学定律也有其局限性，它只适合以下范围：①牛顿力学定律适用于惯性系；②牛顿力学定律适用于与光速相比速度比较低的物体运动，否则要应用相对论力学；③牛顿力学定律适用于宏观领域，在微观领域要应用量子力学。

知识拓展

力对骨骼修复重建的影响

骨骼自身具有很好的修复重建功能，并能随力学环境的变化而改变其结构和性质。应力影响骨骼的增长或萎缩有长期过程和短期行为，长期约数周或数月以上，短期则随时有可能使骨骼产生形变。骨骼承受的应力增加能使骨骼中的基质呈现碱性，使得基质中带有碱性的磷酸盐沉淀下来，进而使得骨骼中的无机盐成分增加，骨骼的密度和抗压性也随之增加。反之，当骨骼承受的应力减小，会使骨骼中的基质呈现酸性，这样会溶解骨骼中的部分无机盐，并将其排出体外，使得骨骼萎缩产生骨质疏松，伴随的是骨骼的力学性能减弱。骨骼承受的应力若在变化后长期维持新的水平，不仅会使骨骼中的无机盐成分发生变化，还会带来骨骼形态的变化。骨骼持续承受较高的应力作用，会使部分骨细胞变为成骨细胞，而成骨细胞的基质呈碱性，使得无机盐沉淀，并产生黏多糖蛋白细胞间质和纤维与无机盐共同形成骨质，成骨细胞被这些骨质包围其中，细胞的合成逐渐停止，胞质减少，胞体变形，成骨细胞逐步转变为骨细胞；随着成骨细胞的积累，骨骼的承载面积增大，力学性能增强。相反，骨骼承受的应力持续减少，骨细胞转变成破骨细胞，其酸性特质会溶解骨骼中的胶原纤维、黏多糖蛋白和无机盐，使得骨骼的有效承载面积减小，力学性能下降。应力对骨骼修复重建的影响，一般认为是由于应力使得骨骼产生压电效应所致。

第四节　空间力系

　　本节主要讨论空间力系的简化和平衡，它的研究方法与研究平面力系的方法基本相同，故也可看为是将平面力系中有关的概念、理论和方法加以延续和推广，以适合应用于空间问题。

　　若各力的作用线不在同一平面内的力系称为空间力系，以人体系统而言，它是以骨骼系统为支柱，面位在不同空间的各种肌肉和器官所组成的一个空间结构。如人体维持各种姿势和完成各种动作，都是空间力系问题（图2-17），唯有时可利用几何上的对称轴、对称面而将空间受力问题简化到某一平面内去处理，而有时却不能简化到某一平面，则非用空间力系方法求解不可。

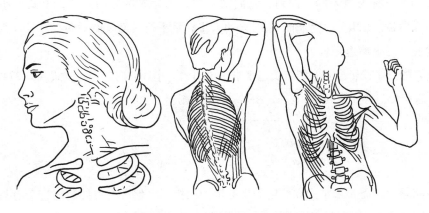

图2-17　人体几种姿势动作示意图

　　在空间力系中，各力的作用线汇交于一点的力系称为空间汇交力系。各力的作用线彼此平行的力系称为空间平行力系。各力的作用线在空间任意分布的力系则称为空间一般力系。前两者是后者的特殊情形，而后者与前两者是一般和特殊关系。由于人体空间受力的复杂性，故着重介绍工程上空间力系方法的一些基本概念。

　　空间汇交力系设一力 F 作用在物体 O 点上，则可过 O 点作一空间坐标系 $Oxyz$（图2-18①），如力 F 与坐标轴 x、y、z 的正向夹角 α、β、γ 已知，则力 F 在空间的方向也就完全确定了。又若力 F 与 z 轴的正向夹角 γ 已知，同时力 F 与 z 轴所决定的平面 $OCAB$ 与 Oxz 坐标平面的夹角也已知（图 2-18②），则力 F 的方向也就完全确定。一般可任选一种来确定之。

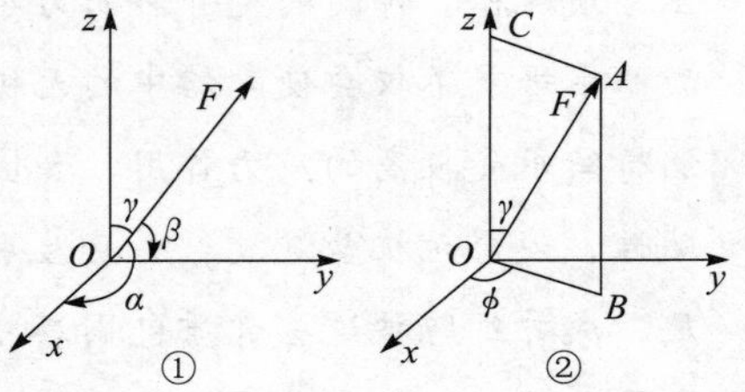

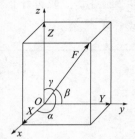

图 2-18　空间汇交力系

一、力在空间的表示

我们知道，力是矢量，要表达一个力必须说明它的大小、方向和作用点。在空间问题中，力的大小和作用点是较容易确定的，只要按一定的比例尺画出它的长度，指出它作用在物体的哪一点上即可。而确定一个力在空间的方向，须用空间解析几何方法来表示。

二、力在空间坐标轴上的投影

在空间问题中，一般选用空间直角坐标系，它有三个相互正交的轴，它们的正向常用右手法则表示之。因此，力在坐标轴上的投影一般也有三个，若已知力 F 与三个坐标轴的夹角 α、β、γ，而以 X、Y、Z 分别表示力 F 在 x、y、z 轴上的投影（图 2-19），则有

图 2-19　力的空间解析

$$\left.\begin{array}{l} X = F\cos\alpha \\ Y = F\cos\beta \\ Z = F\cos\gamma \end{array}\right\} \tag{2-27}$$

式中 α、β、γ 称为力 F 的方向角，它们的余弦称为力 F 的方向余弦，上式中所表示的三个投影都是代数量。由几何关系知，如以 F 的大小表示平行六面体的对角线之长，则三个投影的绝对值就表示三个棱边之长。

如果力 F 的三个投影已知，则可反过来求出该力的大小和方向，为此将式（2-27）的每个等式分别平方后相加，并注意到 $\cos^2\alpha + \cos^2\beta + \cos^2\gamma = 1$，则得

$$\left.\begin{array}{l} F = \sqrt{(X)^2 + (Y)^2 + (Z)^2} \\ \cos\alpha = \dfrac{X}{F} \quad \cos\beta = \dfrac{Y}{F} \quad \cos\gamma = \dfrac{Z}{F} \end{array}\right\} \tag{2-28}$$

在有些问题中，需要求某力在给定的坐标轴上的投影，但没有直接给出这个力与坐标轴间的夹角，如图 2-18② 所示的情形，力 F 与 x、y 轴的夹角未知，此时必须采用二次投影法。为此，可先将力 F 投影到 Oxy 平面上，得分力 F_{xy} 由子力 F 在平面上的投影有方向问题，故须用矢量表示。其大小为 $F_{xy} = F\sin\gamma$，再将 F_{xy} 分别向 x、y 轴上投影，可得

$$\left.\begin{array}{l} X = F_{xy}\cos\phi = F\sin\gamma\cos\phi \\ Y = F_{xy}\sin\phi = F\sin\gamma\sin\phi \end{array}\right\} \tag{2-29}$$

此外，在空间矢量运算中，力矢量有些须用矢量的分析式表示。现令 i、j、k 分别为 x、y、z 轴的单位矢量，则根据矢量的投影表达式可写出力 F 沿坐标轴的分解式为

$$F = X_i + Y_j + Z_k$$

设力 F 沿三个坐标轴方向的分力为 $F_x = X_i$、$F_y = Y_j$、$F_z = Z_k$ 则上式可表达为

$$F = F_x + F_y + F_z = X_i + Y_j + Z_k \qquad (2-30)$$

上面实质上也就表明合力、分力和投影值之间的关系。在力学上，凡是一个力分解为沿三个坐标轴上的分力的过程称为力的分解，反之，已知在三个坐标轴上的分力而合成一个力的过程称为力的合成。力的分解和合成在力学中是经常用到的。

三、空间汇交力系的合成

设空间汇交力系 F_1、F_2……F_n 汇交于 O 点，则可用力多边形法则得到该力系的合力 R。只是这力多边形的各边不在同一平面内，而是一空间的力多边形。合力的作用线通过汇交点，可见空间汇交力系的合力等于各已知力的矢量和，合力的作用线通过各力的汇交点，用矢量可表示为

$$R = F_1 + F_2 + \cdots\cdots + F_n = \sum F_i$$

由于空间汇交力系的力多边形是空间的多边形，因此用几何法求其合力并不方便，故一般采用分析法，为计算合力的大小和方向，选取直角坐标系 $Oxyz$，将各力用解析式表示，即

$$F_i = X_i i + Y_j j + Z_i k (i = 1、2\cdots\cdots n)$$

将其代入上式后可得

$$R = \sum X_i + \sum Y_j + \sum Z_k$$

其中 i、j 和 k 前的系数分别是合力 R 在 x、y 和 z 轴上的投影，故有上式表明空间合力投影定理：即空间力系的合力对任一轴的投影，等于各力对该轴投影的代数和。

在求得合力的投影 R_x、R_y、R_z 后，即可计算合力的大小和方向，分别为

$$R = \sqrt{(R_x)^2 + (R_y)^2 + (R_z)^2} = \sqrt{\left(\sum X_i\right)^2 + \left(\sum Y_i\right)^2 + \left(\sum Z_i\right)^2}$$

$$\cos\alpha = \frac{R_x}{R}, \qquad \cos\beta = \frac{R_y}{R}, \qquad \cos\gamma = \frac{R_z}{R}$$

其中 α、β、γ 是合力 R 分别与 x、y 和 z 轴的夹角。

有了空间汇交力系的概念以后，这里再介绍一下有关肌肉拉力的合成问题。我们知道，当肌肉紧张时，都产生一定的拉力。在整块肌肉中，所有的肌纤维拉力的总和就是该块肌肉拉力的合力。合力有一定的大小、方向和作用点，而合力的大小和方向是取决于肌肉中纤维的数量和排列方式，有时往往按肌肉的形状即可判断出肌肉拉力的合力方向。求拉力的合力可采用平行四边形法则或平行力合成法则进行。在肌纤维平行的棱形肌中，所有肌纤维方向与拉力方向一致，其合力等于所有肌纤维拉力的总和。在羽状肌中，合力的方向与腱轴方向相一致。在多羽状肌中，若形状对称，则合力的方向与肌肉的两侧缘形成的夹角的分角线重合。在多头肌中，合力的方向为各个肌头合力的方向。此外，在肌肉与肌肉间，肌群与肌群之间的合力也可用平行四边形法则或平行力合成法则来求得。

四、空间汇交力系的平衡条件

由上知，空间汇交力系合成的结果为一合力，因此，空间汇交力系必要和充分的平衡条件

是：该力系的合力应等于零。即 $R = \sum F_i = 0$ 如用分析法表示此平衡条件，则为 $R_x = 0$，$R_y = 0$，$R_z = 0$，亦即

$$\left.\begin{array}{l} \sum X_i = 0 \\ \sum Y_i = 0 \\ \sum Z_i = 0 \end{array}\right\} \qquad\qquad (2-31)$$

由此可得：空间汇交力系平衡的必要和充分的条件是该力系中所有各力在三个坐标轴上投影的代数和都等于零。式（2-31）称为空间汇交力系的平衡方程。

与平面汇交力系的平衡方程相似，空间汇交力系的平衡方程是三个互相独立的代数方程，只可以解出三个未知数。此外，坐标轴可以任意选择，不一定要互相垂直，只要这三个坐标轴不在同一平面内或彼此不平行即可。

小结

当前生命科学和医学基础研究的发展趋势之一就是越来越认识到物理因素，特别是力学因素在生命活动和疾病发生发展中扮演着十分重要的角色。尤其是在骨科领域，无论是基础研究还是临床应用，与力学因素息息相关。目前，以静力学、动力学、空间力学以及流体力学为分类标准的骨科生物力学理论体系，成为广为接受的体系。现行的教材及参考书也多以该体系为主体。本章我们介绍了前三部分，流体力学将在第八章血管生物力学与血流动力学中介绍。

随着方法学的飞速发展，我们意识到基于牛顿分析数学的方法还不足以建立完整的骨科生物力学理论体系，为摆脱用简单的力学原因解释高级现象本质的机械论思想，需要寻求适合于研究活体力学规律的数学方法。多学科理论的综合运用，是生物力学理论发展的一个重要标志，使综合处理成为现实，其主要表现为该理论摆脱了单一学科的束缚，形成了以力学理论为基础，生物学理论为条件，突出人体运动性的生物力学理论体系，后基因组时代的生命活动和重大疾病研究，将在传统生物医学的基础上，多学科综合交叉，深入探讨生命现象的动力学行为，从而为更好地解释生命科学和健康领域的重大科学问题提供帮助，为防治疾病和提高人类健康水平提供重要突破。

复习思考题

1. 简述物体所承受的外力与其内部的内力、应力之间的关系。

2. 牛顿第一定律是牛顿第二定律在物体所受合力为零时的特例吗？

3. 简单分析人体在单脚站立时站立脚的受力情况。

4. 如图 2-20 所示，平伸的一上臂托住重 1 千克（约 9.8N）的重物，重物的重力作用线与腕关节中心之间、腕关节中心与肘关节中心之间、肘关节中心与肩关节中心之间的水平垂直距离分别是 7.8cm、22.8cm、27.9cm，求重物的重力对腕、肘、肩关节中心的力矩各是多少？

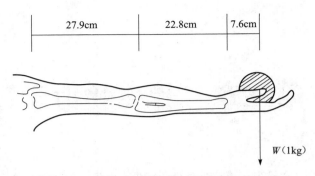

图2-20　手握物体的上臂平伸

5. 如图2-21所示，人不负重、单纯弯腰、双手下垂时示意图，若人的重量为W，脊柱的长度为l，脊柱轴线与水平线夹角为$\phi=30°$，W_1为头部和上肢的重量，约为$0.2W$，W_2为躯干的重量，约为$0.4W$；f_1为骶棘肌施加给脊柱的作用力，与脊柱轴线夹角约$12°$；f_2为骶骨顶部施加与腰椎的作用力，试求f_1、f_2的大小和确定f_2的方向。

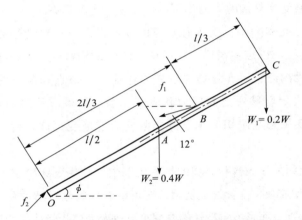

图2-21　人不负重单纯弯腰时脊柱的简单受力图

6. 上肢上举托住一物，已知作用在肱骨上的力$F=250\text{N}$方向如图2-22所示，试求该力在肩关节处沿三个基本轴上的分力为多少？

7. 已知左侧胸锁乳突肌的肌力$F_M=40\text{N}$（胸，锁骨固定时），方向如图2-23所示，试求该肌力在三个基本轴上的分力，并说明各分力的功能。

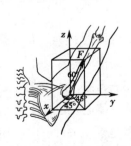

图2-22　肱骨受力分析

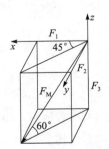

图2-23　受力分析

第三章 骨生物力学

人体共有 206 块骨，骨按形状可分为长骨、短骨、扁骨和不规则骨等。骨的外部形态和内部结构不论是从解剖学还是生物力学的角度来看，都是十分复杂的。这种复杂性是由骨的功能适应性所决定的。骨的功能适应性，是指对所担负工作的适应能力。从力学观点来看，骨是理想的等强度优化结构。它不仅在一些不变的外力环境下能表现出承受负荷（力）的优越性，而且在外力条件发生变化时，能通过内部调整，以有利的新的结构的形式来适应新的外部环境。

日常生活中，骨骼受到复杂的力的作用，可发生一定的形态改变。骨的形变方向和形变量依赖于所受载荷的方向和大小，受载骨本身的几何形态及材料特性影响。骨受力后的反应可通过载荷-形变曲线加以定量描述，它反映了骨的结构特性。力作用于骨还可使骨产生复杂的内力和形变。骨内任意一点的局部形变叫作应变，该点局部力的强度叫作应力。局部骨组织的材料特性决定着某一点的应力和应变关系。如果骨受到非常强大的力的作用，则某一点的应力和应变可超过组织能承受的极限应力或应变，这时就会发生机械断裂，从而导致骨折。

正常情况下，骨组织处于吸收和形成的平衡状态中。一些全身和/或局部因素可以导致骨形成和/或骨吸收的增加或减少。骨的生物学改变可引起骨的显微结构和组成成分的变化，从而影响骨组织的力学特性。而骨力学特性的改变也可改变完整骨受载后的反应，使骨组织抵御骨折的能力增强或下降。一般认为，骨的宏观结构的力学特性依赖于其形状和大小，同时也依赖于其材料的力学特性，而骨的材料特性又依赖于骨的成分（如孔隙率、矿化等）和结构（如胶原纤维排列、小梁骨或皮质骨等）。

第一节 骨的组织结构及功能适应性

骨是一种有生命的、复合的、各向异性的、非均匀的材料，具有黏弹性和良好的功能适应性。

骨的功能主要有两方面：一是组成骨骼系统，用来支撑人体和维持人体的正常形态，保护内脏器官，骨骼又是肌肉的附着部位，为肌肉收缩和身体运动创造条件，骨骼为适应其功能可通过连续变化来改变形状和结构。二是可调节血液的电解质 Ca^{2+}、H^+、HPO_4^- 的浓度来保持体内矿物质的动态平衡，具有骨髓造血、钙磷的储存与代谢等功能。

骨的形状与结构因骨的功能不同而不同，同一根骨的不同部位，由于功能不同，它的结构和形状也不同，例如股骨干与股骨头。所以全面表述骨的材料性能及其功能、骨的结构、生长机制是很重要的。

一、骨的组织结构

（一）骨组织的构成

组织是由类似的特殊细胞结合在一起而完成某一功能的结合体，结缔组织是结合到一起而构成生物体不同结构支架的组织，骨是坚强的结缔组织。在骨的组织中包括细胞、骨纤维和骨基质三种成分。

骨组织中有三种细胞，它们是骨细胞、成骨细胞和破骨细胞。这三种细胞能相互转换，相互配合而可吸收旧骨质、产生新骨质。

骨纤维主要由胶原纤维构成，故称为骨胶原纤维，骨纤维束呈规则的分层排列，它与骨盐紧密结合起来，形成板状结构，称为骨板或板层骨。同一层骨板内纤维大多数是相互平行的，相邻两层骨板的纤维层呈交叉方向，骨细胞夹在骨板之间。由于骨板间排列方向不同，因而使骨质有较高的强度和韧性，能合理地承受各个方向的压力。

骨基质又称为细胞间质，它含有无机盐和有机质，其中无机盐又称为骨盐，主要成分为羟基磷灰石晶体，主要由钙、磷酸根和羟基结合而成 $[Ca_{10}(PO_4)(OH)_2]$，其表面附有 Na^+、K^+、Mg^{2+}等离子，无机盐约占骨重的65%；有机质主要为黏多糖蛋白，组成骨中胶原纤维，羟基磷灰石晶体沿胶原纤维的长轴排列。羟基磷灰石与胶原纤维结合在一起，具有很高的抗压性能。

成年人骨组织几乎为板层骨，依据骨板的排列形式和空间结构可分为密质骨与松质骨两类。密质骨又称皮质骨，它位于长骨的骨干与扁骨和不规则骨的表层上，骨质致密而坚硬，其骨板排列很规整，并且结合紧密，仅留下一些部位作为血管与神经通道。松质骨位于骨的深部，由许多骨小梁相交错构成，它呈蜂窝网状，网孔大小不一，网孔内充满骨髓、血管和神经，骨小梁与力的传递方向一致，故骨质虽松但能承受较大的压力。另外松质骨还有巨大的表面积，所以又称为海绵状骨。

（二）骨的形态

骨的形态大小不一，可分为四类，即长骨、短骨、扁骨和不规则骨。长骨呈管状，中间为骨干，两端为骨骺，骺较肥大，由关节面与邻近的骨构成关节，长骨主要分布于四肢。短骨近似立方形，多位于能承受一定压力又能活动的部位，如手的腕骨与足的跗骨。扁骨呈板状，它构成骨性腔的壁，对腔内器官起保护作用，如颅顶骨。

（三）骨的微观结构

骨干的骨质大多为密质骨，仅近髓腔面有少量松质骨，根据骨板所在位置，可将密质骨分为三部分：环状骨板、哈佛骨板和骨间板（图3-1）。

环状骨板是指环绕骨干排列的骨板，分别有外环骨板与内环骨板。外环骨板由数层到十多层骨板组成，位于骨干的表层，呈整齐地排列，其表面为骨膜覆盖。骨外膜中的小血管横穿外环骨板深入骨质中，穿过外环骨板的血管通道称为福克曼管，内环骨板位于骨干髓腔面上，由少数几层组成。内环骨板表面衬以骨内膜，内环骨板上也有福克曼管穿行，管中小血管与骨髓血管相连。

位于内、外环骨板之间并呈同心圆排列的骨板层称为哈佛骨板，它有几层到十几层并与骨

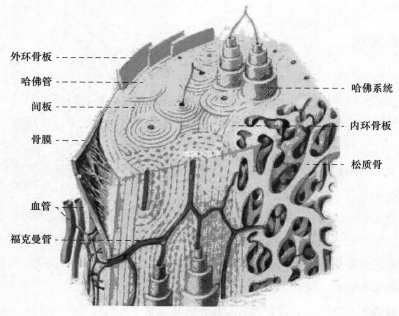

外环骨板

哈佛管

间板

骨膜

血管

福克曼管

哈佛系统

内环骨板

松质骨

图 3-1　骨的微观结构

长轴平行排列，在哈佛骨板中有一条纵行的小管称为哈佛管，管中有血管及神经和少量疏松结缔组织。哈佛骨板与哈佛管构成哈佛系统。

二、骨材料的特性

骨是由羟基磷灰石和胶原纤维组成的复合材料，羟基磷灰石非常坚硬，骨的弹性模量介于羟基磷灰石与胶原之间，骨的材料力学性能比两者都好，因为柔韧的胶原纤维可以阻止硬材料的脆性断裂，而坚硬的硬材料又可阻止软材料的屈服。

骨材料的力学性质（弹性模量、剪切模量、黏弹性、破坏时的极限应力和应变等）不仅与复合材料本身性质有关，还与骨的构造方式、外形和胶原纤维如何连接等有关。

对骨的强度与骨的质量密度关系进行研究，发现骨强度与骨质量密度的相关系数为 0.40～0.42。由此可见，想充分了解骨的强度必须考虑骨的结构即质量密度因素。即使在同一块骨的不同部分其力学性质也是有差别的，如长骨在它的管状部分强度最高。即使在骨的某一个点上，各个方向的力学性能也不相同，说明骨的力学性能是各向异性的。

各种骨的压缩时强度极限和极限应变都比拉伸时大；拉伸时的弹性模量比压缩时大，这说明骨结构的非均匀性。骨的力学性质还随年龄、性别、职业、生活经历和生活方式、遗传情况、营养状况而有很大的差别，如青年人比老年人骨强度高 10% 以上，男性比女性高 1%，运动员与体力劳动者经常用到的身体部位的骨力学性能超过一般人。即使同一个人不同部位因骨的功能不同，力学性能也不同，例如小腿部位的胫骨和手臂的桡骨是人体中强度最高的骨骼，而一般人右腿的强度又高于左腿的，顶骨的抗压强度比抗拉强度大得多，故顶骨保护脑部免受损伤。

三、骨对应力的功能适应性

（一）骨的强度、刚度和稳定性

骨骼是支撑人体的支架、运动的杠杆，它具有不同的强度、刚度，长骨对受压还具有很好的稳定性。

强度是指构件抵抗破坏的能力，即所能承受的最大应力而不发生破坏的应力极限，破坏常指是断裂或产生了过大的塑性形变。材料不同其强度也有高低之分，强度高就是指这种材料不容易被破坏，其所能承受的应力水平较高。保证骨骼的正常功能，首先要求具有足够的强度，能在一定载荷作用下不发生破坏。固定物的强度同样取决于材料和结构，而且固定物的空间结构对强度的影响比材料性质更大。如钛金属的强度虽然比不锈钢低，但是只要稍微增加固定物的厚度就可弥补。

刚度是指生物材料或非生物材料组成的构件（如骨或固定系统）抵抗变形的能力，表现为应力与应变之间的关系。刚度有大小之分，刚度大说明材料在载荷作用下不容易变形，即抵抗变形的能力强。构件受到外力作用，即使不出现塑性形变也会产生弹性形变，刚度的要求是在外力作用下弹性形变不超过一定的范围。骨的刚度是指在外力作用下，骨仍能保持固有形状和尺寸不发生改变的能力。

固定系统跨越骨折区的部分将承受应力作用，这就要求固定物需要具有一定的刚度，同时为了促进骨折愈合，固定物必须允许骨折端在适度范围内产生移位，所以其刚度又不可太大。固定物的刚度受材料本身的性质和空间结构等影响，后者较前者作用更大，如钢板可通过零点几个毫米的增厚即可弥补材料刚度的不足。

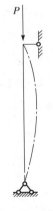

图 3-2　压杆变形

稳定性的要求是指承受载荷作用时构件在其原有形状下的平衡仍保持为稳定的平衡。有些构件在载荷作用下，可能出现不能保持它原有平衡形式的现象。例如，对于细长的受压直杆，当压力逐渐增大而达到一定数值时，压杆就会突然从原来的直线形状变成为曲线形状（图 3-2），这种现象称为丧失稳定。在工程中由于某个受压杆丧失稳定而导致整个结构物破坏的事故是很多的。

（二）骨的功能适应

伽利略（1738）首先发现施加载荷与骨的形态间的关系，他谈到骨的形态与体重及活动有直接关系。德国医学家 Wolff 于 1892 年发表了他著名的论文《骨转化的定律》，这篇论文是他 30 多年的工作经验和体会的总结。骨转化定律可简单和直接引述为"骨的功能的每一改变，都按着数学法则，以某一定的方式来改变其内部结构和外部形态。"这就是著名的 Wolff 定律，即骨的外部形态和内部结构是反映其功能的。

骨的功能适应性或骨对应力的适应性这个术语，描述了生物体如下的功能：当生物体需要增加它们完成其功能的本领时，它就增加；当需要降低它们完成其功能的本领时，它就减少。活体骨不断地进行着生长、加强和再吸收的过程，人们把这个过程总称之为骨的重建，重建的目标总是使其内部结构和外部形态适应于其载荷环境的变化，重建又可分为表面重建与内部重建两种。表面重建指的是在骨的外表面上骨材料的再吸收或沉积；内部重建是指通过改变骨组织的体积密度时骨组织内部的再吸收或加强，重建过程的尺度是月或年的量级。改变加载环境如生活方式的变化，其重建时间的量级为若干个月，对人来说，骨受伤重建的时间较短，其量级为几周。这些重建过程的时间尺度，应与骨生长发育的时间区别开来，人的生长发育的时间尺度为几十年的量级。近年来许多学者还对 Wolff 定律做了研究，已有许多新的成果，研究还在不断深化中。

用来控制活体骨的重建性能的应力，不但在骨折临床处理和矫形等方面有着重要作用，对合理设计接触骨组织的内外固定器械、假肢矫形器、关节假体等也特别重要，这些器械包括用于骨折内固定的接骨板、螺钉、髓内钉、外固定支架以及用于关节重建的人工关节等。

如假体施一应力于临近骨组织上，若这些应力与骨组织所习惯承受的应力不同，则骨将按新的环境重建。有这样的可能，重建的骨组织在某种意义上是较软弱的，甚至导致外科手术的失败，如骨质疏松病人的骨折愈合慢，容易导致内固定物的失效，最终因骨折未愈合而金属内固定材料已出现疲劳而断裂，使骨折再移位。因此必须充分认识到在骨折愈合的早期是金属保护骨，而在骨折愈合的晚期则必须由骨来保护金属。如果骨折延迟愈合或者不愈合，则金属内固定物将面临疲劳断裂的危险，这时就要限制肢体的活动减少其承担负荷。又如临床使用加压钢板治疗骨折，有时出现已愈合的骨拆除了钢板出现的再骨折，这是因为钢板和骨是两种不同的材料，具有不同的弹性模量，长管状骨的弹性模量约为钢板弹性模量的 1/10，由力学原理可知，在此情况下载荷的绝大部分将由钢板螺钉承受，钢板螺钉对骨骼形成应力遮挡，骨骼承受的应力减少，骨吸收超过骨形成，从而引起废用性骨质疏松，骨强度减弱，这一事实已逐渐被大家认识。

实验指出，通过施加轴向和弯曲载荷可引起动物腿骨的表面重建。Woo 等（1981）曾指出增加猪的体力活动量如缓慢行走，可使腿骨的骨膜表面向外移动和内骨膜表面向内移动。Liskova 和 Hert（1971）曾指出施加于胫骨上的间歇性弯曲，可使骨膜表面向外移动。他们用活兔胫骨做的实验，结果骨受到超生理的弯曲、增加载荷期间产生了明显的沉积（图 3-3）。

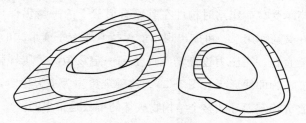

图 3-3   兔两根胫骨的横截面图
左侧为超生理弯曲增加载荷，右侧为对照未超生理弯曲

表面重建也可通过固定动物肢体减少其肢体骨骼载荷观察到。在 Uhthoff 和 Joworski（1978）及 Joworski 等（1980）的两个研究中把小猎兔犬的前肢固定，前者使用的是幼龄猎兔犬，发现其内骨膜表面没有什么移动，但其骨膜表面上有大量再吸收。后者是用的老猎兔犬，其骨膜表面没有什么移动，可是在骨内膜表面上有大量再吸收。

从上面的讨论可知，骨与工程材料是有区别的，骨是有活性有生命的器官，表现在骨中有血液循环，在此过程中血液向骨髓输送养分，而带走无用的东西，不断地进行新陈代谢。骨的形状改变，生长和吸收都与应力有关，应力起到了调节作用。应力不足与应力过高都会使骨萎缩，因此骨对应力存在一个最佳适应。

骨骼是运动器官之一，通过关节承受传递来的外力，骨以其合理的截面和外形成为一个优良的承力结构。Roux（1895）认为一个器官对于其功能的适应性是由实践进化来的，即自然进化的趋向是用最小的结构材料来承受最大的外力，他认为骨适应动物生存需要的条件，符合最优设计原则。

根据 Pauwels 的研究，骨截面上材料分布与局部应力大小成比例。图 3-4 是将胫骨横截面与工字横梁这一合理的截面相比较，以承受绕 y-y 轴的弯矩为例，可看到胫骨横截面大部分在远离中性轴上，使骨材料的强度得到充分发挥。如果再考虑绕 x-x 轴的弯矩和绕纵轴的扭矩骨截面的形状也是颇为理想的。

图 3-5 是像尺骨那样承受载荷的梁与尺骨的受力情况比较。可以看出，尺骨受载荷 P 时，其各个横截面的弯矩值都很小，这表明骨的外形也体现出一个合理的承力结构。

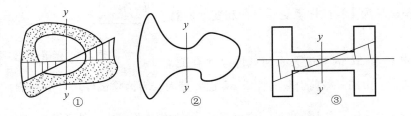

图 3-4　胫骨与工字横梁横截面比较
①胫骨的横截面及其弯曲应力分布；②胫骨的等效抗弯折算横断面；
③工字横梁的横断面

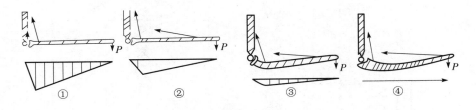

图 3-5　尺骨与悬臂梁弯矩值比较
①悬臂梁上的弯矩图；②端部有支持反力梁的弯矩图；③将直梁改为曲梁后梁上的
弯矩图；④具有腱拉力支持和理想曲度的尺骨弯矩图

第二节　骨的基本力学性质

骨是有生命的器官，它具有优化的结构形式及力学性质以适应受力的要求。骨的力学性质明显受到骨的种类（密质骨、松质骨）、干湿程度、种属、性别、年龄等影响，甚至同一根骨不同部位的力学性质也不尽相同。尽管作为生物材料的骨力学性质复杂，但还是可以从基本力学性质去了解它。材料的力学性质是指材料在外力作用下，在强度和变形方面表现出来的各种性能。

一、拉压力学性质

常温、静载下的拉伸试验是最基本的，也是最重要的一个试验。由拉伸试验可以获得材料许多重要力学性质。

NOTE

首先介绍工程中及医疗器械中广泛使用的低碳钢和铸铁的力学性质,它们的力学性质比较典型,通过对比来了解骨的力学性质。

(一) 低碳钢拉伸

由于材料的某些性质与试件的尺寸及形状有关,为了使不同材料的试验结果能互相比较,必须将试验材料做成标准试件。试验时,将试件两端装入试验机卡头内,开动试验机使拉力 P 由零缓慢增加,同时试件逐渐伸长,标距段的伸长 ΔL 由变形仪量得。将直至拉断前拉伸过程中的载荷 P 和对应的伸长 ΔL 记录下来,以 ΔL 为横坐标,以 P 为纵坐标就可画 P-ΔL 曲线(图3-6)。这曲线叫拉伸图,它描写了从开始加载至破坏为止,试样承受的载荷和变形发展的全过程。

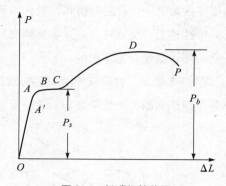

图3-6　低碳钢拉伸图

拉伸图中 P 与 ΔL 的对应关系与试件尺寸有关,如果标距 L 加大,由同一载荷引起的伸长 ΔL 也要变大。为消除试件尺寸的影响,反映材料本身的性质,用应力 $\sigma = \dfrac{P}{A}$ 作为纵坐标,应变 $\varepsilon = \dfrac{\Delta L}{L}$ 作为横坐标,由拉伸图画出应力-应变图(图3-7)。

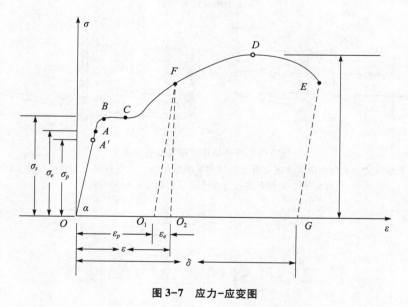

图3-7　应力-应变图

由拉伸图可知,整个拉伸过程可分为四个阶段,每一阶段材料表现出不同的性质,讨论如下:

1. 弹性阶段 OA　这阶段的应变值始终很小,若将载荷卸去,变形立即全部恢复。斜直线 OA' 表示应力与应变成正比变化,即在这一直线内材料服从胡克定律。直线最高点 σ_p 称为比例极限。当应力不超过比例极限 σ_p 时材料服从胡克定律。低碳钢的比例极限在 200MPa（2000kg/cm²）左右。

在试件应力小于 A 点应力时,只产生弹性变形。若超过 A 点,则试件除弹性变形外还产生塑性变形,即超过 A 点后将载荷撤掉,弹性变形完全恢复,而另外遗留下来的变形不能恢复,则为塑性变形。A 点的应力 σ_e 是材料只产生弹性变形的最大应力，称为弹性极限。弹性极限及比例极限虽意义不同，但数值极接近，通常不作区分。由应力-应变曲线可知，在比例极限范围内，OA' 直线的斜率为 $\mathrm{tg}\alpha=\dfrac{\sigma}{\varepsilon}=E$ 它是一个常数，它就是材料的弹性模量，代表材料的刚度。

2. 屈服阶段 BC　在应力超过弹性极限 σ_e 以后，σ-ε 曲线逐渐变弯，到达 B 点后，图形上出现一条水平线 BC，即应力几乎不增加而应变却大量增加。材料好像暂时失去对变形的抵抗能力，这种现象称为屈服。BC 阶段称为屈服阶段。屈服阶段的变形大部分为不可恢复的塑性变形。屈服阶段对应的应力值称为屈服极限，以 σ_s 表示。实际上在整个屈服阶段，试件承受的载荷有不大的波动。其最低值比较稳定，它代表材料抵抗屈服的能力，故取载荷波动的最低值 P_s，用试件原截面面积 A 去除，得屈服极限为 $\sigma_s=\dfrac{P_s}{A}$，低碳钢的屈服极限 σ_s 在 240MPa（2400kg/cm^2）左右。

若试件表面比较光滑，屈服时可在表面看到与轴线约成 45° 的一系列迹线，这些迹线称为滑移线。金属材料塑性变形的产生是由金属晶体滑移的结果。

3. 强化阶段 CD　在试件内所有晶粒都发生了滑移之后，沿晶粒错动面产生了新的阻力，屈服现象终止。要使试件继续变形，必须增加外力，这种现象称为材料强化。由屈服终止到 D 点为材料强化阶段。曲线的 CD 段向右上方倾斜。强化阶段的变形绝大部分也是塑性变形，同时整个试件的横向尺寸明显缩小。

D 点是 σ-ε 图上的最高点，在这点试件承受的载荷 P_b 最大。以试件的原面积 A 去除载荷 P_b 得到的这个应力值称为强度极限，用 σ_b 表示，即

$$\sigma_b=\frac{P_b}{A}$$

低碳钢的强度极限 σ_b 在 400MPa（4000kg/cm^2）左右。

4. 颈缩阶段 DE　D 点过后，试件局部显著变细，出现颈缩现象。由于"颈缩"，试件截面显著缩小，因此使试件继续变形所需的载荷反而减小，到达 E 点试件断裂。

上述每一阶段都是由量变到质变的过程。四个阶段的质变点就是比例极限 σ_p，屈服极限 σ_s 和强度极限 σ_b。σ_p 表示材料处于弹性状态的范围，σ_s 表示材料进入塑性变形，σ_b 表示材料最大的抵抗能力。故 σ_s、σ_b 是衡量材料强度的重要指标。

此外，试件断裂后，变形中的弹性部分因回复而消失，但塑性变形部分则保留下来。工程上用试件拉断后遗留下来的变形来表示材料的塑性性能。常用的塑性指标有二：一是延伸率，二是截面收缩率。

延伸率用 δ 表示，即

$$\delta=\frac{(L_1-L)}{L}\times100\% \tag{3-1}$$

式中 L 是标距原长，L_1 是拉断后的标距长度（图3-8）。

截面收缩率以 ψ 表示，即

$$\psi = \frac{(A - A_1)}{A} \times 100\% \tag{3-2}$$

式中 A 是试验前试件横截面面积，A_1 是拉断后断口处横截面面积。

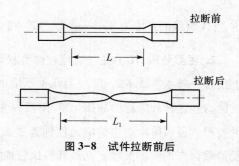

图 3-8　试件拉断前后

δ 和 ψ 都表示材料直到拉断时其塑性变形所能达到的程度。δ、ψ 越大，说明材料的塑性越好。低碳钢的 $\delta_{10} = (20 \sim 30)\%$（标准试件 $\frac{L}{d} = 10$），$\psi \approx (60 \sim 70)\%$。一般 $\delta_{10} > 5\%$ 的材料为塑性材料，$\delta_{10} < 5\%$ 的材料为脆性材料。

（二）　其他材料的拉伸

不同材料的拉伸，所显示的力学性质有很大差异。例如图 3-9 中的三种材料，延伸率都比较大，故它们都是塑性材料。但硬铝和合金钢都没有明显的屈服阶段。

对于没有明显屈服阶段的塑性材料，常用人为规定的名义屈服极限 $\sigma_{0.2}$ 来说明材料的强度。名义屈服极限 $\sigma_{0.2}$ 是卸去载荷后可得到残余应变为 0.2% 的那一应力值。

（三）　压缩试验

压缩试验的试件，常做成圆柱形状，其高度是直径的 $1.5 \sim 3$ 倍，或立方体即体高与边长比取 3。试验表明（图 3-10）：这类材料压缩时的屈服极限 σ_s 与拉

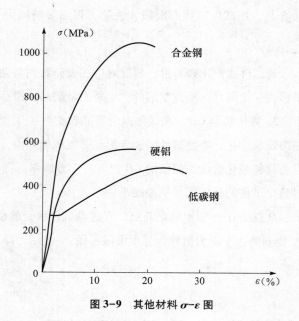

图 3-9　其他材料 $\sigma - \varepsilon$ 图

伸时的相同。在屈服阶段以前，拉伸与压缩时的 $\sigma - \varepsilon$ 曲线是重合的，故可认为低碳钢是拉、

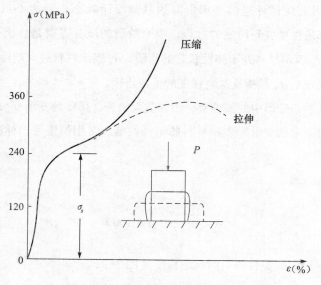

图 3-10　低碳钢压缩与拉伸时的 $\sigma - \varepsilon$ 图

压等强度的材料。低碳钢受压缩时，过屈服极限以后，越压越扁，横截面面积逐渐增大，因此试件不可能压断，故得不到材料压缩时强度极限。一般塑性材料均具有上述特点。

脆性材料在压缩时的力学性质与拉伸时有较大差别。图 3-11 是铸铁压缩时 $\sigma-\varepsilon$ 图，图形与拉伸时相似，但压缩时的延伸率 δ 要比拉伸时大，压缩时的强度极限 σ_b 为拉伸的 4~5 倍。一般脆性材料的抗压能力显著高于抗拉能力。铸铁压缩时断口与轴线约成 45° 角，而不像拉伸时沿横截面断开。

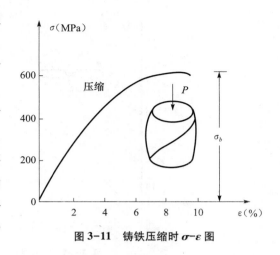

图 3-11 铸铁压缩时 $\sigma-\varepsilon$ 图

二、剪切力学性质

骨试件的剪切试验是在特制的剪切器上进行（图 3-12）。将长方形试件置于两块带有长孔的金属板之间，通过套管内的金属杆给剪切器刃口加压 P，使骨试件沿两个剪切面产生剪切变形 ΔS，直至剪断。用这种直接剪切方法得到密质骨试件的剪应力 τ 与剪变形的曲线（图 3-13）。

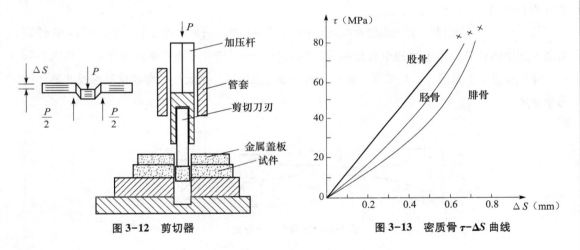

图 3-12 剪切器

图 3-13 密质骨 $\tau-\Delta S$ 曲线

Yamada 在 1970 年测出新鲜人密质骨沿垂直于骨长轴方向的剪切性质。以股骨剪切强度最大，依次为尺骨、胫骨、腓骨、肱骨、桡骨。股骨剪切极限变形最小。

骨试件的剪切强度也受到各种因素的影响，包括骨骼的不同部位，骨骼的温度、干湿性、试件取样的方向性等。

三、扭转力学性质

扭转试验选取圆柱形试件，在扭转试验机上记录扭矩 Mn，同时记录扭转角 φ，直到试件破坏，得到一条 $Mn-\varphi$ 曲线，通过计算可得到扭转时剪切弹性模量和剪切强度极限。

Evans 试验了 415 根成人防腐股骨密质骨试件，工作长度 $L=0.8mm$，直径 2.3mm，测得扭转剪切强度极限均值 45MPa，剪切弹性模量为 6GPa。图 3-14 标示出了典型的 $Mn-\varphi$ 曲线下的面积。

NOTE

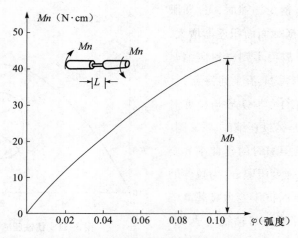

图 3-14   股骨试件扭转 Mn-φ 曲线

四、弯曲力学性质

骨的弯曲试验，要比单纯的拉压及剪切试验困难得多。因为弯曲时的应力是由拉应力、压应力和剪应力的组合，而且又非均匀分布。

骨的弯曲试验通常有两种形式：整骨和试件。加载方式为四点弯曲（纯弯曲）或三点弯曲（剪切弯曲）。

长骨的整骨弯曲试验，骨两端用骨水泥包埋使支撑面平整，减少扭转效应（图 3-15）。在计算弯曲强度中将骨简化为等厚的空心椭圆截面的直杆。由于长骨不直，横截面形状不规则不等厚，并且整骨是由密质骨、松质骨、血液、骨髓等物质组成，用此整骨弯曲试验可反映整体的力学性质。

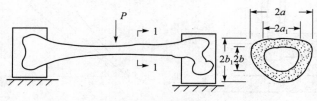

图 3-15   整骨的三点弯曲

第三节   骨力学性能的影响因素

一、年龄和性别

（一）年龄的影响

Lindahl 和 Lindgren（1967 年）给出男女股骨、肱骨拉伸强度极限和延伸率随年龄的变化（图 3-16、3-17）。除女性 15~19 岁年龄组外，两种性别的骨骼平均拉伸强度极限随年龄增加而显著减少（约 10%），延伸率也显著减少（约 35%）。

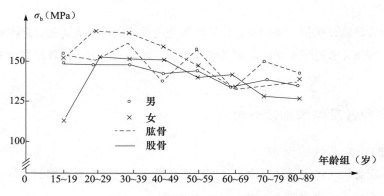

图 3-16 骨强度极限随年龄的变化

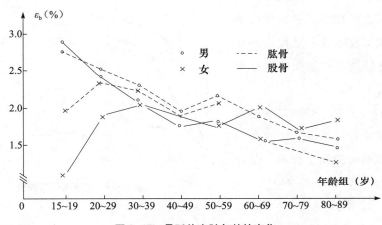

图 3-17 骨延伸率随年龄的变化

（二）性别的影响

尽管从 Lindahl 和 Lindgren（1967 年）测量的数据认为，比例极限、弹性模量、抗拉和抗压强度极限，在性别上无显著差异。但是从骨质疏松的发病率来看，女性在绝经后出现骨质疏松症明显高于男性，因此，女性在 50 岁以上骨质的强度普遍会比男性更弱，更容易发生脆性骨折。

二、疾病

健康的骨骼能够承受一定的载荷而不产生变形和断裂，而某些骨骼疾病和某些疾病、药物也会导致骨骼的力学性能大大降低。

（一）骨质疏松症

原发性骨质疏松症包括绝经后骨质疏松症（又称为一型骨质疏松症，高转换型骨质疏松症）、老年性骨质疏松症（又称为二型骨质疏松症，低转换型骨质疏松症）；继发性骨质疏松症包括糖尿病、肾病、长期使用激素者等，这些疾病都会使骨量减少，骨的微细结构发生破坏，骨的脆性增加而容易发生骨折。

（二）脆骨病

由于骨基质胶原纤维的减少使其骨质明显变脆，容易出现骨折。

（三）佝偻病

由于骨的钙化障碍，骨骼变软，容易出现变形，常见"O"形腿、"X"形腿。

（四） 其他骨病

如骨肿瘤或骨的瘤样病损、骨髓炎、骨结核等均使骨的强度发生变化，除少数硬化型的骨肿瘤或骨硬化病等虽使骨的强度增强，但其脆性增加，其余大部分均使骨质强度变弱，均容易发生骨折。

三、骨的各向异性及解剖部位差异

（一） 骨的各向异性的影响

密质骨与松质骨均为各向异性。由于骨骼结构在横向与纵向上是不同的，故骨骼强度随载荷的方向而异。在最常见的载荷方向上，骨骼的强度和刚度最大。从人股骨密质骨中沿四个不同方向取出试件，做拉伸试验得到拉伸强度、刚度和延伸率的变化。可看出沿骨轴线方向加载时这三个参数值最高（图 3-18）。

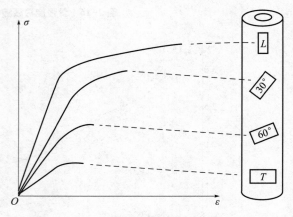

图 3-18　密质骨的方向性

Evans（1964 年）对经防腐处理的人股骨和胫骨的密质骨沿纵向、切向和径向取出试件，得到拉伸强度极限：股骨纵向为 85.0MPa，切向为 16.4MPa，径向为 16.2MPa；胫骨纵向为 89.9MPa，切向为 13.4MPa，径向为 15.4MPa。切向和径向强度相近，但只是纵向强度的 1/5 左右。

松质骨的力学性质也受到取样方位的影响。图 3-19 给出股骨髁试件分别沿横向和前后方向取样和加压的应力-应变曲线。可看出不同方向加载的强度、刚度、压缩率均有明显差别。

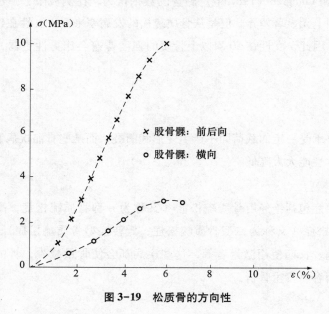

图 3-19　松质骨的方向性

（二） 骨的解剖部位不同的影响

取自同一整骨不同部位的试件，由于解剖部位不同，力学性质也有差异。

四、骨的干湿

新鲜、防腐的湿润骨（简称湿骨）与空气干燥后的骨（简称干骨），由于含水量的不同直接影响其力学性质。研究表明：拉伸和压缩时，干骨的强度、弹性模量以及硬度等均高于湿骨。图3-20给出了拉伸、压缩的典型 σ-ε 曲线。从图中可看出，干骨 σ-ε 曲线近似一条直线，且拉压强度弹性模量均大于湿骨，但极限应变小于湿骨。

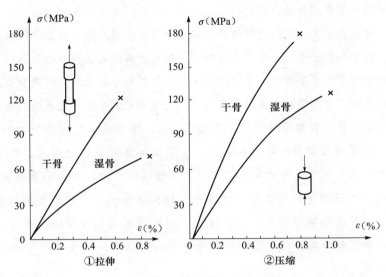

图3-20 干骨、湿骨 σ-ε 曲线

Dempster 和 Liddicoat 在1952年测量得出干骨和湿骨的强度、刚度数据对比，拉伸时，干骨强度极限比湿骨增加50%，弹性模量增加55%；压缩时，干骨强度极限比湿骨增加63%，弹性模量增加26%。

五、加载应变速率

骨的力学性质和加载速率有关。加载速率是指每单位时间内载荷增长量，单位为 N/min 或 kN/min，试件中的应力速率也就是加载速率。每单位时间内应变的改变为应变速率，记作 $\dot\varepsilon = d\varepsilon/dt$。单位为 mm/（mm·s）或 s^{-1}。

试验中一般以应变速率区分静载荷与动载荷。当 $\dot\varepsilon > 3s^{-1}$ 加载时，习惯上称为动载荷。如果加载速率低于塑性变形的传播速率时，加载速率对测定材料的屈服极限并无影响。超过时，则因材料对塑性变形的抵抗力提高而显示出影响。

McElhancy 和 Byars 在1965年测量防腐人股骨密质骨试件压缩时，加载应变速率对力学性质的影响。其结果显示，压缩强度极限和弹性模量随应变速率增高而增大。

图3-21是 Roberts 和 Melvin（1969

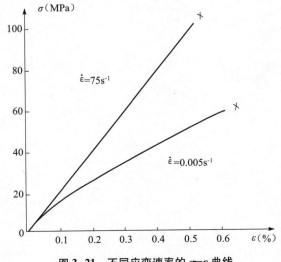

图3-21 不同应变速率的 σ-ε 曲线

年）沿新鲜颅骨切线方向取出密质骨试件的拉伸 σ-ε 曲线。可看出随着加载的应变速率增高，其强度、刚度增加而极限应变有所减低。

小结

骨骼为各向异性材料，载荷方向不同其力学性质不同，局部解剖位置不同其力学性质也存在差异。骨骼强度、刚度及稳定性的不同也决定了骨折之后治疗方式的差异，骨折的复位手法及固定方法与生物力学密切相关，相对稳定或绝对稳定的固定方式会产生不同力学及生物学效果。以往通过多种研究手段，已经对骨骼的基本力学性质，骨折愈合的力学特点及影响因素做了深入的研究。但早期的研究主要集中于力的作用机理，其研究手段与非生物体相同，忽视了骨的生物性，研究的层面是宏观的，而对于骨代谢及骨折愈合的微观层面研究较少。近年来力学生物学的发展将研究重点转移到力学机制与骨的发育塑形、重建和适应性的关系上。力学生物学认为基本的生物学过程都是通过信号调控实现的，信号是通过细胞对力的感知产生的。其研究的内容是：机械力如何传导至组织内，细胞如何感受到信号刺激，信号如何刺激细胞的表达与分化。由此可见生物力学关注整个力学过程的后段，而力学生物学则关注前段。力学生物学的发展可以将骨骼的性质，骨折愈合的微观变化与宏观的作用力联系起来，从而促进药理学，分子生物学等学科的有机结合。同时以有限元分析为代表的计算生物力学的发展，从数学模型的角度分析，预测骨代谢相关指标变化，为生物力学在运动系统的发展提供了新的思路。

第四章　关节软骨和半月板生物力学

软骨由软骨组织及其周围的软骨膜构成，软骨组织由软骨细胞、基质及胶原纤维构成。根据软骨组织内所含纤维成分的不同，可将软骨分为透明软骨、弹性软骨和纤维软骨三种，其中以透明软骨的分布较广，结构也较典型。软骨是具有某种程度硬度和弹性的支持器管。在脊椎动物中非常发达，一般见于成体骨骼的一部分和呼吸道等的管状器官壁、关节的摩擦面等。半月板是两个月牙形的纤维软骨，位于胫骨平台内侧和外侧的关节面。半月板介于股骨髁与胫骨平台之间，就像是缓冲器，功能即在于稳定膝关节，传布膝关节负荷力，促进关节内半月板位置的营养。

第一节　关节软骨和半月板的生物力学性质

一、关节软骨

关节软骨是组成活动关节关节面的有弹性的负重组织，可减轻关节反复滑动中关节面的摩擦，具有润滑及耐磨损的特性，并且还吸收机械性震荡，传导负重至软骨下骨。没有任何合成材料能够替代关节面完成这些功能。根据所含纤维的种类与数量，可将软骨分为透明软骨、弹性软骨和纤维软骨三类。

（一）关节软骨的结构、成分及功能

活动关节的关节软骨结构是由胶原、蛋白多糖与其他分子组成的一种强大、耐疲劳、坚韧的固体基质，其承受负重时组织中产生高的压力与张力。这种固体基质被描述成一种充满液体的多孔的、可渗透的、非常柔软的组织（类似包含水的海绵）。水分占正常关节软骨总重量的65%~80%，位于微小的孔中，水分可以由于压力梯度或基质的挤压在多孔-渗透性的固体基质中流动。

软骨和骨骼在材料成分上的差别在于它不含无机盐成分，所以它很柔软，易变形，但它和许多软组织材料在力学性质上也有所区别，它不仅能承受拉伸载荷，而且还能承受压缩、弯曲和剪切载荷。

软骨的力学功能包括维持某些器官的外形，避免骨骼与骨骼之间的局部硬接触而产生的集中应力，在冲击载荷作用下利用自身的变形以吸收一部分冲击能量，在关节部位的软骨还能很好地起润滑作用。软骨的位置使人联想到它们的功能，椎间盘承受脊椎上的负荷，它具有弹性，使脊椎骨柔顺；肋骨端部的软骨，给予肋骨所要求的机动性；在长骨端部的关节软骨则提供关节表面的润滑，对冲击载荷起减震器作用，并在正常功能中作为一个载荷承载面。有时则需要用到软骨的弹性和刚性。

（二）　关节软骨的生物力学性质

软骨是一种复杂的组织，它具有确定的超微结构的纤维排列，生物学上是活性的，流变学上是复杂的。

1. 渗透性　渗透性是指液体流过多孔的固体基质时的摩擦阻力。关节软骨对液体的流动有很大的阻力，即渗透性很低。一系列的研究表明，当组织受压存在压力差时，水分也可以在多孔-渗透性的固体基质软骨中流动。压力使固体基质压缩，组织间隙压力升高，促使水分流出组织。已在实验中证实了渗透性与组织水分成正比，与蛋白多糖的含量负相关；且流出的速度由液流时产生的阻滞力所决定。

但是，在体的软骨组织受载的力学性能与加载的速度存在高度相关性。所以它的材料性能与载荷的施加和消除速度密切相关。在快速加载与去载的情况下，没有时间将液体挤出（如跳跃时）。软骨组织类似于弹性材料，在承载时变形，卸载后立即复原。如果持续性、缓慢负载作用于软骨组织，如持续长时间的站立，其内的液体被挤出，组织的变形将随时间持续而加重。消除载荷后，若有充分时间使其吸收液体，软骨组织可恢复原状。

与普通海绵的渗透性相比，健康软骨的渗透性很低。液体通过如关节软骨等多孔介质时是顺液体的压力梯度而行，这种液压梯度是液体在软骨中流动的动力。关节液体在软骨中的流动与正常组织的营养需要、关节的润滑、承载能力和软骨组织的磨损程度有密切关系。

关节软骨的变性及机械应力均可影响关节软骨的渗透性。例如，骨性关节炎软骨组织的渗透性较之正常组织要高。

2. 非线性　将平行于软骨组织分层结构切取全厚标本，制成标准试件，然后在慢速下拉伸（0.5cm/min）直至拉断，记录其拉伸应力、应变参数，并绘制应力-应变曲线（图4-1）。曲线最初的低坡部分是由于施加拉力的方向与胶原蛋白结构的排列一致。最后，曲线的陡峭部分代表胶原蛋白本身的拉伸刚度。关节软骨的病理变化或结构异常，都会导致拉伸曲线特征变化。

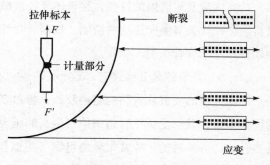

图4-1　软骨组织应力-应变特征示意图

3. 黏弹性　软骨是一种黏弹性材料，证明其黏弹性的一种简单方法是压痕实验，这可以在自然位置模拟生理状态下进行。在该实验中可以看到与试件相关的蠕变变形，即卸载时候，发生于时间相关的瞬时恢复。如果试验是在试样暴露在空气中进行的，则恢复不可能是完全的。但是，若试样完全浸泡在浴槽中的溶液里，那么在卸载时，软骨通过吸收液体可达到完全恢复。

蠕变是黏弹性材料的重要性质之一。对实验材料瞬时施加固定的载荷并维持一定的时间，测量其固定负荷下材料应变的变化，即材料的"蠕变"。对关节软骨进行压缩载荷下的蠕变测试，可得出关节软骨的蠕变曲线（图4-2）。由于关节软骨是固、液双相材料。因此蠕变曲线的早期有大量液体渗出，当无液体渗出时蠕变曲线稳定。

4. 润滑作用　关节软骨在使两个关节骨面更好适应、吸收能量以减缓冲击力的同时，对关节润滑有着重要的影响。关节面软骨的润滑作用主要借助于关节滑液的存在，在关节面软骨之间形成"界面润滑""液膜润滑"，来减少关节面之间的摩擦。

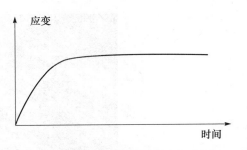

图4-2　软骨组织里蠕变特征示意图

5. 磨损　磨损是通过机械作用去除固体表面的物质。关节软骨的磨损，包括承载面之间相互作用引起的界面磨损，以及承载面变形引起的疲劳性磨损两种形式。如果两个承载面接触，可因粘连或研磨而产生界面磨损。如果两个承载面接触引起的结合力超过其下面的材料所能承受的力，就会发生粘连性磨损。

一旦出现软骨面超微结构损害或质量损耗，软骨的表面层即变软，渗透性增加。在这种情况下，液体流动的阻力减少，使液膜中的液体通过软骨而泄漏。这种液体丧失增加了不光滑软骨面紧密接触的可能性，从而进一步加剧研磨过程。

即使承载面润滑作用良好，由于周而复始的反复变形也可发生疲劳性磨损。疲劳性磨损的发生是因为材料反复受压而产生微小的损伤积累而致。虽然施加应力的量远远小于材料的极限强度，但如果经常施加应力最终将发生磨损。

正常关节软骨反复承载，引起固体基质的反复受力及组织间液的反复渗出和吸入，这种反复对胶原蛋白、蛋白多糖基质施加应力可引起胶原纤维、蛋白多糖大分子网和纤维及原纤维基质之间的界面成分受到破坏，这些破坏可被认为是软骨组织积累性损伤的原因。

二、半月板

（一）半月板结构、成分和功能

半月板是位于股骨髁和胫骨髁之间的纤维软骨，用来加深胫骨平台的关节表面以更好适应股骨髁。半月板边缘增厚，附着于关节囊内侧面，游离缘则逐渐变薄。

半月板主要由胶原纤维编织成网状结构并有较多细胞嵌入其中而构成的纤维软骨组织。还包括蛋白多糖、糖蛋白和水。胶原纤维的特定走向与半月板功能直接相关。胶原纤维的基本走向为环形（图4-3），但股骨面和胫骨面有一小部分呈放射状走形，有助于提高结构强度，对抗由内缘向外缘方向的圆周应力，防止半月板在挤压时发生纵向劈裂。

半月板的力学功能包括：①能够传导膝关节负荷。膝关节伸直位时最少50%的挤压负荷通过半月板传导，膝关节屈曲90°时大约85%的负荷通过半月板传导，而半月板切除后，骨质接触面积会大约减少50%，明显增加单位面积负荷。②吸收震荡。正常膝关节的震荡吸收能力比半月板切除后膝关节多20%。③润滑关节。半月板可以促进关节液在关节内均匀分布，从而增加关节液的润滑效能，并具有改善关节内营养的作用。④维持膝关节稳定及关节协调性。半月板增加胫骨髁及股骨髁的适合度，膝关节活动时，半月板可前后移动，避免关节表面受损伤。⑤提供关节本体感觉。半月板前角和后角存在Ⅰ型和Ⅱ型神经末梢，及时反馈关节的不稳定状

NOTE

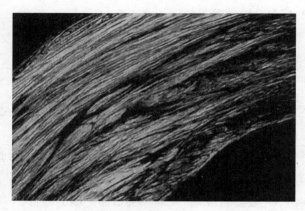

图 4-3 光学显微镜下显示半月板环形走形的胶原纤维

况，平衡身体姿势。

（二） 半月板的生物力学性质

1. 抗压缩特性 正常的关节软骨内，胶原含量占软骨湿重的 15%~22%，而蛋白多糖成分占软骨湿重的 4%~7%，水分、无机盐以及少量的其他基质蛋白成分、糖蛋白和脂质占软骨湿重的 60%~85%。其中大部分水分位于软骨的微小孔中，水分顺着压力梯度在多孔-渗透性的固体基质中流动。因此，可以把半月板看成一种由液相（包括可溶性离子）与固相组成的双相型材料，双相共同作用，决定了软骨组织的生物力学行为。作为液相的关节滑液在多孔-通透性的半月板中流动产生黏滞性，其中提供黏滞性的为多糖类物质透明质酸，而蛋白多糖和胶原则在固相的半月板基质中起承受负荷的作用。通过二相理论，可以更充分地理解在多孔-通透性的固态基质中流动的液体所引起的黏滞反应以及固态基质形变所引起的弹性反应。

2. 抗拉伸特性 半月板中胶原是基质产生张力的重要物质。半月板的超微结构中胶原纤维在体部呈环形和辐射状两种方式排列，环形纤维与半月板长轴平行，且构成半月板的主体，其纤维数量多、排列紧密，由软骨基质黏合在一起。半月板的抗拉伸强度主要取决于胶原纤维的数量和排列方向。半月板的抗拉伸强度一般要比关节面软骨大 1~2 个数量级，在拉伸作用下，表层较深层弹性模量大，且在表层表现为各向同性，深层才表现为明显的各向异性。

第二节 关节软骨和半月板损伤的临床生物力学

一、关节软骨的退行性病变

关节活动时，是关节透明软骨面之间时而相互压缩时而放松。压缩时，基质内液体溢出；放松时，液体进入基质内。如此反复交替进行，以保持关节软骨细胞的营养供给。这种营养供给渠道遭到破坏，即可发生骨基质改变，进而使软骨细胞退化和死亡，产生骨关节退行性改变。

究其病因，有以下两项：一是外来的过度负重，或是由于整个应力太大，或是由于负重区域太小，或二者兼有。二是内在的软骨缺陷，软骨遭受单次重伤或多次轻伤使软骨损害，或是软骨病变，由于炎性疾患、代谢性疾患、软骨失去支撑而致血液供给缺乏。

关节软骨退行性改变是原发性病损，关节缘和骨裸露区的骨质增生是继发结果。关节软骨最先发生病理改变，继而软骨下骨质与邻近结构受累。软骨的基质首先受累，基质的液体缺失和变性，胶原纤维缺乏对抗正常活动的受压能力，以致易于破裂。同时软骨细胞也发生改变，主要改变是细胞核肿胀，然后破裂，或软骨细胞变为致密。细胞死亡后，其周围基质溶解形成一个小囊腔，几个小囊腔融合形成一个大囊腔。少数病变区，软骨细胞增生，以修补之。关节压力区正常的光滑而半透明的软骨，表面变得干涩，失去光泽，显得暗淡，呈黄色，弹性降低，表面呈纤丝状如绒毛感，软化、粗糙，进而破碎，出现垂直裂隙，胶原纤维变性。以后软骨表面磨损，变薄，出现水平裂隙，以至表面软骨成为小碎块，脱落于关节腔内。在应力和摩擦最大的部位，软骨逐渐被全层破坏，使软骨钙化层甚至软骨下骨质裸露。骨面下骨髓腔内血管和纤维组织增生，不断产生新骨，沉积于裸露骨面之下，形成硬化层，其表面被磨光如象牙样，故称为牙质变。应力最小的部位有骨质疏松。新生骨向阻力最小的方向生长，在关节边缘形成骨赘。应力最大处的骨质由于承受压力的影响产生显微骨折、坏死，形成内含黏液性骨质、坏死骨小梁、软骨样碎片和纤维样组织的囊肿。后期软骨下骨塌陷变形，周围增生膨出，使关节面更不能完善地密合，关节活动进一步受限，加重症状。关节滑膜和关节囊受脱落软骨碎片的刺激而充血、水肿、增生、肥厚、滑液增多，产生继发性滑膜炎，出现疼痛、肌肉痉挛等症状，甚而关节囊挛缩和纤维化而导致关节纤维性强直。

力学负荷对保持软骨稳态非常重要。过高和不及均是造成软骨退变的危险因素。适度的动态的负荷不仅有利于健康，而且还可以通过抑制炎症、减少分解代谢、增加合成代谢的途径来预防和治疗关节软骨退变疾病。适度力学负荷有抑制分解和促进合成的作用。适度动态负荷可以抑制促炎因子（IL-1β、IL-6、TNF-α）和炎性介质（COX-2、PGE$_2$、NO），减少基质降解酶（MMPs、ADAMTS）的活性，因而具有抗炎效应。力传导对软骨的保护，力感应机制的阐明使得我们有可能以药物来模拟适度力学负荷对软骨细胞的保护效果。

二、半月板损伤

半月板的位置随着膝关节屈伸而发生改变，屈膝时半月板滑向后方，伸膝时滑向前方。由于半月板随膝关节运动而移动，当膝关节做急骤强力动作时，常造成半月板损伤。典型情况是：膝关节屈曲、回旋再突然伸直，此时半月板正好位于股骨内、外侧髁突起部位与胫骨平台相对处，易受挤压而损伤，如踢足球伸小腿时、篮球运动员突然跳起投（扣）篮时。此外，由于内侧副韧带与内侧半月板相连接，内侧副韧带的撕裂可以造成内侧半月板与之附着的边缘部位损伤。膝关节过伸发生的内外翻，也会导致半月板受到挤压而损伤。

半月板撕裂会产生异常活动，损害半月板功能。外力超过半月板吸收应力时，产生半月板撕裂，过度的压缩应力会引起纵轴撕裂，过度剪力会引起水平夹层撕裂。由于放射状走形纤维硬度较高，剪力会导致该部位发生放射状撕裂。

（一）纵轴撕裂

通常发生于半月板的周缘部分，原因可能是环行胶原纤维在周缘附丽部含量较多。纵轴撕裂极有可能来源于半月板后角的短小纵行撕裂。沿着胶原纤维走行方向纵向延伸，在同一个半月板上可发生多个纵轴撕裂。纵轴撕裂通常发生于活动水平高的年轻患者，对半月板施加过大的力量，当载荷超过生理限度时，无法被健康半月板分散，此时放射状应力被正常吸收，导致环行胶原纤维之间发生纵轴劈裂。"桶柄状撕裂"是一种纵轴撕裂，半月板游离缘发生半脱位、移位于股骨髁和胫骨平台之间，甚至进入髁间窝内。撕裂顶点处的半月板周围组织内所含有的神经纤维承受拉力，压痛通常位于移位半月板的前缘。

（二） 横向撕裂

横向撕裂也发生于垂直面上，方向呈放射状。最常见于外侧半月板游离缘的外侧面。该部位放射状走向的胶原纤维束相对较多，环行纵向纤维薄弱。

（三） 水平撕裂

半月板水平撕裂是最常见类型，常发生于老年患者，由退行性改变引起，常继发于微小损伤。发生于水平面，将环形走向纤维分离。

（四） 半月板损伤治疗

目前所见的半月板损伤的治疗方法有：保守治疗、半月板部分（或全）切除、半月板修补缝合、半月板移植以及组织工程。

保守疗法包括单纯外固定和中医疗法。胫股关节面的压力与半月板的保留面积成反比，且半月板全切除、次全切除后，膝关节承受及传导载荷能力的变化主要表现为下肢力线的改变和膝关节内、外翻，外侧盘状半月板切除后膝关节外翻增加更为明显。应尽量采取保守治疗或者部分切除，术中应尽量修复损伤的半月板，最大限度保证半月板的完整性，降低关节炎的发生率。半月板的预后效果很大程度上取决于撕裂部位与半月板血供的关系。半月板移植的供体选择主要有：人工半月板、自身移植物、同种异体半月板、异种异体半月板和组织工程化半月板。与其他半月板供体相比，组织工程化半月板具有无抗原性，来源不受限制，可按预先设计塑型，具有生命力等许多优点。

知识拓展

越来越多的证据表明，关节软骨退行性改变患者适度活动可以使症状得到缓解，它可能对发病及进展中涉及促合成、抗炎及抗分解的诸多因素有关。但如何定义"适度"并不容易，因为这和强度、频率和持续时间等诸多因素有关。不同性别、年龄、种族和活动能力的患者，其"适度"的标准也会不同。

而通过力学负荷相关的生物标志物则可能有助于我们为患者选择合适的活动方式，并改善力学负荷治疗疾病的效果。阐明力学负荷保护软骨细胞的分子机制则有可能进一步找到预防和治疗关节软骨退行性改变的新靶点，这种针对特定靶点的治疗特别适用于关节活动受限的患者，并可能协同促进运动、药物及保健品对软骨的保护作用。

半月板损伤是运动医学领域的一个研究热点，随着科技的进步，半月板的超微结构、生理生化特点、生物力学特征等多方面的研究必将不断深入。从半月板组织工程的角度看，要想提供形态、结构、功能更加匹配的半月板移植供体，不仅需要进一步了解半月板分子生物学发生机制，弄清细胞因子的作用原理和调节过程，也有必要更加深入地研究半月板的生物材料力学特征。骨髓基质细胞移植可促进半月板无血运区损伤的愈合，同种异体骨髓基质细胞移植修复半月板无血运区损伤发生免疫排斥反应的概率较低。这为半月板非血运区的损伤治疗带来了新的希望。

复习思考题

1. 请阐述关节软骨（或半月板）损伤及其治疗，探讨其损伤机制及治疗过程中，力学和血供的影响以及评价治疗方法。

2. 试分析使用药物模拟适度力学负荷对软骨细胞的保护机制及效果。

NOTE

第五章 肌肉生物力学

肌肉是人体运动，循环和消化系统最重要的组成部分，人体肌肉分骨骼肌、心肌和平滑肌三种。它们不但能承载，还能兴奋而产生力。肌肉生物力学的主要任务就是要认识肌肉收缩的力学规律，建立兴奋状态肌肉的本构关系。研究得最早最多的是骨骼肌。骨科生物力学主要从骨骼肌的结构、力学特点入手，深入探讨肌肉处于不同状态下的力学特点，分析损伤及修复的力学性质，从而为临床服务。

第一节 肌肉的生物力学性质

肌肉可以在神经的控制下，通过自身的主动收缩而产生运动，从而实现对外界环境以及外界物体的作用。肌肉是化学能转换成为机械功的生物学机器。动物的肌肉有骨骼肌、心肌和平滑肌三类。它们组织成分相同、收缩的生化机理相近，但在结构、功能和力学性质上有着许多差异。

一、骨骼肌的收缩机理

通过电子显微镜技术、X 线衍射技术、生物化学技术等，逐渐对骨骼肌纤维的微观结构和化学成分有了突破性的认识。

肌肉静息时，肌浆球蛋白分子的头部贴近纤维丝，受刺激时，头部突起，连接于肌动蛋白微丝上，形成"横桥"，横桥产生张力，使肌浆球蛋白微丝和肌动蛋白微丝之间发生相对滑移。当肌纤维收缩或伸长时，两种肌丝的长度均不改变。但收缩时通过相互间的滑行使重叠部分增加，此时 I 带缩短，整个肌肉的长度也因此变短，拉伸情况则与此相反。由于在收缩状态下细肌丝与粗肌丝之间的重叠部分越多，则肌肉越是收缩，承载负荷的能力越强，因此所有肌肉在静息时都是处于部分收缩的状态。当肌肉完全收缩时，比静息状态还要再缩短 1/3～1/2。横桥间距约 45nm，只相当于半个肌节长度的 5%。但是，骨骼肌和心肌主动收缩时可以缩短 30%，所以每个横桥必须与原先接触的肌动蛋白微丝脱离，然后在另一处再次与肌动蛋白微丝接触，这样重复 5～6 次，就像人们一把手接一把手地拉拽绳索的动作一样（图 5-1）。

松弛状态的肌纤维在肌浆球蛋白分子头与肌动蛋白之间隔有原肌球蛋白，它阻碍着肌动蛋白与肌浆球蛋白分子头接触。当肌纤维要收缩时，肌质网释放出钙，肌浆中钙浓度增高。钙与细肌丝的肌原蛋白结合，肌原蛋白的构型与位置因之发生变化，原肌球蛋白的位置也随之变化，这使得肌动蛋白与肌浆球蛋白分子头可以接触。在接触瞬间 ATP 酶被激活，它分解 ATP

并使储存于 ATP 内的化学能变为机械能，造成肌浆球蛋白分子头的运动，将细肌丝拉向 M 膜。当肌浆中的钙被肌质网收回。并有另一个 ATP 分子结合在肌浆球蛋白分子头上时，肌浆球蛋白分子头才能脱离细肌丝。两种肌丝又恢复到原来的相对位置，肌纤维松弛。若细胞内缺乏 ATP 时，肌浆球蛋白分子头便不能脱离细肌丝以转动退回到原来的位置，细肌丝也不能返回原来的位置。这样肌纤维就一直处于收缩状态下，在生理学上称这种情况为肌强直。

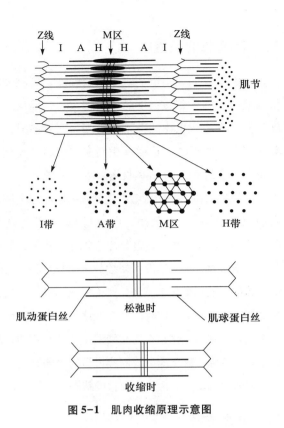

图 5-1　肌肉收缩原理示意图

二、肌肉构造的简化模型

肌肉的构造比较复杂，很难对其做直观的描述，我们简单地把肌肉看作是弹性元和收缩元的联合体，从而建立一个模型（图 5-2），以便于对肌肉的构造进行生物力学研究。

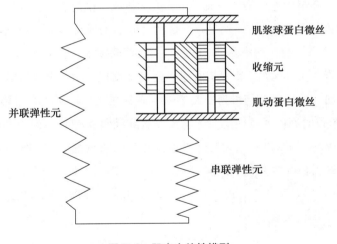

图 5-2　肌肉力特性模型

弹性元有并联与串联两类，其力学性质相当于弹簧，要使其发生形变，必须施以外力，力所做的功相当于弹性形变所需的能量。并联弹性元表示肌肉在完全松弛后的力学性质；串联弹性元表示肌浆球蛋白微丝、肌动蛋白微丝与连接两种微丝的横桥所组成的结构的力学性质。

收缩元对应于肌原纤维节的另一些局部，在这些部位，肌动蛋白微丝与肌浆球蛋白微丝相互覆盖，当肌肉受激发时，两种微丝之间相对运动，形成的拉力引起肌肉张力和肌肉长度发生变化。

NOTE

三、骨骼肌的强直

收缩反应的大小也决定于刺激强度。刺激太弱，不能诱发反应，刺激强度超过域值，产生微弱反应，随着刺激强度的不断增大，收缩反应逐渐增大，直至达到最大值为止。这种刺激强度与反应大小成正比的关系，是因为弱刺激只兴奋了刺激灶附近的少数肌纤维，而最大刺激则兴奋了全部肌纤维。这样，我们在进行肌肉机械性质的实验时，必须注意要使用最大刺激量以兴奋全部肌纤维，否则实验结果将无法统一。

如果我们在第一个刺激产生的收缩反应完全消失之前又给予第二个刺激，产生的效应将会叠加（图5-3）。在神经脉冲、电脉冲或化学刺激下，肌肉收缩产生张力，每次激发可持续数十至数百秒。而骨骼肌的特点是刺激频率越高，产生的张力越大，当频率足够高，达到100Hz时，张力也达到最大值，而且不再随频率发生变化，不随时间发生改变，这种状态称之为完全强直或挛缩。我们所进行的骨骼肌力学性质的实验大都是在肌肉完全强直的状态下进行的。

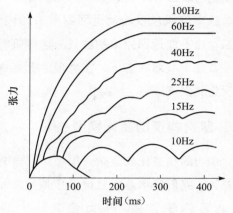

图 5-3   波形叠加和挛缩

四、希尔方程

希尔于 20 世纪 30 年代进行了骨骼肌的生物力学研究，他的有关肌肉收缩与产生热能联系的方程式被人们称为"希尔方程"。他是以青蛙的缝匠肌为研究试件，将其两端夹紧，使其长度固定为 L_0。以足够高的频率和电压加电刺激，肌肉挛缩而产生张力 T_0。然后将一端松开，这样使肌肉的张力降为 T，$T < T_0$，则肌肉纤维以速度 V 缩短。由此可以测定 T、V 与 T_0 的关系，以及肌肉发生短缩时产生的热能与维持肌肉挛缩所需的热能。根据热力学第一定律：$E = A + S + W$，E 代表肌纤维单位时间内释放的能量，A 代表肌纤维单位时间内保持的热量，S 代表肌纤维单位时间内的收缩热，$W = TV$，代表肌纤维单位时间内所做的功率。当长度不变时，S 和 W 都为 0，因此 $E = A$；当长度改变时，$S + W = E - A = b(T_0 - T)$，$b$ 是一个常数。进而假设，$S = aV$，a 为常数，而已知 $W = TV$，那么 $b(T_0 - T) = aV + TV$，则有 $aV + TV + bT = bT_0$，等式的两边分别加上一个 ab，就得出下面的公式：

$$(a + T)(V + b) = b(T_0 + a) \tag{5-1}$$

这就是著名的希尔方程。

当肌肉处于挛缩状态时，$V = 0$，则 $T_0 = \dfrac{a}{b} V_0$，张力是个常数，因此在单位时间内从化学反应获得的机械能是个常量；当肌肉缩短时，V 与 T 成反比，张力越大，缩短速率越小，张力越小，缩短速率越大。这与普通的黏弹性材料是完全不一致的。

五、心肌的力学特性

（一）心肌与骨骼肌力学特点的差异

在力学方面，心肌和骨骼肌最重要的区别在于心脏正常工作时静息张力的重要性，心搏量取决于舒张末期的容积；而舒张末期的容积又取决于舒张状态时心肌的应力-应变关系。所以在正常骨骼肌力学中，它的静息张力可完全忽略不计，而在心脏中，这是不能忽略的。另外正常体内的骨骼肌的收缩都属于强直收缩，而心肌一般不能发生强直。

（二）　松弛状态下心肌的性质

从力学的观点看来，心肌在静息状态是一个具有不同性质、各向异性和不可压缩的材料，它的特性随温度和环境状态而改变。保持伸长时表现出应力松弛，而在保持应力时产生蠕变。在循环加载和卸载时，要消耗能量，并具有滞后环。因此，心肌在静息状态时是黏弹体。

（三）　激活状态下心肌的特性

为了分析心脏的动力学，就必须知道心肌在收缩期、舒张期以及两期之间的本构方程描述肌肉的应力-速度-长度-时间之间的关系，它包括一些确定的材料常数。现在对于激活状态下心肌的本构方程仍不清楚。人们曾期望将骨骼肌的希尔模型和方程用于心肌。但经过一段时间的研究表明，只有在心肌收缩的情况下，其纤维很短，松弛状态的张力可以忽略不计时，希尔的理论才能应用。而正常生理条件下需要研究整个收缩-舒张过程，尤其是接近舒张阶段的情况。目前对这一情况虽然已做了大量工作，但还没有得到令人满意的结果。

六、平滑肌的力学性质

在人体，除了心脏，其他的内脏器官都是由平滑肌构成的，如胃肠道、血管以及其他内脏器官等。平滑肌的收缩机制与横纹肌是一样的。在电子显微镜下观察，平滑肌也具有肌浆球蛋白纤维和横桥。平滑肌细胞的排列不像横纹肌那样规则和平直，而是弯曲的，往往纠缠在一起，而且平滑肌中不存在规则的肌纤维节，这是平滑肌的收缩不规则以及速度较快的原因。

第二节　骨骼肌损伤的临床生物力学

一、病因生物力学

多种因素可导致骨骼肌损伤，如直接的机械损伤或撕裂和局部缺血。根据受伤机制的不同可分为以下几种类型：

（一）　肌肉撕裂

直接肌肉撕裂在创伤中并不常见。骨骼肌撕裂通常是锐器的直接损伤，也包括外科手术过程中的分离。

（二）　肌肉挫伤

肌肉挫伤常由钝器所致，多数发生于事故意外或体育运动。肌肉挫伤后，早期有出血、肿胀和炎症。如果有肌肉挫伤的病史，肿胀则可能是由于出现了异位骨化。如果挫伤后在骨化性肌炎早期进行活组织检查，组织学的变化特征很类似骨肉瘤。

（三）　肌肉拉伤

肌肉拉伤在临床上最为常见，为肌肉的间接损伤。常发生于跨越两个关节的肌肉、Ⅱ型快启动肌纤维所占百分率较高的肌肉和原动肌-拮抗肌群中肌力较弱的肌肉，是由于肌肉被动承受过大的牵张应力或肌肉主动收缩时承受偏心负重所致。研究证实，肌肉在最大强度刺激收缩状态下和安静状态下都可以在相同的被拉长的肌肉长度下发生断裂，但是被刺激的肌肉在牵拉状态下维持较高的肌肉收缩力使得肌肉吸收的能量较安静状态下的肌肉吸收的能量更多，这说明肌肉在活动状况时可以通过能量吸收来防止损伤，而肌肉常以离心性收缩方式吸收能量。引起肌肉拉伤的一个因素是疲劳，疲劳使该肌肉吸收能量的能力减弱，因此抵抗牵张应力的能力也就降低。另一个能够引起肌肉拉伤的因素为肌肉本身的紧张程度，特别是跨越两个关节的肌肉，如腘绳肌、股直肌及腓肠肌。

（四）延迟性肌肉酸痛

延迟性肌肉疼痛（DMS）被定义为发生剧烈运动后 24~72 小时的肌肉疼痛，这一损伤最初与肌肉的离心性收缩有关，并且随运动的强度和持续时间而变化。机械性因素启动 DMS 的发生，在骨骼肌中产生的高张力损伤了组织结构，进而激活了疼痛感受器，产生了 DMS。DMS 可出现肌肉力量的丧失，有些病例中，肌肉的等长收缩力可下降 50％以上。

（五）骨筋膜间室综合征

Mubarak 将其定义为密闭的骨-筋膜间室内组织压力增高所导致的微循环损害。弹性较小的筋膜或骨结构间室最常累及，特别是小腿前间室和后深间室以及前臂掌侧间室，也会发生在任何被坚实筋膜包绕的骨骼肌处，如臀、大腿、肩、手、足、臂及腰椎棘旁肌等部位。肌肉的组织鞘膜，包括肌肉、肌外膜和覆盖其上的筋膜，是一种相当坚硬的组织，可以抵抗肌肉的收缩力。在组织鞘内肌肉组织的特殊排列方式易于导致损伤后筋膜间室综合征的发生。特别是高能量造成的损伤后，筋膜间隔内的局部空隙不仅受到外部压力的作用，也受到由于内部容积的扩张所产生压力的作用。组织内压增高导致毛细血管灌注量减少，妨碍肌肉内微循环，而肌肉内微循环的降低导致代谢需求的失代偿性增高，影响神经血管肌肉组织的功能。由于肌肉供养不足，不能满足组织代谢需求，导致无氧代谢，细胞内糖原的分解产生葡萄糖，进而转化为乳酸，造成组织酸中毒。而内皮细胞层通透性增高，造成液体外渗增加，进一步提高组织内压，从而加重肌肉的缺血性损伤。

二、治疗生物力学

肌肉撕裂后，常需对撕裂部位进行修复以利于肌肉组织的再生，而肌肉撕裂部位的神经损伤也必须得到神经的再次分布。当功能重要的肌肉发生割裂或撕裂，特别是发生在青壮年或体力劳动者时，宜早期行手术修复。将两断端清创以便于健康肌肉组织能准确对合，按正常针距环绕肌肉用不吸收线紧密地间断褥式缝合，尽可能包括肌鞘在内。然后可移植筋膜条以加强缝合修补撕裂处，在移植的阔筋膜条上做数针深褥式缝合，或者用粗的不吸收线沿肌肉-肌腱单元的张力侧做数针张力缝合。研究者们指出肌肉撕裂修补后，主要依靠致密结缔组织进行修复，只有散在的再生肌肉越过缝合处，在断端远侧的肌纤维一般表现为去神经肌肉特点。临床研究还发现完全撕裂后肌力约为原肌肉的一半，收缩能力约为原来的 2/3。不完全断裂的肌肉根据组织撕裂的程度，一般能有较好的功能恢复。还有的临床研究介绍了将撕裂肌肉近端移植到肌腱远端的手术方法修复肌肉撕裂，获得了良好效果。而针对肌肉挫伤所导致的异位骨化常需待其成熟后行手术切除。

对于骨筋膜间室综合征的治疗，常需进行间室压力的监测，如间室压力高于 30mmHg 并且有临床表现，则需立即行筋膜切开减压术（图 5-4）。减压术后 48~72 小时后再回到手术室清除坏死组织。如肌肉无坏死迹象，则将皮肤松弛闭合。如伤口因张力过大不能闭合，48~72 小时后再次清创，然后闭合皮肤切口或行植皮术。一般认为应在发病 25~30 小时内进行筋膜切开减压术，预后良好。如诊断或治疗延迟，则功能基本无法恢复。

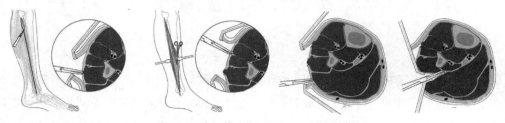

图 5-4 小腿筋膜间室综合征切开示意图

小结

　　肌肉生物力学是运动生物力学的一部分，肌肉除自身的收缩、强直等生物力学特性外，分析骨骼肌时需要考虑骨骼及其他软组织之间交互作用，这就强调系统分析。目前对肌肉等软组织的分析上还不能完全量化，并且对肌肉韧带等的精确解剖结构知道较少，数学模型和计算生物力学分析逐步用于肌肉组织的量化的力学研究。对于肌肉损伤及疾病引起的生物力学改变基础研究较少，治疗方法指导依据未能及时更新，这也制约了临床水平的进一步提高。

NOTE

第六章 肌腱和韧带生物力学

肌腱是条索状或膜状致密结缔组织，便于肌肉骨骼附着和固定。一块肌肉的肌腱分附在两块或两块以上的不同骨上，是由于肌腱的牵引作用才能使肌肉的收缩带动不同骨的运动。韧带是纤维样的弹性结缔组织，韧带连接骨与骨，或附于骨的表面或与关节囊的外层融合，以加强关节的稳固性，以免损伤，相对肌腱连接的是骨和肌肉。韧带的功能为加强关节，维护关节在运动中的稳定，并限制其超越生理范围的活动。当遭受暴力，产生非生理性活动，韧带被牵拉而超过其耐受力时，即会发生损伤。韧带部分损伤而未造成关节脱位趋势者称为挫伤。韧带本身完全断裂，也可将其附着部位的骨质撕脱，从而形成潜在的关节脱位、半脱位乃至完全脱位。了解肌腱和韧带的力学特点有利于明确各种损伤的性质，从而确定合理的治疗方案。

第一节 肌腱的结构与生物力学特性

肌腱的功能是使肌肉附着于骨或筋膜，并且将拉伸载荷从肌肉传递给骨或筋膜，从而产生关节运动。肌腱有两种构造形式：有腱鞘肌腱和无腱鞘肌腱。人们认为肌腱营养供应有两种方式，一种是血管供应方式，另一种对无血管区而言，属于滑液扩散方式。营养扩散的方式具有重要的临床意义，即在肌腱缺乏血管区已可使肌腱愈合及修复。

肌腱的强度由两个因素所决定：肌腱的大小形状和加载速度。有两个主要因素影响运动时作用在肌腱上的应力大小：肌腱所属肌肉的收缩量；肌腱与肌肉的体积比。

一、拉伸性质

肌腱是体内软组织中具备最高拉伸强度的组织之一，它的主要组成成分是胶原纤维，而胶原纤维是最强的纤维蛋白之一；同时这些胶原纤维沿张力作用方向平行排列，可以承受较大的拉伸载荷而不被破坏。

当肌肉收缩时，肌腱的应力增加，当肌肉作最大收缩时，肌腱上的拉应力很高，如果肌肉被迅速拉长，则作用在肌腱上的拉应力将进一步增加。例如，踝关节迅速背屈时，腓肠肌和比目鱼肌未能反射性松弛，使跟腱上的作用载荷超过屈服点，引起跟腱断裂。

肌肉收缩量取决于肌肉的生理横截面面积。肌肉的横截面面积越大，收缩所引起的力就越大，通过肌腱的拉伸载荷也就越大。同样，肌腱的生理横截面面积越大，它能承受的载荷也越大。虽然肌肉的最大拉伸破坏应力很难精确计算，但是测量表明：健康肌腱的拉伸强度可能比肌肉高二倍以上。临床上肌肉比肌腱的破裂更常见，就是一个很好的证明。

只要知道肌腱横切面积以及组织本身的拉伸长度，就可用应力-应变关系描述肌腱的力学性质。应力-应变曲线与载荷-伸长曲线相似，为非线性曲线。通过应力-应变曲线，可获得弹性模量、极限拉伸强度、极限应变以及应变能量。通常大肌肉具有大横截面面积的肌腱，例如股四头肌与髌腱，小腿三头肌与跟腱；但有些小的肌肉也具有大横截面面积的肌腱。

在活体中对肌腱承受载荷研究很少。已在动物中证明，肌腱弹性模量的变化范围在500~1200MPa之间，极限拉伸强度的变化范围在45~125MPa之间。在人类，肌腱弹性模量的变化范围在1200~1800MPa之间。极限拉伸强度的变化范围在50~105MPa之间，极限应变的形变范围在9%~35%之间。

二、随时性及与过程相关的特性

肌腱的伸长不仅与受力大小有关，也与力作用的时间及过程相关。这种黏弹性反映了胶原的固有性及胶原与基质之间的相互作用。

肌腱的随时性，是指肌腱的性质随时间变化而发生改变，是可以用蠕变-应力松弛之间的关系来描述。肌腱性质随过程发生变化是指载荷-拉长曲线的形状会取决于前载荷的情况而变化。即加载曲线与卸载曲线均沿不同路径循环，形成滞后区。

肌腱的黏弹性也与其载荷有关。拉张的最初几次循环均比以后的循环的滞后区面积大，表明能量损失较大。在预载荷之后，在生理范围内加载的肌腱，每次循环时，其应变能量可恢复到90%~96%，表明肌腱在反复拉张中没有损失多少能量。

已确定有多种生物学因素影响着肌腱的力学性质。除黏弹性以外，解剖位置、运动水平、年龄、温度等都是影响肌腱力学性质的因素。

第二节 肌腱损伤的临床生物力学

一、病因生物力学

肌腱损伤常见的直接损伤为锐器伤，手及上肢肌腱损伤多见。间接损伤与解剖位置、血供、骨骼情况及肌腱的受力程度均有密切关联。单就从力学角度考虑，有学者认为，肌肉或肌腱的部分或完全断裂的最常见原因之一是肌肉-肌腱单元承受了偏心超应力。因肌腱附着肌肉，当肌肉收缩时，所连接的肌腱便会承受应力拉伸。当肌肉发挥较大收缩力时，肌腱所承受的拉伸应力就会更大，当应力超过肌腱的屈服点时就会发生肌腱断裂。研究数据证实，正常肌腱的最高承受应力是它所连接肌肉的两倍，因此高应力下肌肉断裂要多见于肌腱断裂。不同的学者也通过试验证明，在不同应变速率下，当被动超负荷或偏心超应力时，正常肌肉-肌腱单元的断裂常发生在肌肉-肌腱远端结合部。

肌腱发生间接损伤时，常在承受超负荷应力之前就已存在病变。血供较差区域反复微小创伤及不完全愈合造成肌腱本身脆弱，承受应力下降，从而容易断裂，如跟腱、冈上肌腱及肱二头肌长头肌腱等。此外，如类风湿关节炎、系统性红斑狼疮、甲状旁腺功能亢进症等全身病理状态均可使肌腱强度下降，而类固醇肌腱局部注射也是诱发肌腱断裂的因素之一。

二、治疗生物力学

（一）缝合材料

不锈钢丝、可吸收缝线因其自身的局限性，如钢丝容易撕脱肌腱，可吸收缝线强度减弱过早等，限制了它们在肌腱修复中的应用。现代研究发现聚酯缝线不仅可有效抵抗断裂应力和防止修复部位缺口形成，并且缝合较容易，线结特性也较满意，因此得到了广泛应用。

（二）缝合方法

缝合后的肌腱强度需足够应对早期的功能锻炼，并且使肌腱处于低受力状态以利于肌腱愈合。学者们对缝合方法的研究很多，但是，不管使用哪种缝合方法，都应尽可能使缝合的肌腱能承受较大的应力，缝合材料外露少，又不致使肌腱发生劈裂为原则。目前较常用的缝合方法有：单线或双线改良 Kessler 缝合法（图 6-1）和改良 Bunnell 缝合法（图 6-2）。而如今众多研究表明，4、6、8 股缝合修复后强度更大，能减少肌腱缺口形成，使修复后的肌腱可承受更大的主动应力，与传统双股缝合相比主动活动时间可提前。缝合时仅考虑修复时的力学强度是不够的，还应注意保护肌腱的血供。现代研究表明在肌腱掌侧缝合可避免损伤肌腱中背侧的纵形血管。另外还应保证缝合后的肌腱在腱鞘内的滑动功能，所以，有学者推荐使用低位纵向缝合技术，线结埋在腱鞘外侧。

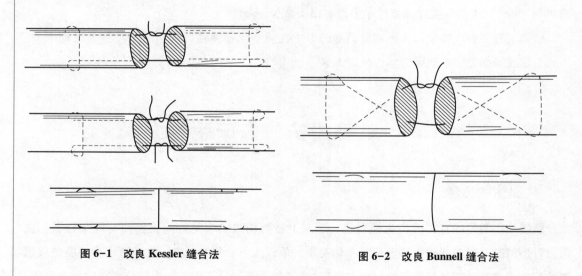

图 6-1　改良 Kessler 缝合法　　　　　　图 6-2　改良 Bunnell 缝合法

三、肌腱病

肌腱病是目前比较多见的运动损伤性疾病，多是因反复过度加载导致的疲劳损伤，常见的肌腱病有跟腱病、肱骨外上髁炎、肩袖损伤、冈上肌腱炎等。研究表明，跟腱病与跟腱过度使用或过度承受载荷有关，而过度的牵伸载荷使肌腱组织中细胞功能明显减退，表现为所谓的"力学退变化"。肌腱纤维持续的微损伤，释放大量的生长因子和炎症因子，使新生血管形成和炎性因子增加，肌腱细胞和胶原数量减少，从而出现蛋白聚糖、葡萄糖氨基聚糖类等重要细胞外基质的重塑，胶原纤维的紊乱，再生蛋白和蛋白水解酶 mRNA 水平的增加等病理变化，导致肌腱组织中出现异位骨化和脂肪组织形成。肱骨外上髁炎（网球肘）的发病机制与跟腱病相似，目前大多数学者认为过度反复劳损造成的桡侧腕短伸肌起点的微撕裂是本病的病因，但也可涉及桡侧腕长伸肌和指总伸肌腱。有研究利用体外循环拉伸模型检测了反复加载对人肌腱成纤维细胞培养的影响，结果发现炎性介质如前列腺素 E_2 的水平增高，这表明肌腱病与体内肌腱的成纤维细胞过度拉伸导致的炎性反应有关。

第三节　韧带的结构与生物力学特性

韧带与肌腱类似，属于致密结缔组织，有许多相似之处，但也有许多不同之处。如生理结构不同，韧带是连接骨与骨的负重结构，肌腱是连接肌肉与骨的不负重结构；组织组成不同，韧带与肌腱相比，前者的胶原比例较低，其他基质比例较高，后者则相反；生化结构不同，肌腱中的胶原纤维排列比韧带的更整齐，均为纵向排列，而韧带的纤维排列更为多样化，这样可以承受更多方向的载荷，以起到稳定关节的作用。

韧带本身的力学特性同肌腱相似，可以从应力拉伸强度、极限应变以及应变能量等参数，从而得出韧带的力学性质，从应变曲线中获得弹性模量。

韧带的力学性质，受胶原组成成分、次级组成结构之间的生化作用、结构中的波状弯曲等因素的影响。

一、拉伸特性

研究韧带的拉伸特性，必须按照骨-韧带-骨这样一个复合体的结构来确定。这个复合体的结构性质不仅受到韧带的力学性质和几何形状的影响，还受到附着点组织的结构特性的影响。

与肌腱类似，载荷-拉伸曲线可被分为最初的强度较低区域、"延滞"关系区域以及有较高强度的线性区域。这样，韧带就具有非线性、应变强度结构的特征。这种特征可能是由于胶原纤维具有波浪状弯曲而且个别纤维的排列方向不一致所致。拉伸过程中，最初只要有很小的力就可以产生较大的变形，这是因为波浪状弯曲很容易被拉直；之后则需较大的力才能进一步拉伸，使纤维本身得到拉伸。由于纤维中卷曲的程度和排列方向不同，所以拉伸不同长度时韧带中的每根纤维在拉直卷曲结构之后都不同程度地对抗拉伸。随拉伸程度的增加，更多的纤维束被拉直并沿受力方向排列，这种纤维方向的重排使韧带的强度逐渐增加。

二、加载的速度和持续时间相关的特点

在不同的载荷条件下，骨-韧带-骨这个复合体结构的性能也不同，这是韧带的组成成分胶原与基质之间的相互作用以及与时间、过程相关的黏弹性的特点决定的。这些研究对在临床上对关节损伤的估计和各种疾患的治疗有着很大的意义。

首先是持续载荷的影响，当关节受到持续载荷作用一段时间后，软组织产生缓慢变形或蠕变，在加载后的最初 6~8 小时，这种蠕变现象最显著，但在以后数月中蠕变将以很低的速率进行。持续低载荷长时间作用于软组织可产生这种蠕变现象，这对许多种畸形是很有治疗作用

的。例如，对脑瘫儿童马蹄畸形足的治疗方法，就是利用石膏在足上加一持续载荷。再如在治疗特发脊柱侧凸时，也是利用石膏或其他支架施加持续载荷使软组织伸长。

其次是加载速率的影响，与骨组合在一起时，单根韧带可贮存较多能量，需要大的力才能使其断裂。当载荷速度即变形速率增加时能承受更大的伸长。在对骨-韧带-骨组合作拉伸破坏试验时，可以看出它们具有更复杂的力学性能。不同载荷速率作用下，骨-韧带-骨组合中具有更大强度的部位也不同。对 30 只灵长类动物的膝关节前交叉韧带试件做了慢速和快速加载的拉伸破坏试验发现，慢速加载比活体损伤机制慢得多，韧带的骨附着部分最弱而造成胫骨棘撕脱。在快速加载时，相当于活体的损伤机制，试验试件中有 2/3 是韧带部分最弱。慢速加载时韧带达到破坏所需的载荷小 20%，能量贮存少 30%，但骨-韧带-骨组合则几乎不变，这些结果说明随着加载速率的增加，骨的强度增加多于韧带的强度增加。

上述性质在临床上有着广泛的运用。例如，在前交叉韧带重建术中，最初作用在移植物上的张力会由于应力松弛的作用而逐渐减少，移植韧带具有黏弹性的特点，以及经过了预载荷，可以有效地减少应力的松弛；在分离脊柱上的韧带时，将分离动作分解成几个步骤，而且分配一定的时间，这样由于韧带的蠕变作用，在椎体附着处和器械上的作用力的峰值都减少至 50%；肩关节脱位的早期，韧带张力较大难以复位，通过牵引或悬吊重物，使肩关节囊韧带及附属软组织发挥蠕变的特性，应力逐渐松弛，有助于关节的复位。

韧带的特性受生物的种类、生物化学、固定情况、损伤种类、骨筋成熟程度、年龄等因素影响。对更为复杂的组织，不同的实验方法会导致不同的韧带力学特性测试结果。一些诸如韧带在夹头处的固定、应变的测量、初长度的界定、横截面积的测量等，与影响肌腱的因素相一致，此外还有一些如温度、冷冻、灭菌技术、恢复活动及运动锻炼等外部因素也对韧带的特性有着影响。

第四节　韧带损伤的临床生物力学

一、病因生物力学

当韧带所受负荷超过其生理负荷时，会出现微断裂。而当负荷继续增加超出其屈服点时，韧带就会出现明显的断裂。临床上常将韧带损伤分为三级：Ⅰ级损伤为轻度拉伤，韧带内的胶原纤维微断裂，患者感觉少许疼痛，查体有触痛，无关节不稳现象；Ⅱ级损伤时（图6-3），韧带内胶原纤维相继断裂，韧带处于半撕裂状态，韧带的强度和刚度会减少50%或以上，患者感剧痛并出现关节松弛；Ⅲ级损伤最严重（图6-4），韧带的胶原纤维全部断裂，患处疼痛肿胀有触痛，查体可发现关节明显不稳定。

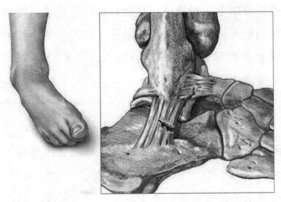

图 6-3　韧带 II 级损伤

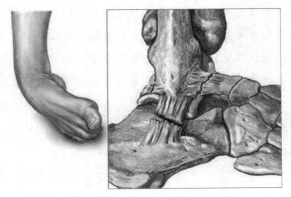

图 6-4　韧带 III 级损伤

二、治疗生物力学

　　动物试验研究显示，单纯内侧副韧带损伤手术修复与未修复 48 周后其张力强度均只能达到正常的 60%，如果损伤断端有间隙，股骨-内侧副韧带-胫骨复合体结构的极限负荷和强度比缝合后要低 25%。但是临床上内侧副韧带断端之间是否有间隙尚不清楚。不过最近的临床实验结果显示，对单纯内侧副韧带 III 级损伤没有缝合的必要，这可能是因为断端之间的间隙较小，愈合后其强度接近正常，但研究发现 1 年内愈合的内侧副韧带的生物力学特性不如正常韧带，能够承受的负重力明显低于正常韧带。目前学者们的共识是对单纯内侧副韧带损伤应选择保守治疗并早期功能锻炼，但是如果合并前交叉韧带损伤，则应通过手术方法进行修复。其他部位的关节囊外韧带损伤如踝关节三角韧带损伤常合并于踝关节骨折脱位中，针对它的治疗尚存争议，有学者认为应早期手术缝合修复，而有些学者却认为可保守治疗。

　　针对关节囊内韧带损伤的治疗以前交叉韧带为例。前交叉韧带损伤常不能自主愈合，因此膝关节有前交叉韧带损伤时，为防止后期引起的关节不稳以及创伤性关节炎，常需进行交叉韧带重建术，而手术时机应把握在急性损伤几周后进行。在重建术中选用的移植物需满足张力特性及长度尺寸，目前常用的自体移植物是骨-髌腱-骨及腘绳肌腱，而异体肌腱及合成材料的韧带重建方法的应用也日益增多。研究发现，重建后自体肌腱和异体肌腱均不能达到其原有强度，最大负重强度仅为原来的 30%~40%。由于重建后移植物自身强度的减弱，所以应选择超

NOTE

过前交叉韧带强度的移植物或联合移植物进行重建,以保证重建后韧带具有足够的强度。选择合适的移植物后,移植物的植入与固定方法及初始张力的大小均会影响重建后韧带的生物力学特性。重建术后移植物的愈合和重塑需要一定的应力,但不能过大,也不能具有破坏性,所以,适当的康复锻炼也是重建成功的关键之一。

小结

肌腱与韧带的临床和生物力学研究一直在进步,认识也逐步提高。但是要准确测量肌腱与韧带的生物力学特性还特别困难。利用一些新的技术如激光纳米测定系统及高速成像记录系统,可以准确地判断这些组织的应力应变。更为重要的是,新技术的应用有利于对新领域进行探索,以获得有关肌腱韧带生物力学行为的新视点。计算机模型的发展补充了体外箱体内研究的不足,它可以提供更多的信息。一旦一种计算机模型被实验证实有效,就可以模拟更为复杂的加载条件,这是体外实验所不能达到的。此外,计算机还可以计算出韧带肌腱的应力应变分布,从而提高对损伤的认识。肌腱和韧带内环境的稳定受外部力学的环境的影响。膝关节周围韧带相对短期的固定也能使关节强度下降以及韧带的生物力学特性明显减弱。运动可以快速恢复这一特性,但是韧带与骨连接部分的恢复需要数月甚至数年。另外长期的锻炼对韧带特性有着积极的作用,虽然过程是渐进的,而固定则可以导致力学性质的迅速丢失。所以肌腱韧带损伤后的锻炼是非常重要的。

第七章　神经生物力学

人类的大脑是一个复杂的生物结构，由大约 10×10^{11} 个神经细胞（神经元）构成。虽然神经元可被分成多达 10000 个不同种类，然而它们都具有许多相同的性质，包括神经元独有的能力，能精细地快速地与较远处的其他神经元和靶器官（如肌肉）保持联系。

神经是具有特殊生物力学性质的软组织，但有关神经生物力学特性的研究尚不多。目前对其生物力学性能还缺少定量的依据，研究方法没有公认的标准。现着重对周围神经生物力学特性及研究现状进行阐述。

第一节　神经的生物力学性质

一、中枢神经部分

仅在最近的几年才有少数的报道涉及探讨中枢神经系统的力学性质。实际上，力学现象在中枢神经系统中也起很重要的作用，如神经细胞在神经系统的发育过程中受牵拉变形（典型的例子是脊髓末段马尾的形成）。细胞在力的作用下如何变形，决定于细胞对力的感知和转导，以及细胞内在的力学性质。目前，关于神经细胞的力学性质的知识十分有限，这些细胞的生物力学性质可能影响神经组织结构的形成以及神经元、神经胶质细胞间的交互作用。为此，将初步探讨中枢神经系统的神经元以及神经胶质细胞的力学性质。

实验研究中，利用扫描力显微镜法定量检测神经细胞的黏弹性表明：①神经元的弹性常数约为 1000Pa，低于已报道的其他细胞的弹性常数（如纤维母细胞）。②神经胶质细胞比神经元软一倍。③神经元和神经胶质细胞相比于黏性，它们的弹性占优势。这说明胶质细胞具有像屈从性的软弹簧一样的特性，神经元和神经胶质细胞展示了像很软的橡胶一样的力学性质。④以视网膜胶质细胞为例，检测了单个神经细胞不同部位的黏弹性。结果显示，神经元的突起比胞体软。这表明单个神经细胞不同部位的黏弹性可由细胞的亚细胞结构决定，但这还需要进一步实验证实。

总之，结果显示，中枢神经系统的神经元和神经胶质细胞的力学特性是很软的（具橡胶样弹性的）且有相当大的黏性（耗散能量的）；神经元和神经胶质细胞的黏弹性以它们的弹性占优势；神经胶质细胞比神经元更软（即更容易变形）。因此认为，神经胶质细胞的作用既不是中枢神经组织结构的"支柱"，也不是黏合神经元的"胶水"；实际上，神经胶质细胞像一种减震材料一样紧紧围在神经元周围，在受到机械性损伤时，神经胶质细胞可以防止或减轻神经元的受损。更重要的是，神经胶质细胞构成了一种很软的、适于神经元及其突起生长的底物，因此，神经胶质细胞的这种生物力学性质利于神经元的可塑性形成。

神经被结缔组织基质包绕，是具有黏性和弹性双重性质的生物软组织，具有软组织的生物力学特征。例如，正常神经具有不同程度的抗拉性能可被拉伸，且具有弹性能承受载荷。其生物力学特性包括抗张性、应力-应变关系、滞后、应力松弛、蠕变等现象。

二、周围神经部分

（一）周围神经的抗张性

在正常生理状态下，周围神经能在一定范围内适应外力的牵张，表现出一定程度的抗张性。目前研究发现这种抗张性存在如下结构基础：①神经干、神经束、神经纤维在其周围的组织床上均是迂曲存在的。②在神经内结缔组织膜中，均含有胶原纤维。③神经束在神经干内又分又合，彼此交错呈现丛状的排列方式，也提高了神经的抗张性。

了解周围神经抗张性的结构基础，对深入研究周围神经牵拉伤的发生机制，神经损伤后张力缝合以及神经缺损后移植神经长度选择等方面的应用研究均提供有益理论基础。

（二）应力-应变关系

同其他结构一样，周围神经被结缔组织基质包绕，具有软组织的生物力学特征。例如，神经可被拉伸和承受载荷。如果以上实验在某些控制条件下进行，就可以证实神经有典型的应力-应变关系。在轻度拉长下，神经有顺应区间，在重度拉长下，神经的紧张性增加。这种关系在其他组织（如骨、肌腱、韧带和肌肉）有明确定义。

其应力-应变关系不遵从胡克定律，在有限变形时，具有非线性的应力-应变特征。采用张力仪测定了神经张力和延长量后首先描绘了应力-应变关系曲线，排除了载荷-延长量关系中因神经横截面积不同所形成的差异。该曲线可分三部分，第一部分为正常生理作用范围的弹性阶段，应力与应变呈指数关系，曲线为凹形，对应应力成正比的最大应力即为该神经弹性极限；第二部分为近似直线，提示当超过神经的弹性限度，神经延长即便减少，张力却急剧增加，似直线上升；第三部分应力与应变的关系近似第一段，但曲线为凸形，此段最高点所对应的应力为该神经的强度极限。

神经应力-应变关系曲线的形状受多种因素的影响，不同种属，不同个体，或同一个体不同部位的神经，甚至同一根神经不同节段，其曲线形状都有很大差异。对于同一段神经，加载速度、施力方式、在体或离体也会影响到曲线形状。因此，对于神经应力-应变关系的研究，必须综合考虑其影响因素，尤其是比较不同神经的力学性质，必须在加载速度、施力方式等外部因素一致的条件下进行。

已经知道神经在静息组织中有一定的张力，且在正常的生理条件下，神经在其应力-应变曲线的低应力区间可保持功能正常。然而，在那些术后具有一定张力的神经残端处，这种关系会发生戏剧性的变化。在人类神经中，3~5cm 的间距常常能被克服，而使近端和远端之间重新连接。此外，虽然神经可能被拉伸达 20%，但在接近 15%时可发生缺血损伤。

神经重获其结构强度的速度非常重要，因为为了保护修复部位，肢体在神经修复后要经历3~6周的制动期。在一项大鼠坐骨神经实验研究中（图7-1），在其横断伤后立即予以端-端神经外膜修复术。修复术后（7天内），神经立即获得了其强度的66%，并在测试期中维持了相对稳定的极限应力和极限应变，这种情况维持了84天。这些数据对于原来认为的周围神经修

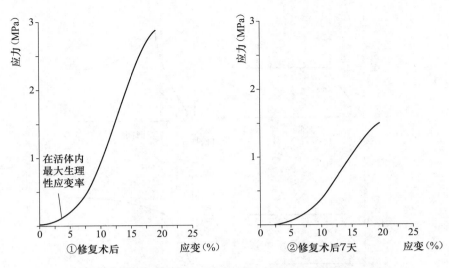

图 7-1　体内原位大鼠坐骨神经的应力-应变曲线

复术后必须患肢制动的教条是一种挑战。然而，因为实验是在大鼠身上进行的，而大鼠的组织更新要高于灵长类和人类，所以这项实验结果的临床意义还不清楚。但结果却表示了神经的自身修复要快于韧带和肌腱。

许多研究要求对被修复神经的张力特性作一定义。周围神经损伤后常伴生物力学性能的改变，在修复神经时要加以考虑。研究表明神经钳夹伤后短时间内强度减小，长时间后强度明显持续增大，并认为是成纤维细胞活动引起的神经外膜和束膜结构组织增加所致。

张力性神经损伤的病理变化是基于以下因素共同作用的结果，即机械性牵拉引起神经组织结构损伤；牵拉使神经承受轴向张力的同时，还要承受环向压力使神经直径减少；神经束内血供障碍，导致血管通透性增加，神经内压增高。

（三）黏弹性

周围神经具有黏弹性物质的三个特点：应力松弛、蠕变和滞后。

1. 应力松弛　观察离体神经的应力松弛现象，发现开始 5 分钟内，张力下降最快，开始 20 分钟内，应力松弛大部分完成，30 分钟后曲线变得极其平缓，松弛后的应力可下降为松弛前的 30%～50%。但在活体上，应力松弛却比离体时要小。应力松弛是神经组织对变性的适应性反应，机制不清。其特性对于确定神经张力性损伤的临界点及预后有重要意义，研究者认为，可利用应力松弛的特性来治疗神经缺损。

2. 蠕变　蠕变是周围神经在生理极限内通过其本身的顺应性和横截面积的改变来适应张力损伤的表现。

3. 滞后　滞后现象是周围神经本身固有的特性（经计算得出，滞后现象的产生是由于外力对组织每单位体积所做的功完全转变为热能，消耗于分子间的内摩擦，故滞后也称为滞后损伤或内耗）。

如同许多其他的生物组织，神经有时间依赖性的生物力学特征（黏弹性）。常用来定量黏弹性的实验是"蠕变"实验和"应力松弛"实验（图 7-2）。在"蠕变"实验中，神经予以快速负重，神经慢慢地伸长或"蠕变"到一个新的长度。用"蠕变"发生所需要的时间来测定神经自身的黏弹性。同样，对神经立即的负重增加，可使神经发生形变。当形变稳定时，负重

NOTE

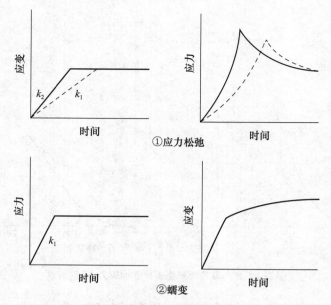

图 7-2　应力松弛和蠕变实验的曲线

左侧为负重输入曲线，右侧为典型输出曲线

慢慢减少，这种现象称为"应力松弛"，是对神经黏弹性的另外的测量。和这些特性有关的参数是时间常数。这些来源于兔胫神经的特性数据显示，神经的黏弹性并不比肌腱和韧带的高。这些数据提示，肢体的快速运动引起神经的快速延长，将不会对神经所受的应力有主要影响，因而不会在神经损伤中起主要作用。

第二节　周围神经损伤的临床生物力学

神经受到外力造成损伤，常常是在外观仍保持完整时，内部却发生了可逆或不可逆的病理改变，因此，神经的损伤、修复、再生及功能恢复过程均需要客观评价指标。通过神经生物力学研究，可以明确：第一，正常神经干受到多大程度的牵拉会引起损伤，神经损伤的病理类型与外力有何定量关系。第二，神经内各主要成分在神经干应力-应变规律中的作用如何。第三，神经断裂后，吻合口张力对神经再生质量与功能恢复有何影响。这些问题一旦阐明，对于彻底揭示神经牵拉伤的致伤机制及预防神经牵拉伤的形成，确定神经张力缝合的临界点，既具有理论意义，又具有临床应用价值。

一、病因生物力学

周围神经损伤主要可分为两种类型，一是损伤部分轴突保持连续性，仅导致神经传导的临时性阻滞；二是损伤导致轴突中断或损伤达到一定程度致使损伤部位以下及损伤部位以上一定可变距离内的轴突变性，究其原因可分为张力性损伤及压迫性损伤。张力性损伤通常由严重的事故造成的，作用于神经长轴方向的张应力引起神经长度的增加，当张应力超过神经抗张强度时，神经纤维断裂，神经刚性增加而弹性降低。压迫性损伤主要有急性损伤和延迟发生或逐渐进展的慢性损伤，而神经损伤的程度与压力水平、压迫模式及持续时间有密切关系。

二、治疗生物力学

损伤神经的修复不仅仅是恢复外形上的连续性，更重要的是最大程度的增加再生轴突对靶器官重新建立准确的支配。因此需要精确对合神经束并使神经两端于无张力下缝合。因为神经缝合口的张力会诱发结缔组织增生，继之形成瘢痕，从而阻碍轴突成功再生。

神经吻合主要有神经外膜缝合及神经束膜缝合两种方法。神经外膜吻合术是指用细尼龙丝线间断缝合神经外膜，尽量精确对合神经断端（图7-3）。但是如果神经外膜松弛、神经束较短，吻合后神经束断端会残留间隙，影响神经束连续性；而如果外膜较短，神经束相对较长，吻合后神经束断端会发生卷曲，并且吻合后断端有时会有血肿存留，机化后也会妨碍神经再生。因此，自从显微外科技术发展以来，神经束膜缝合方法就得到了广泛应用。神经束膜吻合术是指用细尼龙丝线缝合神经束膜，吻合神经断端相对应的神经束或束群（图7-4）。缝合口处应避免有张力，因神经束膜较薄，不能耐受张力缝合。如神经断端经适当游离，关节适当屈曲后，神经断端仍不能在无张力下吻合，则可通过神经转位、骨截除或神经移植等方法来确保神经断端在无张力下缝合。

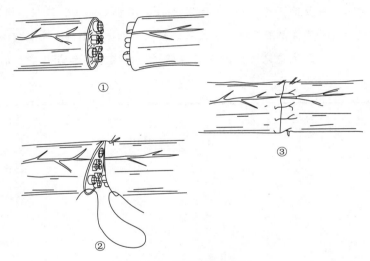

图7-3 神经外膜缝合法

①将神经干断端清创切齐，外露正常神经束；②将神经两端作精确吻合；③缝合后神经干

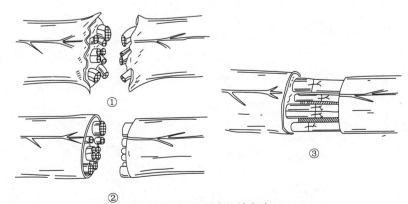

图7-4 神经束间缝合法

①断裂神经干；②将神经干断端清创切齐，外露正常神经束；
③根据神经束大小、位置和形状进行精确缝合

小结

周围神经在形态学、生理学、病理学、生化学、分子学等领域已有深入研究，但其生物力学特性的研究却远不理想。早期的研究主要是采用离体神经进行力学测试，测试的方法差异很大，随着临床医学和生物医学工程应用研究的发展，周围神经的力学研究，有从离体向在体和活体发展的趋势。但由于活体神经生物力学实验手段还不完善，因而公认的理论和实验方法不多。所以说，周围神经力学特性的研究是一个具有广阔前景的领域，有许多芳草地有待开发和探索，但也存在一些难题。第一，周围神经生物力学特性研究缺乏公认的较为成熟的理论和技术与方法，故同一受试对象，不同学者采用不同方法，研究结果相差悬殊，使得周围神经部分力学特性参数指标存在争议。第二，不同种属、个体的神经，或同一个体不同部位的神经，甚至同一神经的不同节段，其生物力学特性不同，而目前神经生物力学数据库远不丰富。第三，在神经应力－应变规律的研究中，神经内各主要成分的力学性质及其在神经干应力－应变规律中的作用没有准确的方法加以检测，而这对于深入系统阐明神经组织的力学特征，对于彻底揭示神经牵拉伤的致伤机制及预防神经牵拉伤的形成均具有重要意义。第四，周围神经损伤后，生物力学特性的改变对神经修复的影响，缺乏系统研究。如神经断裂伤后，有关缝合口张力大小对修复效果的影响，尚无定论，而如何确定神经损伤的张力临界点对修复的成败具有重要意义。

第八章　血管生物力学与血流动力学

　　血管是循环系统中的主要部分之一，是血液流动的基础。在血管中发生的一些病变严重地威胁着人类的健康，因此，对血管的研究成为现代生物医学的一项重大课题。流体动力学研究的是流体运动规律以及它与相邻其他物体之间的相互作用的一门学科。生物体的许多活动过程，如血液和淋巴液的循环，养分的输送和废物的排泄，以及呼吸过程，都与流体的运动密切相关。流体动力学是研究血液流变规律的重要基础。

第一节　血管的力学性质

一、血管的主要成分与构造

　　血管的力学性质与血管壁的成分和结构密切相关。血管壁是一个中空的管道，它承受血管压力和管外组织的约束。血管壁具有多层复合结构，可简单分为三层：内膜、中膜和外膜。内膜由内皮细胞、基膜和一层散布的聚合物组成。越过一层内弹性膜便过渡到中膜。中膜是肌肉性的，分为若干个带有窗口的同心弹性薄层，胶原纤维和弹性纤维穿过这些窗孔，把组织三维地束紧在一起，平滑肌细胞常常和弹性纤维相连接，而胶原纤维则似乎是独立伸展的。如图8-1是所描绘的血管内各组织结构的简化示意图。平滑肌纤维呈节距很短的螺旋形排列，弹性蛋白纤维呈只有一些纵向裂缝的网络；而胶原纤维呈现为另一种交织网络，当应力低时，它处于皱缩状态，当应力较高时，此网络就被拉伸开来。根据这样的结构很容易推测出血管的应力-应变关系。在外弹性膜之外的外膜，是松散的结缔组织。

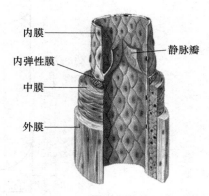

图8-1　静脉结构简图

（图中标注：内膜、内弹性膜、中膜、外膜、静脉瓣）

　　构成血管壁的主要成分是内皮、弹性纤维、胶原纤维和平滑肌。血管的力学性质主要取决于弹性纤维、胶原纤维和平滑肌的性质、含量及空间构型。弹性纤维、胶原纤维和平滑肌在力学性质上有明显差异。如图8-2和图8-3中所示，把项背韧带加热到76℃，使其中的胶原失去本来的属性，它便代表弹性蛋白的属性，即具有低的弹性模量，非常小的滞后环，和非常小的应力松弛。即弹性纤维接近于完全弹性体，弹性模量亦较低。腱则代表胶原的属性，它有中等的应力松弛特性，在循环加载和卸载时具有中等程度的滞后环，对较小的拉伸率有高的应力响应。平滑肌的特性可用肠来代表，它具有较低的应力响应和较大的变形。在循环加载时的

NOTE

滞后环非常大,并且经过较长时间后,应力松弛特性趋于零。当具有上述各种属性的成分组成复合材料时,我们可以想象,这种复合材料的性质不仅与其成分有关,还将要取决于它的结构。低应力区主要由弹性纤维承载,高应力区主要由胶原纤维承载。在低应力下承载的主要是弹性纤维和平滑肌,胶原纤维有明显的滞后环和应力松弛,不易变形,很高的应力才能引起很小的应变;在高应力下,胶原纤维是主要的承载体。

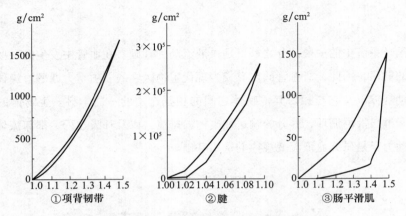

图 8-2　非血管组织的滞后环类型
横坐标表示拉伸率,纵坐标表示应力

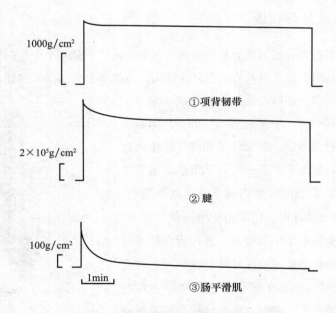

图 8-3　非血管组织的应力松弛类型
横坐标表示时间,纵坐标表示应力

二、血管壁的力学性质

(一)　血管壁的黏弹性

血管壁是黏弹性体。实验得知,血管试样会发生蠕变、应力松弛和滞后现象。

1. 滞后回线　通过对狗颈动脉试样在等速加载、等速减载过程中测得的应力-应变关系曲线,可以发现试验时,对动脉管壁加载和卸载的应变历程往往是不同的,这称为滞后现象。

另外，用 100mL/min 或 10mL/min 的速率对离体主动脉做注入和抽出血液实验，并将所测血管的容积和跨壁压强 P_{TM} 数据作图得到如图 8-4。当血液以一定的压力和流速进入血管时，将使血管沿周向和轴向扩张，由图可见，血管充盈或塌陷时跨壁压 P_{TM} 和血管 V 的关系近乎直线，但它们不重合，形成一个滞后环，说明血管具有黏弹性。

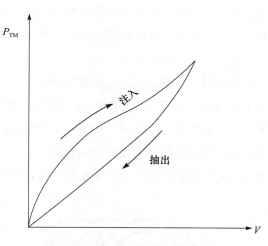

图 8-4　血管充盈和塌陷时的跨壁压

2. 应力松弛　当外力作用在动脉管壁试件上使之变形，然后如果保持应变一定时，发现其应力会随时间逐渐减小，这种现象称为动脉管壁的应力松弛，从升主动脉至股动脉其应力松弛将逐渐增大，而且动脉血管的应力松弛过程和初始应力的大小有关。在纵向和周向试样切片上进行应力松弛试验，观察到在动脉系统中有显著的差别，周向应力松弛往往比纵向应力松弛更为明显。

3. 蠕变　当一个恒定的负荷加载到动脉管壁的试件上时，其长度一开始迅速伸长，随后有一缓慢的继续伸长的过程，最后才逐步达到其平衡状态，这种应变随时间变化的现象称为蠕变，动脉具有这一特征。

（二）　血管壁材料的不可压缩性和非线性

由实验可知，橡胶在大变形时，是不可压缩的，橡胶的体积弹性模量约为剪切弹性模量的 1 倍。一般任一材料是可压缩的还是不可压缩的，取决于体积弹性模量与剪切弹性模量比值的大小。实验得知，动脉的体积弹性模量与剪切弹性模量之比为 3×10^3。显然，动脉是不可压缩的；并且血管壁在大变形时，血管的应力-应变关系呈明显的非线性。

（三）　血管壁材料的各向异性

血管壁的组织学检查发现，它们的力学性质不是各向同性，而是轴对称的各向异性。为了研究动脉壁的轴向形变情况，以及它们的各向异性，对狗动脉的管状标本作了轴向形变的研究发现：①在低应变率的范围内观察不到轴向力学性质与应变率的关系；②动脉轴力学性质取决于所施的内压强，其中腹主动脉影响最大；③在较低应力区，动脉壁的内外半径和管壁厚度随轴向张力之增加逐渐减小，而在较高应力区，虽然管壁厚度增加缓慢，但管径却迅速减小；④各向异性的力学性质明显可见，在低应力区，环向较轴向更易伸长，而在高应力区，出现相反趋势。

（四）　血管的体膨胀系数、顺应性

由于动脉管壁富有弹性，当动脉管内的压力 P 增大时，将引起血管的扩张和动脉管容积 V 的增大。血管顺应性是指在压力或力的作用下，使容积增大而不破裂的一种特征。它通常以动脉管内压力改变一个单位时所对应的血管容积变量来表示，它是一个量度动脉管可扩张度的指标，动脉顺应性 C 越大，说明同一压力变化量所引起的动脉管容腔体积的变化量也越大，也就是说，动脉的可扩张度大，或者说动脉的弹性好。血管的周向弹性直接影响着血管的顺应性，而血管的顺应性随年龄的增大而变小，即血管的弹性性能随年龄的增大而变差。和心室的情况一样，年龄增大时，血管出现"硬化"现象，一般来说，静脉的顺应性约为相应动脉的24倍。

（五）血管壁的张力

1. 周向张力和轴向张力　血管壁内的张力可分为周向张力和轴向张力两种。将血管看成中空的圆柱管，考虑两个与管轴垂直的管段。现取任一通过管轴的纵剖面，它与管轴的交线为 $ABB'A'$，管壁两部分都有一个作用于另一部分的垂直于剖面的拉力，即周向张力指单位管长上壁纵断面所引起的张力 T_C，其方向和圆周切向一致，如图8-5所示。轴向张力指作用于垂直血管轴线的断面单位周长上的张力 T_L，其方向平行于管轴，如图8-6所示。

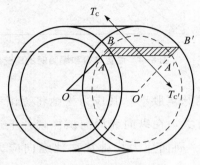

图8-5　周向张力

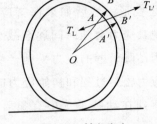

图8-6　轴向张力

2. 弹性张力与主动张力　在体血管的周向张力一般由两种不同的力所组成。一种是由于血管壁的被动变形而产生的弹性张力，它是血管壁应变的函数；另一种是由于平滑肌在血管壁内收缩而产生的主张动力，它与组织的生理活性有关。

3. 周向张力与压力、半径的关系　如图8-7所示，为一段圆柱形动脉。其中 P_V 为血管内血液给予管壁的静压强，P_T 为周围组织液对管壁的压强。P_V-P_T 叫作血管的跨壁压。这个压强使血管扩张，并被血管的弹性回复力产生的附加压强 P_{TM} 所平衡。

（1）当不考虑血管厚度情况下 T_C 与大血管平均半径 r 的关系　假设血管的周向张力为 T_C，单位面积管壁的纵向曲率半径为 R_1（即血管的半径），单位面积的横向曲率半径为 R_2（即血管轴线的曲率半径），由拉普拉斯公式可知，弹性恢复力产生的附加压强为

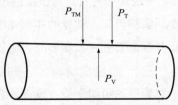

图8-7　圆柱形动脉的跨壁压

$$P_{TM} = T_C\left(\frac{1}{R_1} + \frac{1}{R_2}\right) \tag{8-1}$$

当 $R_2 \rightarrow \infty$，R_1 用血管的内、外半径平均值 r 代替，上式可以简化为

$$P_{TM} = \frac{T_C}{r} \tag{8-2}$$

式中：T_C 是弹性张力和主动张力的综合效应，故不是恒量，如在应力较低时，主要起作用的是弹性纤维和平滑肌，在高应力时，起主要作用的是胶原纤维。周向张力与血管半径的关系如图8-8所示，在低应力状态时 T_C 与 r 增长的关系几乎成正比，但因弹性纤维接近于完全弹性体，弹性模量也较低，所以张力比较小。在高切应力状态下，张力 T_C 与管径 r 不成正比，

它随管径的增大而急剧增大。这是由于胶原纤维有明显的滞后环的应力松弛现象，很小的应变就会引起很高的应力，使血管内周向张力明显增大。平滑肌在应变不变时，应力几乎可以完全松弛，所以在上面的静态实验曲线中几乎没有影响。

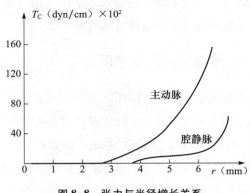

图 8-8　张力与半径增长关系

（2）考虑血管壁的厚度，讨论 P_{TM} 与大血管管径之间关系　假设血管壁的杨氏模量为 E，血管壁的厚度为 h，血管没扩张时的平均管径为 r_0 扩张到平均管径 r 时，血管壁周向张力为 T_C，这时血管壁内周向应力 τ 为

$$\tau = \frac{T_C}{h} = E\frac{\Delta l}{l_0} \tag{8-3}$$

其中，$l_0 = 2\pi r_0$，$L = 2\pi r$，$\Delta l = 2\pi\Delta r$ 代入上式：

$$\frac{T_C}{h} = E\frac{2\pi(r-r_0)}{2\pi r_0} = E\frac{r-r_0}{r_0} \tag{8-4}$$

得

$$T_C = \frac{Eh(r-r_0)}{r_0} \tag{8-5}$$

$$P_{TM} = \frac{T_C}{r} \tag{8-6}$$

上式表明：当血管的平均半径一定时，血管的弹性恢复压强与血管壁的厚度、血管半径的增量成正比。当血管的平均半径、杨氏模量、管壁厚度的值已知，就可以用上式推算出管腔半径由 r_0 扩张到 r 时，周向张力及弹性恢复压强。

（3）血管壁的周向弹性模量　在正常生理情形下，动脉血管的弹性模量随着年龄的增长而增大，老年人的弹性模量 E 增大，是因为动脉壁内的弹性纤维变硬、胶原纤维增多、管壁增厚等老年性变化所致。

（4）血管的力学状态与血管疾病的关系　生物组织都有功能适应性，当血管长期处于一种高的拉应力状态，必将引起组织的增生变化，血压升高使血管壁的应力水平增高，长期作用的结果可能引起血管内皮增生，从而引起动脉硬化或动脉狭窄。这种现象在临床上是一个普遍公认的事实。另一方面，高血压引起血管壁应力升高，进而使壁的周向变形增大（膨胀）。故使血管壁的通透性呈指数规律上升。导致血浆中的脂蛋白在血管壁上的沉积增加，造成动脉硬化。所以，高血压引起动脉硬化的产生和发展的根本原因在于血管壁力学性质的改变。如果血管壁的拉应力再进一步增加，可能导致血管的损伤，将会引起更严重的疾病如脑中风等发生。血管壁的应力水平和血管硬化部位密切相关，在动脉分叉部位较易发生动脉硬化，因该处膜内易出现较强的应力集中。

三、微动脉的力学性质

小动脉含有丰富的平滑肌，可以主动收缩。在某一压力范围内，管径可不随压力变化，这和弹性反应完全不同，是血管平滑肌主动收缩所致，不仅如此，当灌注压力低于某一临界值时，平滑肌的主动收缩将微小动脉闭锁。

四、毛细血管的力学性质

毛细血管很细，其刚度的90%以上来自周围组织，只有不到1%来自内皮膜和基质膜，因此在考察毛细血管的力学性质时，应将毛细血管与其周围组织看作一个整体。不同的器官和组织内，毛细血管具有不同的构造，因而其力学性质也不同。如肠系膜内毛细血管，周围组织比毛细血管大，且受张力，则毛细血管的刚度主要来自周围组织，毛细血管就像胶体介质内的孔道。又如肺毛细血管，周围组织与毛细血管相比不很大，或很松弛，则毛细血管就比较容易扩张。

五、静脉的力学性质

静脉血管壁的结构与其相应的动脉比较没有多大差异，但是在生理状态下，静脉内血压很低。这时静脉管的弹性模量很小，而且很大程度上依赖于管壁应力的大小。由于静脉的弹性模量小，顺应性大，所以静脉的容量对姿势的改变，对神经、药物、机械刺激及精神状态相当敏感。这在生理上有重要意义。静脉血容量占人体总的血容量的75%以上，压力或肌肉紧张程度的任何改变，都会很敏感地引起静脉血容量的变化，从而有效地改变着心输出量。由于静脉的弹性模量小，内压往往又低于外压，由此静脉管往往会失稳和塌陷。静脉血流的许多异常现象，原因多出于此。

第二节　血管损伤的临床生物力学

一、病因生物力学

造成肢体创伤的因素均可造成肢体血管不同类型和不同程度的损伤。典型的血管损伤机制分为锐性伤和钝性伤。钝性创伤时，血管损伤是由于局部受压或者急剧减速作用所造成的。而锐性创伤时，血管损伤由锐性物体对穿通路径上的挤压和组织分离作用造成的。血管损伤的严重程度与创伤传导组织的动能（kinetic energy，E_k）大小成正比，一般用质量（mass，m）和速度（velocity，v）的函数来表示：

$$E_k = \frac{mv^2}{2}$$

(8 - 7)

该函数对血管的钝性损伤和锐性损伤机制均有效。血管损伤的生物力学机制中另一个重要概念是空腔形成。空腔形成是一种因致伤物运动造成接触的组织发生回缩的现象。在钝性创伤后，由于急剧的加速或减速造成瞬时组织空腔，在这些瞬时空腔形成的过程中，形成的作用力为沿着纵轴的拉伸或者压缩的正应力和沿着横轴的切应力。这些不同类型的作用力导致组织变形、撕裂、破损或者骨折。锐性创伤后，致伤物将动能传导至邻近组织，导致暂时性空腔形成，随后组织移位造成永久性空腔。

二、血管损伤的临床分类

1. 血管痉挛 由于钝性伤造成的空腔效应导致血管壁受到刺激，引起血管平滑肌长时间持续性收缩，引发创伤性血管痉挛，可以造成管腔狭窄、血流迟缓，甚至管腔完全闭塞，血流中断。

2. 血管挫伤 血管遭受钝性挫伤。血管内膜上的薄层内皮细胞遭到破坏，血管内膜变的粗糙不平，损伤处的基底组织暴露于管腔，容易使血小板聚集并黏附于其上，形成血栓，使管腔狭窄和堵塞。

3. 血管裂伤 锐性伤引起血管壁裂伤或部分缺损，由于血管收缩使裂口增大，出血量常较血管完全断裂为多。

4. 血管断裂 锐性伤使血管完全断裂，断裂的血管向两端回缩、卷曲和痉挛，局部血栓形成。

5. 血管穿通伤 锐性致伤物伤及血管，可以造成血管的穿通性损伤。

6. 外伤性动脉瘤（假性动脉瘤） 常由动脉的穿通伤引起。

7. 外伤性动静脉瘘 由于伴行的动静脉同时被锐器所伤，使动静脉的血流互相流通，并在动静脉间形成一共同的交通鞘管，成为动静脉瘘。

三、血管损伤的治疗

（一）早期急救

血管损伤在急救时应注意及时有效的止血，但对于大动脉损伤，不宜用局部加压包扎和使用止血带止血，可用止血钳或无创阻血夹夹住血管残端止血。如伴有肢体的开放性骨折，应使用及时有效的制动，以便转运和避免加重组织损伤。此外，还应观察伤员有无其他重要器官，如颅脑、胸、腹等其他部位重要脏器的损伤。伤员可因血管损伤引发的出血过多导致失血性休克，应紧急补充血容量，可输入全血、血浆或血浆代用品等。

（二）血管修复

对于肢体的血管损伤，特别是对肢体血液循环有重大影响的动脉损伤，应争取早期修复。即使因为伤后全身情况不允许，也应争取早日改善全身情况，为早期修复这些损伤动脉创造条件，尽可能避免发生肢体循环障碍和肢体坏死。血管损伤的修复方法如下：

1. 血管痉挛的解痉 血管由于创伤或在血管缝合后发生的血管痉挛，可用湿热盐水或温热的2%利多卡因或罂粟碱溶液湿敷。如仍不能解除痉挛，可采用液压扩张。

2. 血管修补术 适于大、中血管壁裂伤或部分缺损的修复。对于单纯整齐的血管裂伤，宜采用直接缝合。裂口为横行，采用纵缝合法缝合。裂口为纵形，则采用横缝合法缝合（图8-9）。对于大、中血管管壁裂伤较大或者部分缺损而不能直接缝合时，可采用补片法（图8-10）。

3. 血管吻合术 血管吻合的质量是血管损伤修复成败的关键。因此应在正常的血管处吻合血管，并保证血管近端有充足的血流，而且吻合处的血管口径必须基本一致，吻合后血管无张力。缝合所用的材料需要光滑，创伤小，组织反应小，能承受一定的拉力。目前通用的缝合材料为尼龙单丝制成的无创缝合针线。断裂的血管如果没有缺损，可行端对端吻合。如果断端稍短，可将两断端稍加游离松动，或利用关节的屈曲以获得无张力缝合。吻合时需采用两定点

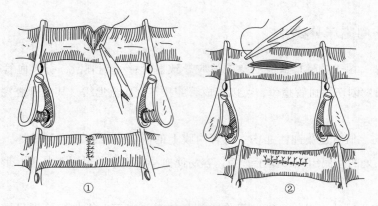

图 8-9　血管壁裂伤缝合术

①横行裂伤采用纵缝法；②纵行裂伤采用横缝法

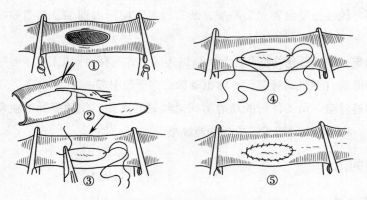

图 8-10　血管壁缺损补片缝合法

①部分血管壁缺损；②③采用自体血管壁或涤纶片，直接缝补于缺损处；

④⑤采用连续缝合法缝合补片

（图 8-11）或三定点缝合法（图 8-12）。血管搭桥、血管移位吻合或带血管蒂游离组织移植，有时需做端对侧血管吻合（图 8-13）。

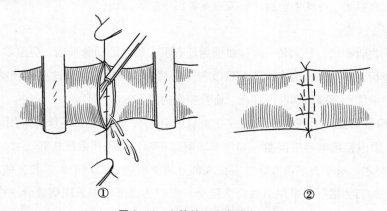

图 8-11　血管的两定点缝合法

①缝合前以肝素盐水冲洗血管口；②以同样方法缝合血管壁两侧，并确认缝合质量

　　4. 血管移植术　　如果血管缺损较多，切勿在有张力状态下勉强直接缝合，这样容易形成血栓，不如采用血管移植来缓解张力。移植血管的来源，有自体静脉和人造血管。移植静脉的管径应与所要修复的血管相仿。四肢静脉的管腔内有静脉瓣结构，因此将其移植到动脉时，必须将其倒置。移植血管时尚需注意张力，移植段不要过长和扭转，以免影响血液流速。

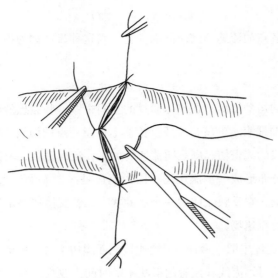

图 8-12　血管的三定点缝合法
每 60°缝一针，然后在三点间做间断缝合

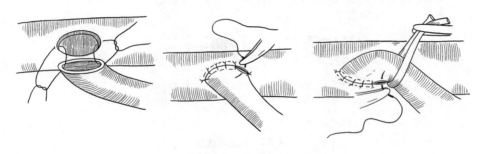

图 8-13　血管端侧缝合法

第三节　流体动力学基础

一、流体的流动

（一）理想流体的稳定流动

　　流体具有三大特性，即流动性、黏滞性和可压缩性。在外力作用下，流体的一部分相对另一部分很容易发生相对运动，这是流体最基本的特性即流动性。由于实际流体内部各部分的流速不尽相同，速度不同的相邻两流体层之间存在着内摩擦力，它阻碍流体各层间的相对滑动，流体的这种性质称为黏滞性。实际流体都是可压缩的。但是，就液体而言，可压缩性很小。为了使问题简化，只考虑流体的流动性而忽略流体的可压缩性和黏滞性，引入一个理想模型，称为理想流体，它是绝对不可压缩和完全没有黏滞性的流体，根据这一模型得出的结论，在一定条件下，可以近似地解释实际流体流动的情况。

　　通常流体流动时，不但在同一时刻，流体粒子通过空间各点的流速不同，而且在不同时刻，流体粒子通过空间同一点时的流速也不同，即流体粒子的流速是空间坐标与时间坐标的函数：

$$\nu = \nu(x, y, z, t)$$

流体粒子通过空间各点的流速不随时间而变化，则这种流动称为稳定流动，即流体粒子的流速仅仅是空间的函数：

$$\nu = \nu(x, y, z)$$

为了便于描述流体的运动情况，在流体通过的空间中做一些假想的曲线，称为流线，如图8-14①所示，带箭头的曲线表示的就是流线。流线上任意一点的切线方向与流体质点通过该点的速度方向一致，而流线的疏密情况则表明流速的大小，流线密集，流速较大，流线稀疏，流速较小。流速在空间的分布形成一个流速场，因为流速是一个矢量，它不仅有大小还有方向，所以流速场是一个矢量场，它反映流体的一个运动状态，若流体作稳定流动，即流速不随时间变化，则形成一个稳定的流速场。

在图8-14②所示的流体中取一截面S，则通过截面周边上各点的流线围成的管状区域称为流管。当流体做稳定流动时，流线和流管的形状不随时间而改变，由于每一时刻空间一点上的流体质点只能有一个速度，所以流线不可能相交，流管内的流体不能穿越界面流出管外，流管外的流体也不能穿越流管界面流入管内，只能从流管的一端流进，从另一端流出。

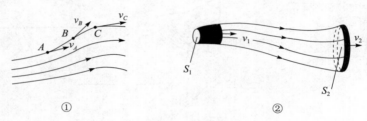

① ②

图8-14 流线与流管

（二） 流体的连续性方程

如图8-14②所示，在一个稳定流动的不可压缩流体中取一截面很小的流管，在流管中任意两处各取一个与该处流速相垂直的截面S_1和截面S_2。因为流管的截面很小，流体质点在S_1处各流线上的速度可近似看作相等为ν_1，同理S_2截面上各处的流速为ν_2，因此在Δt时间内，流过S_1和S_2截面的流体体积分别为$S_1\nu_1\Delta t$和$S_2\nu_2\Delta t$，由于流体不可压缩，根据质量守恒定律，可知流入S_1和流出S_2的流体体积应相等，则

$$S_1\nu_1\Delta t = S_2\nu_2\Delta t \tag{8-8}$$

即

$$S_1\nu_1 = S_2\nu_2 \tag{8-9}$$

这一关系式对于同一流管中任意两个垂直于流管的截面都是适用的，即

$$S\nu = 恒量 \tag{8-10}$$

上式表明，不可压缩的流体做稳定流动时，单位时间内通过同一流管各横截面的体积相等，且等于恒量。流速与横截面积成反比，截面面积大处流速小，截面面积小处流速大。式（8-9）和式（8-10）称为流体的连续性方程。

当不可压缩的流体在管中流动时，整个管子可看成为一根流管，而连续性方程中的流速可用该截面的平均流速代替。

二、伯努利方程

如图 8-15 所示，理想流体在重力场中做稳定流动，在流体中取一细流管，A、B 为流管中任取的两个与流管垂直的截面。设 A 处的压强为 P_1，平均流速为 v_1，高度为 h_1，B 处的压强为 P_2，平均流速为 v_2，高度为 h_2，在某一时间点 t 以 AB 之间的流体作为研究对象，并设经过很短时间 Δt，这部分流体从 AB 位置移动到 $A'B'$ 位置。由于 Δt 时间很短，下截面 A、A' 和上截面 B、B' 的流体在此期间的各物理量变化很小可近似认为不变。下面分析在 Δt 时间内，研究对象动能和势能的变化以及所做的功。

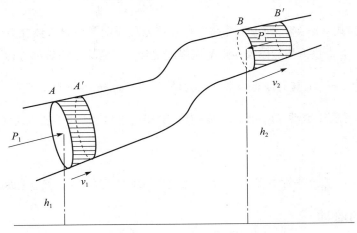

图 8-15　伯努利方程推导

因为理想流体内没有内摩擦力，因此流体段周围不受切向作用力，流管周围流体对流体段的压力垂直于流动方向，对流体段不做功，只有流体段两端处流体的压力（F_1、F_2）对这段流体做功。设 A、B 处的截面积分别为 S_1、S_2，则

$$F_1 = P_1 S_1$$
$$F_2 = P_2 S_2$$

F_1 的方向和流体流动方向一致，F_2 的方向和流体流动方向相反。A 面的位移是 $v_1 \Delta t$，B 面的位移是 $v_2 \Delta t$，故当流体从 AB 移至 $A'B'$ 时，两力所做的总功为：

$$A = F_1 v_1 \Delta t - F_2 v_2 \Delta t = P_1 S_1 v_1 \Delta t - P_2 S_2 v_2 \Delta t \qquad (8-11)$$

上式中 $S_1 v_1 \Delta t$ 和 $S_2 v_2 \Delta t$ 分别等于流管中 AA' 和 BB' 段的流体体积，根据连续性方程，这两段流体体积相等，用 V 表示，上式可写成：

$$A = P_1 S_1 v_1 \Delta t - P_2 S_2 v_2 \Delta t = P_1 v - P_2 v \qquad (8-12)$$

下面讨论 AB 段流体流至 $A'B'$ 时的机械能变化，ΔE 表示机械能的增量。由图 8-15 可以看出，在流动过程 Δt 前后 A' 与 B 之间的那段流体的运动状态没有变化，所以其机械能的变化仅反映在 AA' 和 BB' 两段流体上，设 AA' 段流体的机械能为 E_1，BB' 段流体的机械能为 E_2，AA' 和 BB' 两段流体的质量相等，并用 m 表示，因此机械能增量 ΔE 为

$$\Delta E = E_2 - E_1 = \left(\frac{1}{2} m v_2^2 + mgh_2 \right) - \left(\frac{1}{2} m v_1^2 + mgh_1 \right) \qquad (8-13)$$

由功能原理可知 $A = \Delta E$，将式（8-12）和式（8-13）代入可得：

$$P_1V - P_2V = \left(\frac{1}{2}mv_2^2 + mgh_2\right) - \left(\frac{1}{2}mv_1^2 + mgh_1\right) \tag{8-14}$$

整理，各项均除以体积 V 得：

$$P_1 + \frac{1}{2}\rho v_1^2 + \rho gh_1 = P_2 + \frac{1}{2}\rho v_2^2 + \rho gh_2 \tag{8-15}$$

式中 $\rho = \dfrac{m}{V}$，是流体的密度。因为 A 和 B 是在流管上任意选取的两个截面，所以对同一流管的任一垂直截面来说

$$P + \frac{1}{2}\rho v^2 + \rho gh = 常量 \tag{8-16}$$

式（8-15）和式（8-16）通称伯努利方程。该方程说明，理想流体在流管中作稳定流动时，单位体积的动能、重力势能以及该点的压强能之和为一常量。伯努利方程中的三项都具有压强的量纲，其中 $\dfrac{1}{2}\rho v^2$ 项与流速有关常称之为动压，P 和 ρgh 项与流速无关，常称之为静压。

如果流体在水平管中流动（$h_1 = h_2$），则流体的势能在流动过程中不变，式（8-16）变成

$$P + \frac{1}{2}\rho v^2 = 常量 \tag{8-17}$$

从上式可以看出，在水平管中流动的流体，流速小的地方压强较大，流速大的地方压强较小。

三、黏性流体的流动

（一）层流和湍流

实际流体在流动时总有内摩擦力，表现出黏滞性，简称黏性。黏性流体的流动形态主要有层流和湍流两种。

所谓层流，即流体分层流动，相邻两层流体之间只作相对滑动，流层间没有横向混杂。甘油是黏性流体，若在一支垂直放置的滴定管中倒入无色甘油，其上面再加上一段着色的甘油，打开下端活塞使甘油流出，从着色甘油的流动形态可以看出甘油流动速度的差异，如图8-16 ①所示，愈靠近管壁速度愈慢，与管壁接触的液层附着在管壁上，速度为零，中心轴线上速度最大。图8-16②是层流的示意图，流体沿竖直方向分成许多平行于管轴的圆筒形薄层，各流体层之间有相对滑动，说明管内的流体是分层流动的。

当流体流动的速度超过一定数值时，流体不再保持分层流动，而可能向各个方向运动，在垂直于管轴的方向上产生有分速度，因而各流体层将混淆起来，并有可能形成漩涡，整个流动显得杂乱而不稳定，这样的流动形态称为湍流。流体作湍流时所消耗的能量比层流多，湍流区别于层流的特点之一是它能发出声音。在水管及河流中都可以看到这些现象。

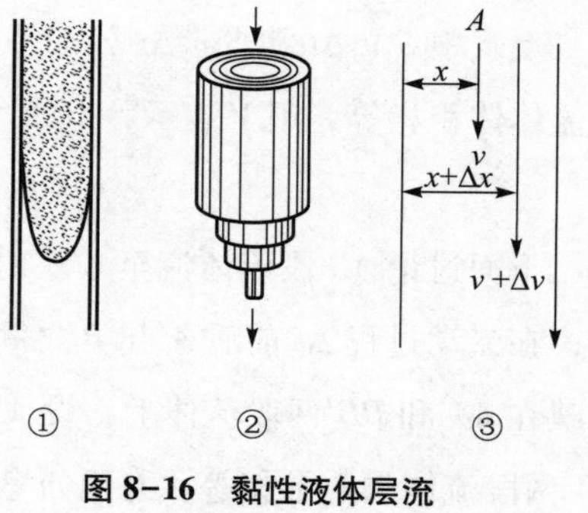

图8-16　黏性液体层流

（二）牛顿黏滞定律

流体作层流时，相邻两层流体作相对滑动，两层之间存在着切向的相互作用力，称为内摩擦力或黏滞力。内摩擦力是由分子间的相互作用力引起的，液体的内摩擦力比气体大得多。

在层流中，内摩擦力的大小与从一层到另一层流速变化的快慢程度有关，图 8-16③表示相距 Δx 的两流层，其速度差为 $\Delta \nu$，比值 $\dfrac{\Delta \nu}{\Delta x}$ 表示在 Δx 距离内的平均速度变化率。当两流层无限接近时（$\Delta x \rightarrow 0$），比值 $\dfrac{\Delta \nu}{\Delta x}$ 的极限 $\dfrac{\mathrm{d}\nu}{\mathrm{d}x}$ 表示在 A 点速度沿 X 方向的变化率，称为 X 方向上的速度梯度。实验表明，内摩擦力 f 的大小与两流层的接触面积 S 以及接触处的速度梯度 $\dfrac{\mathrm{d}\nu}{\mathrm{d}x}$ 成正比，即

$$f = \eta S \frac{\mathrm{d}\nu}{\mathrm{d}x} \tag{8-18}$$

上式称为牛顿黏滞定律。式中比例系数 η 称为流体的黏度。η 值的大小取决于流体的性质，并与温度有关。一般来说，液体的 η 值随温度升高而减小，气体的 η 值随温度的升高而增大。η 值的大小表示流体黏性的强弱，其 SI 制单位是 $\mathrm{N \cdot s/m^2}$ 或 $\mathrm{Pa \cdot s}$，有时也用 P（Poise，泊），$1\mathrm{P} = 0.1\mathrm{Pa \cdot s}$。也可写成

$$\tau = \eta \gamma \tag{8-19}$$

式中 $\tau = \dfrac{f}{S}$ 为切应力，表示作用在流层单位面积上的内摩擦力。

（三）雷诺数

黏性流体的流动形态是层流还是湍流除与速度有关外，还与流体的密度 ρ、黏度 η 以及流管的半径 r 有关，雷诺提出了一个无量纲的数作为决定层流向湍流转变的判据，即

$$R_e = \frac{\rho \nu r}{\eta} \tag{8-20}$$

R_e 称为流体的雷诺数，实验结果表明，①$R_e < 1000$ 时，流体作层流；②$R_e > 1500$ 时，流体作湍流；③$1000 < R_e < 1500$ 时，流动不稳定（可以由层流变为湍流，或相反）。

从式（8-20）中以看出，流体的黏度愈小、密度愈大，愈容易发生湍流，而细的管子不易出现湍流。如果管子是弯曲的，则在较低的 R_e 值也会发生湍流，且弯曲程度愈大，R_e 的临界值就愈低。因此流体在管道中流动时，凡有急弯或分支的地方，就容易发生湍流。人的心脏、主动脉以及支气管等处都是容易出现湍流的地方，医生常根据听诊器听到的湍流声来辨别血流和呼吸是否正常。

第四节　血液流动

一、黏性流体的伯努利方程

在理想流体的伯努利方程推导中，我们忽略了流体的黏性和可压缩性。在讨论黏性流体的运动规律时，可压缩性仍可忽略，但流体的黏性必须考虑。黏性流体在流动时存在内摩擦力，流体必须克服内摩擦力做功，因而要消耗流体运动的部分机械能（使之转化为热能）。这就是

说，流体沿流管流动的过程中，总机械能将不断减少。对图 8-15 所示的流管，如果是黏性流体作稳定流动，用 M 表示单位体积的流体从截面 A 流动到截面 B 的过程中因存在内摩擦力而引起的能量损耗（也就是克服内摩擦力所做的功），则对 A、B 两处有

$$P_1 + \frac{1}{2}\rho v_1^2 + \rho g h_1 = P_2 + \frac{1}{2}\rho v_2^2 + \rho g h_2 + M \qquad (8-21)$$

上式即为黏性流体作稳定流动时的伯努利方程。如果流体在等截面水平细管中流动，此时 $h_1 = h_2$，$v_1 = v_2$，上式则变为

$$P_1 = P_2 + M$$

可以看出 $P_1 > P_2$，因此，在水平细管的两端，必须维持一定的压强差，才能使黏性流体做匀速运动。

二、泊肃叶定律

黏性流体在等截面水平细管中作稳定流动时，如果雷诺数不大，则流动的形态是层流。由黏性流体的伯努利方程可知，要使管内的流体均匀流动，必须有一个外力来抵消内摩擦力，这个外力就是来自管子两端的压强差。实验表明，在水平均匀细圆管内作层流的黏性流体，其体积流量与管子两端的压强差 ΔP 成正比，即

$$Q = \frac{\pi R^4 \Delta P}{8\eta L} \qquad (8-22)$$

式中 R 是管子的半径，η 是流体的黏度，L 是管子的长度，上式称为泊肃叶定律。泊肃叶定律表明，不可压缩的牛顿流体在水平圆管中做稳定流动时，流量 Q 与管道半径 R 的四次方成正比，与管两端的压强梯度 $\frac{\Delta P}{L}$ 成正比，与流体的黏度 η 成反比。

若令 $Z = \frac{8\eta L}{\pi r^4}$，那么式（8-22）可写成：

$$Q = \frac{\Delta P}{Z} \qquad (8-23)$$

式（8-23）中 Z 称为流阻（flow resistance），单位是 Pa·s/m³，循环系统中血液的流阻习惯上称为外周阻力，它的大小由液体的黏度 η 和管道的几何形状决定。特别要注意的是，流阻与圆管半径的四次方成反比。可见半径的微小变化对流阻的影响是显著的，半径减小一半，流阻就要增加 16 倍。人体血管的弹性非常好，血管大小的变化对血液流量的控制作用是很强的，特别是人体小动脉对血流流量有着非常灵敏而有效的控制。

对于牛顿流体在圆管中流动，Z 可由 $\frac{8\eta L}{\pi r^4}$ 计算，对于非牛顿流体或非圆管中流动的情形，Z 一般由实验测定。如果流体流过几个"串联"的流管，则总流阻等于各流管流阻之和。若几个流管相"并联"则总流阻与各流阻的关系与电阻并联的情况相同。

三、斯托克斯定律

当固体在黏性流体中做相对运动时，将受到黏滞阻力，这是由于固体表面附着一层流体，该流体随固体一起运动，因而与周围流体间有相对运动，产生内摩擦力，此力阻碍固体在流体

中的运动。

如果物体是球形的，且流体对于球体作层流运动，则球体所受的阻力为

$$f = 6\pi\eta\nu R \tag{8 - 24}$$

R 为小球的半径，ν 是球体对流通的运动速度，η 为流体的黏度。式（8-24）称为斯托克斯定律。设在黏性液体内有一半径为 R 的小球，它受重力作用而下沉，小球所受到的合力为：

$$F = \frac{4}{3}\pi R^3 \rho g - \frac{4}{3}\pi R^3 \sigma g - 6\pi\eta\nu R \tag{8 - 25}$$

其中 ρ 为球体密度，σ 为液体密度，$\frac{4}{3}\pi R^3 \sigma g$ 为向上的浮力，$6\pi\eta\nu R$ 为向上阻力。在此合力作用下，小球以加速度下沉，但随着速度 ν 的增加，阻力愈来愈大，最后当合力 $F=0$ 时，它将匀速下降。此时有

$$\frac{4}{3}\pi R^3 (\rho - \sigma) g = 6\pi\eta\nu R \tag{8 - 26}$$

所以

$$\nu = \frac{2}{9\eta}\pi R^2 (\rho - \sigma) g \tag{8 - 27}$$

该速度 ν 称为收尾速度或沉降速度。由式（8-27）可知，当小球（空气中的尘粒、黏性液体中的细胞、大分子、胶粒等）在黏性流体中下沉时，沉降速度与颗粒大小、密度差以及重力加速度 g 成正比，对于颗粒很小的微粒，我们利用高速离心机可增加有效 g 值，就可以加快它的沉降速度。式（8-27）也常被用来测定液体的黏度，方法是把一个已知 R 值和 ρ 值的小球放入待测液体中下沉，测出它的沉降速度 ν，就可计算出液体的黏度 η。

四、血液的流速

血液循环系统是一个复杂的网络系统，由体循环和肺循环两部分组成。当心室收缩时，血液从左心室出来回到右心房去，构成体循环，按血管的先后顺序，途经主动脉、小动脉、毛细血管、小静脉和腔静脉，这些血管属于串联。而按各段血管的若干分支或全部体循环的六大分支（头、上肢、下肢、躯干、肝脾、肾）则属于血管的并联。肺循环始于右心室，血液从右心室进入肺动脉后，通过肺泡周围的毛细血管与肺泡中的空气进行交换，经肺静脉回到左心房。当液体流过若干流阻不同的管道时，如果这些管道是串联关系，则总流阻与分流阻的关系是

$$Z = Z_1 + Z_2 + Z_3 + \cdots + Z_n \tag{8 - 28}$$

如果这些管道是并联关系，则总流阻与分流阻的关系是

$$\frac{1}{Z} = \frac{1}{Z_1} + \frac{1}{Z_2} + \frac{1}{Z_3} + \cdots + \frac{1}{Z_n} \tag{8 - 29}$$

血液在心血管系统中的流动近似符合流体力学规律。根据流体的连续性方程，血液在各类血管中的流速应与该类血管的总横截面积成反比，主动脉是体循环的主干，血液的流速最大，而毛细血管总横截面积要比主动脉大得多，因此其血液的流速最小，有利于血液与组织液间进行物质交换。

NOTE

第五节 微循环血流

微循环是指在动脉系统终端分支后的微血管系，包括小动脉、毛细血管和小静脉，体循环的压力降发生在这里。同时，这里又是物质和能量交换的主要场所。

一、微循环的结构形态及流动特点

机体各组织、器官结构和功能的不同，各处微循环血管系统的结构与形态也不完全一样，小动脉、小静脉及其连通微血管网络的几何结构也千变万化。

小动脉的直径为 $20\sim200\mu m$，内壁面为一内皮细胞薄层，外侧为弹性蛋白、平滑肌和胶原纤维包围。平滑肌收缩与松弛，能有效地控制小动脉直径，可从完全闭锁状态到直径膨胀 $2\sim4$ 倍。它是外周阻力的主要来源和血流量调节控制的主要部位。

毛细血管的直径 $5\sim25\mu m$，由一层扁平内皮细胞构成，是物质交换的主要部位。哺乳动物毛细血管入口处都有"毛细管前括约肌"，起调节毛细管中血流的作用。平静时，同时开放的毛细血管只占一小部分约20%，血液在其中流速也极低，仅 $0.4\sim1.0mm/s$。

小静脉的直径 $10\sim200\mu m$，内壁也由一层内皮细胞构成，外侧是胶原结缔组织。稍粗的小静脉外侧也有平滑肌包围。

从流体力学观点看，微循环血流主要有以下特点：

1. 微循环中的血液不能作为均质连续介质看待。红细胞的外形特征直接影响流动，应看作具有微结构的介质或二相流体。

2. 微循环中的雷诺数很小，$10^{-2}\sim10^{-3}$ 量级，黏性是主要影响因素，大多数情况下表现为非牛顿性流体特征。

3. 为一个热力学开放的非平衡系统。与周围组织间存在物质和能量交换，其质量和内能的变化不能忽略。

4. 小动脉平滑肌在神经、物理、化学因素作用下的舒缩功能，自动调节血流量。这种控制过程与微循环血流有互相耦合作用。

二、微循环中的流动效应

在微循环中，由于红细胞间相互作用，以及与血浆间、与管壁间的相互作用，引起了一系列特异现象。可概括为"分层效应""分流效应""管径效应"和"管壁效应"四种效应。

1. 分层效应——血浆层与红细胞径向迁移

血液在微小管道中流动时，管壁附近存在一个几乎没有红细胞的薄层，叫血浆层。这样，血液就被分为两层：血浆层与中心流，如图 8-17① 所示。这种分层流动现象早在 18 世纪就被 Haller 等发现，随后又被许多人反复观察到。

血浆层厚度 δ 和血液平均速度 ν、红细胞直径与管径之比 $\dfrac{D_C}{D_T}$、红细胞比容 H 和红细胞聚集等有关。在直径为 $10\mu m$ 的玻璃毛细管内，血浆层厚度 δ 在 $2\sim4\mu m$ 之间。

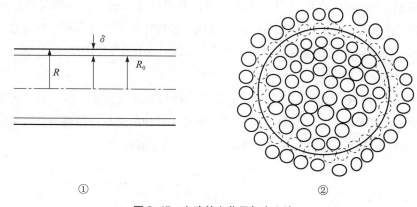

图 8-17 血液的血浆层与中心流

血浆层的存在，使管壁附近血流黏度降低，血流阻力下降，流量增加，从而使全血表现黏度降低。这种结果，可用血浆与血液的"二相流"理论给予定量说明。

产生血浆层现象的原因，一是几何原因，如图 8-17②所示。由于红细胞不可能跨踞边界，必然出现血浆层。而更重要的原因是，管壁附近的红细胞会发生径向迁移，或向轴集中。许多人的模拟试验都证实了这种现象。红细胞径向迁移速度在管壁附近最大而在轴心附近最小。理论分析表明：粒子径向迁移速度随粒子的可变形性、其直径与管道直径比、流场切变率等的增大而增加。

对红细胞的"径向迁移"的理论解释有：

① 红细胞在轴心位置能量耗散最小。

② "Magnus 效应"：旋转物体在流场中要受到一垂直于流动方向的力作用。

③ "平面壁影响"：小球在平面壁附近平行于壁运动，要受到一垂直于壁的升力作用。

2. 分流效应——血浆撇取效应与 Fahraeus 效应

（1）血浆撇取 作为血浆层现象的一个直接结果，当血液由大的微血管流入较细的侧支时，侧支中的血浆含量增高，这种现象称为血浆撇取。这是由于血浆层在侧支处会自然地沿壁转入侧支的结果。支管与母管夹角愈趋于垂直、支管管径愈小，血浆撇取作用就

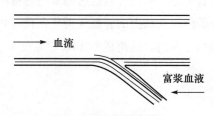

图 8-18 血浆撇取效应

会愈强烈，如图 8-18 所示。当病理条件下发生红细胞聚集时，血浆撇取效应加剧。

（2）Fahraeus 效应 研究血液从一个大容器流入小管时发现，当管径很小时（实验测得为 128μm）小管内的红细胞比容 H_T 比容器中红细胞的比容 H_F 小。这种现象称为 Fahraeus 效应。

3. 管径效应——Fahraeus-Lindvist 效应、∑效应、毛细管逆转现象

（1）Fahraeus-Lindvist 效应 1931 年，Fahraeus 和 Lindvist 用毛细管黏度计测定血液黏度时，发现黏度与管径有关。许多学者研究了血液表观黏度同管径的关系，均发现当管内径 $d <$ 1mm 时，泊肃叶定律（黏度为常数）不成立，血液表观黏度随管径减小而降低。这种现象称为 Fahraeus-Lindvist 效应。

产生这种现象的原因，可能一是血浆层的存在，使壁面切应力降低，流动阻力减小，流量增大，从而表观黏度减少；而且管径越小，血浆层作用越大，表观黏度也就越小。第二可能是 Fahraeus 效应的作用。

（2）∑效应（Sigma 效应）　当管径较小时，表观黏度依赖于管径的现象并不局限于血液。研究者们发现油漆、泥浆、牛奶等许多悬浮液、多种高分子溶液都有这种现象。这种更为广泛的表观黏度的管径依赖现象称为∑效应。Fahraeus-Lindvist 效应指的就是血液的，它的一种解释就是由∑效应造成的。

Sigma 效应理论认为，细管内的悬浮液不再是一种匀质连续介质，由于粒子性显著，连续的速度分布被一系列间断的同心圆薄层所代替，于是小管内的流量应是各分层流量的总和（即∑）。设液体被分为 N 层，每层厚 ε，则可导出小管内的表观黏度：

$$\eta'_{\alpha} = \frac{\eta_{\alpha}}{\left(1 + \dfrac{\varepsilon}{R}\right)^2} \qquad (8-30)$$

式中 η_{α} 为足够大的管子中悬浮液的黏度。此式说明 R 很小的毛细管中，测得的黏度 η'_{α} 就比较低。而且 R 愈小，η'_{α} 也愈小，这就是∑效应。

（3）毛细血管的逆转现象　研究观察了从较大的毛细管一直到管径小于 $10\mu m$ 的毛细管内的血液流动，发现有一临界管径存在，当毛细管直径小于临界管径时，血液黏度又急剧上升，这种现象称为毛细管逆转现象或 Fahraeus-Lindvist 逆效应。通常逆转临界直径为 $5\sim 7\mu m$。这可能是由于红细胞直径与管径同量级甚至大于管径时红细胞产生变形而挤过毛细管，使流动阻力急剧增加的结果。临界半径的大小，主要与红细胞变形性有关，也同 pH 值、血小板聚集、红细胞比容等许多因素有关。

4. 管壁效应　Copley 等发现，当用毛细管黏度计测量血液表观黏度时，若在玻璃毛细管内表面，涂上一层薄的纤维蛋白，则所测得的表观黏度低于光滑的玻璃管。这表明在毛细管内的血液表观黏度与管壁性质有关，称为管壁效应。这种效应的解释是管壁滑移理论。许多人报道了若干悬浮液流过管道时的确有管壁滑移，因而认为应当放弃流体力学中通常应用的基于连续介质假设基础上的管壁无滑移条件。根据 Helmholtz 研究，若引进滑移系数来反映管壁与流体的相互作用，则流量 Q' 和表观黏度 η'_{α} 可以写为：

$$Q' = Q\left(1 + 4\frac{\lambda}{R}\right) \qquad (8-31)$$

$$\eta'_{\alpha} = \frac{\eta}{1 + 4\dfrac{\lambda}{R}} \qquad (8-32)$$

Q'、η 是作为泊肃叶流动时的流量与黏度。管壁效应可用此式得到解释。但是也有学者持不同意见，认为可能是表面电荷的作用的结果。

三、毛细管血流模型实验

1969 年李仁师和冯元桢作了毛细血流的放大模型试验，提供了毛细血流特征的重要信息。模型红细胞按自然红细胞形状用橡皮制成，用硅橡胶液，模拟红细胞内液和血浆，用有机玻管模拟毛细血管，实验发现了模型内的流动特征：

1. 当红细胞模型直径 D_C 小于管径 D_T 时，在管内流动的红细胞模型基本不变形，或在流速较高时有较小变形。这就是所谓正间隙流动。

2. 当 D_C 大于等于管径 D_T 时，流入管内的细胞膜严重失稳变形，前沿凸出，后沿凹陷，成弹头形；且总是侧着进入管口。这即是所谓负间隙流动。

3. 红细胞模型与"血浆"之间存在相对运动。若取固联于细胞模型的参考系，则红细胞周围的血浆存在环形流动，称为团流。

4. 有特别的轴向压力分布：模型细胞前沿压力最高（超过更前面的流体压力），后沿压力最低（低于更后面的流体压力）。前后压差是推动血浆通过"红细胞"与管壁间的间隙反向倒流的动力；这个压差愈大，壁面附近速度梯度愈小，因而壁面摩擦也愈小，使血液表观黏度降低，这就是血浆润滑理论的基础。

四、毛细血管中的正间隙流动

当红细胞在大于自身直径的毛细管内流动时（即正间隙流），由于变形很小，故可用刚性球作为红细胞模型，来近似分析其正间隙流动。近年来，许多学者对各种形状的红细胞模型，做了大量理论计算工作。下面简述如图 8-19 所示的刚性球红细胞模型流动的主要分析结果。

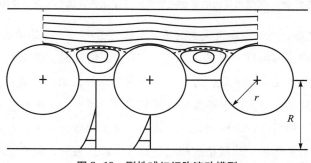

图 8-19　刚性球红细胞流动模型

1. 由于毛细管流可忽略惯性效应，决定运动的主要参数是球径管径比 $\dfrac{r}{R}$，它决定了球和流体的相对速度。当 $\dfrac{r}{R}$≪1 时（在毛细管流中不会出现），流动为泊肃叶流；由于球位于轴心，故球速为流动平均流速的 2 倍。当 $\dfrac{r}{R}$ 趋于 1 时，速度比也趋于 1（这相当于"塞满"的极端情况），流体不可能绕过球流动。通常 $\dfrac{r}{R}$<1，则球速大于流体速度，意味着流体有相对于球的"泄漏回流"，从而也就存在相对于球的"团流"。

2. $\dfrac{r}{R}$ 也决定了固定流量下，推动球粒悬浮液所需的压力差与推动单纯液体所需压差之比，因而也决定了二者表观黏度之比，此两个比值均随 $\dfrac{r}{R}$ 增大而增加。趋近于 1 时，压差（或表观黏度）比约为 2。若将此结果应用于毛细管血流，即可预料全血压力降或表观黏度将大于血浆的两倍。实际上，这个比值仍低于大血管中全血表观黏度与血浆黏度之比（约为 3 倍），表明了 Fahraeus-Lindvist 效应仍在起作用。

3. Skalak 等用刚性叠合圆盘模拟红细胞，计算了成串运动的红细胞模型与单个模型细胞流动时的表观黏度，表明在相同条件下，成串运动的红细胞相对黏度较小。这是因为此时血浆与红细胞间相对运动的能量损耗较小之故。但每串红细胞数多于 5 时，这种趋势消失。

五、毛细血管中的负间隙流动

在负间隙流中，红细胞发生剧烈变形才能流过比自身直径小的毛细血管。这种流动的一个最令人信服的模型是 Lighthill 的所谓血浆层润滑理论。他指出：当红细胞从很细的毛细血管里挤过去时，存在润滑效应。其原理如下：图 8-20 表示大变形后红细胞膜与毛细管壁间，有一层薄的血浆层，相当于润滑膜。为便于研究，取固联于红细胞的参考系，则红细胞相对静止，而管壁却相对反向运动，压力和润滑层厚度在此参考系中不随时间变化。

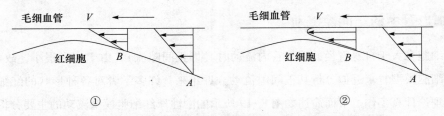

图 8-20　毛细血管内红细胞的负间隙流中血浆层润滑原理示意图

图 8-20①的情况是：间隙中血浆层内的流速呈线性分布，必导致截面 A、B 处体积流量不等，违反质量守恒原理，因而是不可能的。图 8-20②的情况是：若截面 A 处速度线性分布，则截面 B 处因间隙变小而必须是非线性分布的，中间要向外凸出，才能使两截面上体积流量相等。这时管壁附近血浆速度剖面的斜率为负（即切变率为负）。因而，壁面切应力不仅不起阻碍红细胞运动的作用，相反会推进红细胞向前运动，使流动阻力减小，即是说，间隙中的血浆倒流，对红细胞起了润滑作用。这就是血浆层的润滑原理。另外，润滑层中的高压力和细胞间血浆团内的环流，对血液和毛细血管壁间的物质输运是有利的。

小结

流体力学是对于骨科力学基础理论的重要补充。血管生物力学及流体力学对介入性诊断、测量和治疗仪器有显著的贡献，目前，心血管科对其的基础及临床研究的深度和广度较为领先。例如导管、移植管和血管支架。导管广泛地应用，可以对动脉作血液特性和流动的测量，注射显影剂和作血液样本，检查动脉内部等。骨科医生现在预测血液流动的变化，依旧根据他们自己和其他的外科手术经验与有限的诊断数据，目前并没有很精密的了解复杂的真实血管流动，在此方面，骨科医生可以借鉴心血管科已有的研究成果，在此基础上向专科领域扩展。例如，在诊断常见的缺血性坏死以及在血管蒂移植等方面，增加时间和成本投入来扩大庞大的计算能力、演算和产生网格发展等，会增加真实血管的三维和非稳态计算能量，并可加强血流动力学在特定的动脉细部上了解的特征化。因此，进一步发展计算机软件和硬件毫无疑问将是促进骨科手术进步的强大动力。

第九章　骨折生物力学

骨折的发生与骨骼的生物学及力学特点有着密切的关系，骨是一种各向异性材料，随着应力方向的不同而具有不同的应力-应变关系，当骨骼承受载荷过大时会导致不同形式的骨折。骨折的愈合又是一个复杂过程，在此过程中生物力学发挥着重要作用，Wolff 骨转化定律指出：骨功能的每一改变，都有与数学法则一致的确定的内部结构和外部形态的变化。Evans 总结了大量临床经验，提出压力能刺激新生物的生长，是骨折愈合的一个重要因素。Pauwels 则进一步说明骨是具有反馈装置的控制系统，它能够依据应力调整骨质的聚集和吸收。在通过各种固定方法治疗骨折时应充分运用上述原理，促使骨折快速良好地愈合。

第一节　骨折发生的生物力学

骨折发生的力学过程可以总结为：骨组织在外力的作用下产生应力，当骨骼的某个区域发生应力集中，局部应力或应变超过这个区域的极限应力或极限强度后，骨组织材料受到破坏，骨的连续性发生中断从而导致骨折发生。骨组织对抗骨折的强度取决于骨骼的材料和结构。正常骨组织是一种具有各向异性的黏弹性材料。骨组织的各向异性表现为，在不同方向上受外力作用时具有不同的弹性、刚度和强度，即不同的应力-应变特征，这主要是由骨组织内部细微结构的排列方式不同造成的。

骨骼的密度对骨组织抵抗骨折的能力有很大的影响。骨密度的轻微改变，将使骨组织的弹性模量和强度发生较大变化，表现为骨皮质与骨松质加载负荷后材料性能有显著区别。如在压缩力作用下，松质骨的应力-应变曲线不同于皮质骨，在起始阶段松质骨的应力-应变斜率小于皮质骨，即弹性模量较小，在相对低的负荷下即可进入屈服阶段，且屈服阶段较长，而皮质骨则弹性模量较高，几乎没有屈服阶段（图 9-1）。

骨的形态学结构对骨折的发生亦产生影响，全身 206 块骨除左右对称的同部位骨以外，基本上彼此之间都存在着结构上的区别，并且每一块骨头都不是各向同性、均匀分布的对称几何体。在人体运动系统中所处的位置、所承受的生理载荷亦不同，极易在骨的内部产生不均匀的应力分布。所以骨组织在结构上容易发生骨折的薄弱环节往往是容易发生应力集中的地方，如肱骨外科颈，肱骨髁间鹰嘴窝，第 12 胸椎与第 1、2 腰椎，股骨转子间，股骨中下段等。

一、载荷与骨折形态的生物力学

骨骼的材料与结构影响骨折的发生，而骨折的产生需要外力的作用，不同的外力载荷形式

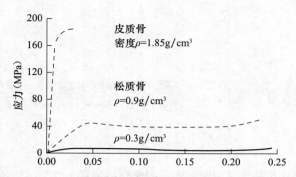

图 9-1　不同密度的皮质骨和松质骨压缩应力-应变曲线

决定了不同的骨折类型。载荷的形式大致上可以分为五类：拉伸载荷、压缩载荷、剪切载荷、弯曲载荷和扭转载荷。由于拉伸载荷和压缩载荷都是沿骨骼纵轴的外力作用形式，故将在轴向载荷部分中一起讨论，下面将分别说明。

（一）　轴向载荷

在日常生活中，人体骨骼最经常处于拉伸或者受压的状态。两个沿着纵轴，大小相等，方向相反的力作用于骨组织，将使骨骼产生拉伸或者压缩。骨骼在受到沿纵轴的拉伸时，拉力在骨截面上均匀分布，产生拉应力，骨骼作为黏弹性材料在弹性应变时期符合胡克定律，即

$$E = \frac{\sigma}{\varepsilon} \quad \varepsilon = \frac{\Delta l}{l} \tag{9-1}$$

其中 σ 为拉应力，ε 为正应变，它等于受拉力作用后的骨骼的伸长度 Δl 与原长度 l 的比值，即相对伸长，E 则称为弹性模量。

在初始阶段，骨骼材料受力后处于弹性变形阶段，若载荷继续增大，达到骨骼材料的屈服极限，则骨骼变形进入屈服阶段，屈服阶段的主要特征为在应力不变的情况下，应变不断增加，且屈服阶段的变形属于塑性形变，外力卸载后无法复原，需要指出的是皮质骨的屈服阶段极不明显，松质骨则有一定的屈服区间，当外力继续增加，超过材料的屈服阶段后，应力与应变曲线继续上升，材料又恢复对变形的抵抗能力，进入强化阶段，此后材料的截面不断减少，出现颈缩现象，直至拉力达到强度极限后，材料出现断裂。

（二）　剪切载荷

由剪切暴力导致的侧移骨折并不少见，侧移指的是骨折块垂直于骨长轴方向的位移，常见于股骨颈骨折、部分锁骨骨折和跟骨骨折，也可见于固定两个骨折块的拉力螺钉在骨折平面上发生疲劳折断。在工程学上，剪切载荷指的是构件受到一对相距很近、大小相等、方向相反的力的作用，由于剪切载荷作用力的特点使得受载固件在受力截面发生剪切变形进而产生相互滑动的趋势。此时剪力 F 将均匀分布在面积为 S 滑动面上（相当于剪切面），产生剪切应力 τ，即

$$\tau = \frac{F}{S} \tag{9-2}$$

在剪切作用下物体的形变可通过图 9-2 来说明，矩形 $ABCD$ 受剪切力的作用后 AD 边移动到 AD'，BC 边移到 BC'，则剪切变形的特点是形状歪斜，线段转动到一个角

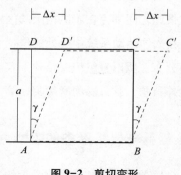

图 9-2　剪切变形

度 $\gamma \approx \Delta S/a$，角度 γ 表示歪斜的程度，所以叫它角应变。而剪切变形包括线应变和角应变。在剪切情况下，胡克定律同样适用，即

$$\tau = G \cdot \gamma \tag{9-3}$$

式中 G 为剪切弹性模量。对于人体本身而言，骨骼的剪切弹性模量明显小于压缩弹性模量，湿润骨为新鲜骨强度的 1.5 倍，应力变形曲线呈非线性变化，而弹性极限为剪切强度极限的 25%，屈服强度为剪切强度极限的 75%，冲击破坏剪切强度比一般剪切强度小一半左右。

（三）弯曲载荷

弯曲载荷施加于长骨，骨骼将产生弯曲变形。首先，为了简化以便于理解，找一根长方形杆状的梁（图 9-3①），在梁上画出多条与梁长轴平行的线以及与纵轴垂直的线，后将梁进行弯曲变形，可以看到：

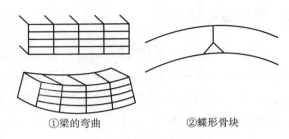

①梁的弯曲　　　　②蝶形骨块

图 9-3　长杆梁与骨的弯曲

1. 与梁纵轴平行的横线弯曲并转过一定的角度，但在每一处与竖线相交的地方仍然保持与竖线的垂直状态，即在弯曲的状态下，横线仍与梁的每一个竖切平面垂直。

2. 梁上面的线缩短了，下面的线拉长了，刚好处于中间的线没有拉长也没有缩短。

从图 9-3 可以看出，离中性层越远的地方，纤维变形越大。所以说梁横截面上由于弯矩所引起的应力是正应力，离开中性层越远，变形越大，弯矩也越大，自然应力也就越大。所以正应力分布的规律是，弯曲时横截面上正应力的大小与距中性层的距离成正比。显然拉长的纤维引起的应力为拉应力，反之为压应力。因为梁的边缘离中性层最远，它的应力也就是最大。

由于张应力较压应力对骨组织有更大破坏力，因此弯曲应力引起的首先是张力侧骨折。当张应力达到物体衰竭应力时将产生衰竭，骨将逐渐经截面与载荷方向垂直断裂而发生横形骨折；在压缩载荷下，将与长轴约呈 45° 斜形骨折，同时发生高剪切应力，此应力约为压应力的一半，鉴于皮质骨的剪切应力远小于压应力，骨折将沿最大剪应力斜面发生，因此骨的压缩性骨折沿最大剪切应力面，而张力性骨折沿最大拉伸应力面，两种骨折面一般在压缩侧相遇，在压力侧附加产生一个分离的蝶形断片（图 9-3②）。

（四）扭转载荷

临床工作中经常遇到因扭转暴力造成的螺旋形骨折，这大多是由间接外力作用引起的，扭转载荷使杆件绕其纵轴发生转动，这样的变形称为扭转载荷。假设有这样一个圆柱状杆件的横截面（图 9-4），在其中一条半径上分别取两点 A 与 B，当杆件在扭转外力的作用下转过一定的角度 θ 后，可以看到 A 移动到了 A'，B 移动到了 B'，由圆周计算法可知，A 点移动的距离明显大于 B 点，也就是说，离开圆中心

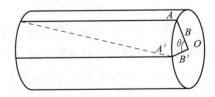

图 9-4　轴上点的变形

越远的点，形变越大，而在材料弹性阶段，应变总是和应力成正比，故对于扭转变形，圆周的最外围所受的应力最大。

扭转力作用于骨组织时，剪切应力将分布于整个骨结构，其中与中心轴相平行及垂直的面的剪切应力最大，而在中心轴的对角平面上，张应力与压应力最大，由剪切应力产生的张应力

在45°角时最大，因而重视在该角度上发生斜形或者螺旋形骨折，螺旋骨折多发生在扭转载荷下，一般从小的缺损开始，在骨内与骨长轴成角产生最大张应力，裂纹沿高张应力面呈螺旋状，如同具脆性的粉笔，可产生与纵轴呈45°的断裂。

实际情况中，骨折的发生往往是多种类型的外力共同作用的结果，故而骨折的类型也十分复杂，甚者可发生严重的粉碎性骨折，但是通过对一般简化状态下骨折发生机理的研究，将在一定程度上有助于临床上对骨折类型的判断和损伤程度的估计，并制定适宜的有针对性的治疗方案。

二、骨质疏松性骨折

骨质疏松症是以低骨量和骨组织结构退变为特征的一种全身性代谢性疾病，骨小梁的刚度随其骨密度的立方而变化，而强度大概随其骨密度的平方而变化。骨量正常是在25~30岁达到峰值，之后以每年1%递减。如果在60~70岁时由于骨质疏松症骨小梁密度减少了30%，那么压缩强度大概变为其30岁时的一半。年龄的增大伴随骨量丢失的过程在女性中表现得更为迅速，骨丢失及骨折发生率明显增加，女性由于峰骨量较低及绝经后雌激素水平降低，发病率是男性的3倍。加之女性平均寿命较长，其骨量降低的时间也较长。

随着年龄的增长，弹性模量轻微变小，每10年减小1.5%，最大的变化是骨折发生之前骨所能承受的应变量。随着年龄的增长，每10年极限应变将下降5%~7%，造成骨折的所需能量可以用应力-应变曲线下的面积来表示。因为弹性模量的变化不大，所以引起骨破坏所需的能量主要因与年龄相关的极限应变的下降而减少。因此，随着年龄的增长骨骼的力学性能像一种脆性材料，骨吸收创伤能量的能力在不断降低。

骨骼老化的研究常常没有考虑骨组织的总体几何特征和分布，随着年龄增长，骨干内膜的骨吸收和髓腔的扩大在男性和女性都会发生，但只有男性可见到骨外膜下骨沉积。因此男性骨皮质的面积变化不大，而且随着年龄的增长还出现了二级惯性矩的增加。与此相反，女性随着年龄的增长，显示出骨强度减弱，骨外径和内径的改变使得骨皮质的面积和二级惯性矩均有所降低。椎骨骨小梁的厚度偏低，而小梁间的间隙增加，这必然降低老年人的椎体强度而使椎体骨折发生率增加。

典型的由骨质疏松引起的损伤常常发生在老人跌倒之后，并且随着年龄的增加跌倒的频率也有所增加，最常见的是椎体压缩性骨折、髋部骨折、桡骨远端骨折和肱骨近端骨折。

三、应力骨折

应力骨折是低载荷高载率下发生骨折的典型代表，又称为"疲劳骨折""行军骨折"。应力骨折常发生在新兵、职业军人和专业竞技运动员身上，如径赛和田赛运动员发生率为10%~31%，美国新兵下肢应力骨折发生率男性为4%、女性为7%。根据Wolff定律，作用于正常骨骼的合适载荷产生合理的骨塑形，这种塑形机制实质上是在骨皮质以及骨松质的骨小梁中交替进行破骨吸收过程与新骨重建过程，并且这样的交替过程具周期性。因此，正常骨应变峰值适应于人体生理活动，介于骨塑建及骨重建阈值之间，维持着动态平衡。

在传统的暴力骨折模式下，骨一次性承受超过其极限强度的载荷而发生骨折。应力骨折与此相反，往往在远小于屈服点的外力重复作用下即可发生，其发生机制为：在正常的塑形周期中，骨小梁的吸收在3周时为高峰，而产生新生骨完成塑形的过程却需要3个月的时间，即骨生成较骨破坏需要更多的时间。当新生骨过程具有合理的负载和充足的时间进行时，骨量仍然维持在正常，没有应力骨折或者随之而来的损伤发生。如果载荷过于频繁，超出了新生骨生成的速度和能力，整个塑形周期变成以破骨吸收为主。这样实际骨骼的质量会慢慢降低，在病灶部位会逐渐出现微小的空隙，在骨重复承受载荷下，空隙可演变成小的裂缝，如裂痕产生率继续超过骨的修复或重建率，裂隙将得到积累，在外力重复作用下继续延伸、增长和相互连接，使已经"疲劳"的骨组织产生骨折所需外力比正常要小得多。在这种情况下，很小载荷即可产生应力骨折，这是一种由于反复作用引起的断裂，而不是极大应力单一作用引起的断裂。

第二节　骨折愈合的生物力学

　　骨折愈合是指骨组织恢复原有或近似原有的刚度和强度，并能承受正常生理载荷的一个延续的、复杂的而又独特的生物组织修复过程，涉及生物学、生物化学、力学和临床实践等方面。研究表明，力学环境对骨折愈合的生物学和放射学有明显影响。力以及通过力产生作用的固定器械在促进骨折愈合过程中会产生静力和动力两种载荷，根据它们主导作用的不同，骨折愈合分为直接愈合和间接愈合两种类型。

　　直接愈合指的是运用绝对稳定的固定方式（加压固定），使骨折不产生骨痂的愈合过程，也称作一期愈合或直接皮质骨重建。间接愈合指的是在相对稳定或弹性固定情况下，骨折通过骨痂的形成而连接骨折块所达到的愈合，也称为二期愈合或骨痂形成修复。

一、直接愈合

（一）　修复机制

　　当运用加压技术使骨折端紧密接触并彼此产生压力时，骨折断端愈合依靠活跃的骨重建来完成，破骨细胞在哈佛管前沿进行骨吸收，其后沿着扩大的毛细管周围，出现活跃的成骨细胞层，各层骨细胞以中央管为中心相继环绕，形成新的哈佛系统，新的单位直接从两骨折端爬行替代坏死骨组织将断端连接起来，这个过程称为直接愈合（图9-5）。

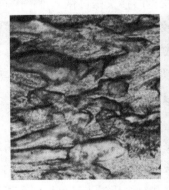 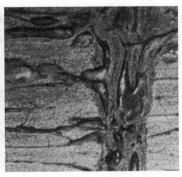

图9-5　骨折断端直接愈合
骨折线内可见骨组织交织，无编织骨形成（左）；
当骨折间隙存在时，编织骨首先填充骨折间隙（右）

NOTE

整个直接愈合过程不需要外骨痂，也不会产生皮质骨连接骨痂，亦不需要成骨性肉芽组织的形成。

（二）愈合的生物力学条件

由直接愈合的机制可知，直接愈合所依赖的基本要素是骨重建，直接愈合只在骨折断端稳定，对位对线好，断端紧密结合才会发生，骨折断端固定越坚强，骨折线越早消失，外骨痂越少，X线片上不出现骨痂，又由于骨折内表面的密切接触与施加的压力直接有关，即轴向压力有利于直接愈合，骨折断端稳定可使遭受破坏的髓循环易于恢复，并越过骨折线产生髓性骨痂。所以对于加压固定而言，无论是采用加压钢板还是拉力螺钉，能否在骨折面间产生足够的加压力以获得稳定的加压作用，是影响直接愈合成败的关键。

直接愈合的过程中，皮质骨能有效地桥接断端，要做到这点，断端要完全对合，消除间隙，无任何活动，所以固定物必须能够提供持久而稳定的断端间加压力。断端间加压力又分为静态压力和动态压力，静态压力由内固定物置入后直接在骨折块间产生，其大小与固定物锁定的力度有关，无论肢体静止或活动都对骨折断端产生加压作用。动态压力是肢体在行功能锻炼时，负重后在骨折断端产生的附加压力。直接愈合主要依赖静态压力，肢体活动后尽管能产生动态压力，但同时也增加了断端剪切、扭转应力，提高了再移位的风险，有效地加压固定能在断端产生足够的摩擦力，以对抗各种移位倾向。

二、间接愈合

（一）修复机制

在间接愈合过程中，骨痂生长是区别于直接愈合最显著的特征，其过程通过血肿诱导，骨折间隙加宽，纤维血管性肉芽组织机化、软骨化、骨痂形成直至重建，以恢复骨的连续性及结构。骨痂形成的骨折愈合方式通常伴随着来源于骨外膜表面大量的编织骨的形成，出现骨折表面的吸收，不过有些骨痂也来源于骨内膜表面，骨痂连接了骨折块以后，骨折处开始塑形，最终重建骨折（图9-6）。

（二）愈合的生物力学条件

相对稳定性成功固定的先决条件是在负荷下发生的移位是可恢复的而非永久性的，通过骨痂形成的骨折愈合在较广范围内变化的力学环境中均可发生。如果相对稳定性处于骨折愈合所允许范围的临界时，骨折愈合将会延迟；即如果骨折端无移动的话，则不会出现骨痂，骨折愈合会延迟；如果骨折端的移动程度过大，骨折不稳定，骨折愈合同样会延迟。

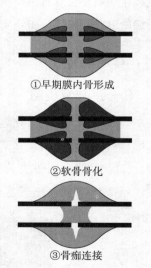

①早期膜内骨形成

②软骨骨化

③骨痂连接

**图 9-6　间接愈合
示意图**

同时，如果骨折区应变过大，骨折的间隙增宽，可将应变分散，使局部组织应变下降到某一极限值，从而再次获得骨痂的桥接。只有在有关组织能承受局部力学应变的条件下，该组织才能在处于愈合骨折的骨折块区域形成，形成的这些组织反过来又可增强骨折处刚度，使下一阶段的组织分化成为可能。例如，肉芽组织的形成可能会使应变下降至某一水平，这时纤维软骨才有可能形成。

在间接愈合的过程当中，骨折端存在着一个最优位移长度，即最适微动。在最优位移范围内骨块微动可促进骨痂生长和骨折恢复，高于或低于一定的应变值或范围都会导致骨痂中矿化较少，骨块间应变过小，对骨生长的刺激不够，折块间应变过大（不稳定）或骨折间隙过宽，虽然存在良好的骨痂形成潜力，也不能使骨痂有效地桥接骨折。当骨折间隙较大时，通过刺激骨痂形成而桥接骨折的能力是有限和不足的。

所以一定的固定方法应使附加于骨折端的应力产生适当的应变，以逐步促进骨折愈合，这主要取决于骨折间隙的大小、固定材料的刚度。

综上所述，不同的固定原理导致直接愈合与间接愈合在促成骨组织再次连接的方式上存在着明显的区别。但必须说明的是，直接愈合与间接愈合并不是完全分开和对立的，比较说明两者不同的意义在于指导临床制定有针对性的治疗计划，而不是做严格的分类。事实上，无论是运用何种固定方式，"微动"总是存在，所以间接愈合是绝对的，直接愈合是相对的。可能在某一具体骨折的愈合过程中，既存在部分的直接愈合，但总体上可能又表现为间接愈合。例如，治疗骨干粉碎性骨折时，可用一长接骨板桥接骨折两端的同时，通过钢板置入几枚拉力螺钉固定主要骨折块，如此直接愈合和间接愈合就会发生在同一骨折修复过程中。

三、影响骨折愈合生物力学的主要因素

（一）骨折端之间的运动

1. 轴向运动　当骨折间隙较小时，骨折端之间的小运动会刺激愈伤组织的形成，此时的愈伤组织形成量近似与轴向运动量成正比。当骨折间隙太大时，愈伤组织的形成则是有限的，且骨连接通常会延迟，过于坚固的固定会抑制骨折愈合。值得注意的是，外固定在一定范围内允许骨折端轴向运动，这会刺激愈伤组织的形成，但外部应力导致的运动并不会促进骨折愈合（图9-7）。

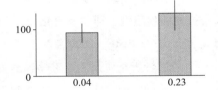

图9-7　羊跖骨骨皮质截骨术后骨膜内软骨形成对比

稳固固定（截骨间隙0.04mm）与弹性固定（截骨间隙0.23mm），可见一定范围内弹性固定，允许骨折端轴向运动，有利于骨膜内软骨形成。

2. 剪切运动　剪切运动是否影响骨折愈合，这是一个一直在讨论和争议的问题。大部分学者认为剪切运动会妨碍骨折处的血管形成、促进纤维组织分化。然而在实际操作中，以胫骨斜型骨折为例，采用外部功能支具固定时，即使剪切运动的幅度达到4mm，骨折仍可迅速愈合。

大量实验研究发现，剪切运动导致骨折延迟愈合或不愈合；但也有部分研究得出相反的结果，剪切运动不影响骨折愈合。值得注意的是，这些实验都未有效地控制剪切运动，或对斜型骨折和横断骨折未作比较。两种不同的结果得出的结论是：骨折端的剪切运动与轴向运动对骨折愈合的影响与时间选择、运动量以及骨折间隙大小密切相关。

（二）骨折类型

不同程度的损伤可以造成不同种类的骨折：斜型骨折、横断骨折、螺旋型骨折或粉碎性骨折。从纯力学角度的来看，粉碎性骨折比斜型骨折不稳定得多。骨折内固定的变形，发生在一个简单的骨折上表现为一处裂隙的出现，如果是一个复杂的骨折，那么可能会出现几条裂隙。

NOTE

如何把大的整体的骨折内的变形减小到小的变形是非常重要的，因为这些小的变形不足以影响骨折的愈合。

抛开单纯的力学原理，我们必须考虑的是高能量损伤造成的复杂骨折，这些严重的损伤通常伴有血供的障碍、骨膜的破坏以及软组织的受损。因此，血管的快速再生比骨折的稳定固定显得更为重要，手术中的微创理念也成了骨折治疗中更受推崇的技术。

（三）血运条件

骨折的愈合有两个先决条件：机械稳定性和充足的血液供应。血液供应为骨折的愈合提供营养，血液供应不足可能会导致骨折延迟愈合甚至是不愈合。另外，其他原因如创伤或吸烟也会导致血液供应的减少。不同的血运条件也会产生稳定或不稳定的骨折固定。不难推测，在不稳定的固定条件下，骨折愈合过程中纤维软骨的修复更多只能依靠毛细血管的作用。然而仍然有一个研究表明，在良好的生物力学条件下血管再生的数量增加，组织形成加快。这一研究指出，羊跖骨截骨术中，2mm 的差距将导致更多的纤维软骨形成，骨形成减少，靠近骨膜的小静脉形成减少。较大的骨折内移动会引起愈伤组织内压力和液体静压的增高。过大的组织内压力会阻碍血管再生，同样，过大的液体静压可能会导致血管的爆裂。

第三节　骨折治疗、固定的生物力学原理

骨折治疗的原则是复位、固定、用药和锻炼。1966 年方先之、尚天裕提出中西医结合治疗骨折的四项原则，即"动静结合""筋骨并重""内外兼治"和"医患配合"。国际内固定研究学会（AO/ASIF，2000 年）也提出骨折治疗的四项原则：

1. 通过骨折复位及固定重建解剖关系。

2. 按照骨折的"个性"、患者和创伤的不同程度，对骨折进行绝对稳定或相对稳定的固定。

3. 使用细致操作及轻柔复位方法以保护软组织及骨的血供。

4. 患者及患肢进行早期和安全的活动及康复训练。

尽管三者语言表述不一样，但都阐述了骨折治疗中固定与活动、骨与软组织、局部与整体、内因与外因的辩证关系。骨折固定是治疗的关键，固定的主要目的就是尽可能迅速地、完全地恢复肢体功能，使骨折在适当位置愈合，并进行早期的功能康复活动。固定方式的选择常常是力学和生物学平衡的结果，为了获得良好的生物学或生物力学环境，可能需要牺牲一定的固定刚度和强度，最理想的固定并不意味着最大的刚度和强度。

骨折愈合通过一定的固定机制得到实现，骨折固定的基本机制有两种：相对稳定性固定和绝对稳定性固定。相对稳定的固定，即通过固定物维持骨折整复后的位置，并允许骨折区一定程度的位移以刺激骨痂的生长。绝对稳定固定是在骨折端施以加压力，使骨折端具有压力前负荷以维持骨折端绝对稳定和解剖复位。相对稳定固定的作用机制为夹板作用：根据骨折块与固定物之间是否可以产生相对滑动，又可分为滑动和非滑动夹板，前者的实现途径有石膏、小夹板，后者则包括外固定架、桥接钢板。绝对稳定固定产生加压作用机制，临床常用的有拉力螺钉、加压钢板、预弯钢板和张力带加压。

一、基本概念

（一）弹性固定准则

弹性固定准则是在骨折固定过程中遵循的治疗原则，主要包括四个方面：固定稳定、非功能替代、断端生理应力及功能锻炼。20世纪60年代，方先之、尚天裕在传统中医药理论治疗骨折的基础上，结合大量的临床研究，提出骨折治疗的四项原则：筋骨并重，医患合作，内外兼治，功能锻炼。20世纪80年代初期，顾志华、孟和在大量临床观察、动物实验和对骨伤生物力学原理深入研究的基础上，提出了骨折治疗的顾孟氏弹性固定准则：固定稳定、非功能替代、断端生理应力。固定稳定要求固定器械与骨折远、近端构成几何不变体系，而且功能活动时对断端的正常应力分布干扰较小。非功能替代是指一个固定方法不可对骨折端受力产生太大干扰，要使骨折端在最适应力刺激下恢复正常载荷能力。生理应力是指加速骨折愈合速度、提高骨折愈合质量的断面应力。生理应力分为两种：恒定生理应力和间断生理应力。恒定生理应力多由器械产生，间断生理应力多由功能锻炼和肌肉内在动力产生。全身及局部的功能锻炼也是弹性固定的一个重要内容。强调功能锻炼是指"全身、局部、安全、早期"的锻炼，从而促进骨折的愈合和肢体功能的恢复。

1. 固定稳定　固定稳定的含义从几何上是指把整复后的骨折位置在空间予以保持。也就是说，若忽略功能活动时产生的相对微小位移，夹板、布带与肢体远、近端形成的一个几何不变体系。固定过程实际上是使骨折端与器械形成一新的力学系统，也可以说固定稳定是在骨折远、近端布带约束力，夹板挤压力，纸压垫效应力，摩擦力，肌肉内在动力和必要的牵引力作用下处于相对静止状态。

恰当地利用布带约束力（一般在8N左右）和必要的牵引力（如对股骨干骨折和不稳定的胫腓骨折）其固定稳定性已由大量临床所证实。现以具有代表性的斜断面骨为例，讨论夹板局部外固定方式的稳定性问题（图9-8）。

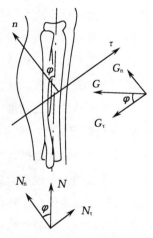

图9-8　夹板外固定受力分析示意图

令 N 为肢体肌肉力的轴向力与必要牵引力的合力，N_τ 和 N_n 是 N 在骨折断面的切向和法向分量；G 是压垫的效应力，G_τ 和 G_n 是其作用到断面的切向和法向分量；φ 为断面倾角。

由于力 N 和 G 同时作用的结果，断面和法向力的合力大小为：

$$N_n + G_n = N\cos\varphi + G\sin\varphi \tag{9-4}$$

由于切向力的分量 N_τ 和 G_τ 方向相反，因而断面切向力的合力大小可表示为：

$$N_\tau - G_\tau = N\sin\varphi + G\cos\varphi \tag{9-5}$$

若设断面摩擦系数为 μ，则固定稳定条件为：

$$N\sin\varphi - G\cos\varphi < \mu(N\sin\varphi + G\sin\varphi) \tag{9-6}$$

从该式可以看出，由于效应力作用结果，较明显地减弱了断面剪应力。实践说明，过大的剪应力在临床初期不仅影响新生骨细胞的生长，且影响固定稳定性。同时，效应力还较大地增加了断面摩擦力，进一步增加了固定稳定性。

当非功能活动时，断面间剪应力较小，这时较小的摩擦力便可维持断端的相对静止，即能保持固定稳定。当进行功能活动时，由于力 N 引起的断面剪应力增加，增大了断端产生相对位移的可能性。与此同时，由于肌肉收缩，肢体周径变化，布带张力随之增大，夹板压力也相继增加，这个压力通过夹板的杠杆作用又增大了效应力 G 值。效应 G 的增大，不仅相应较大地削弱了断面的剪应力，减小了由于肌肉收缩而引起的断面位移力，同时还增大了断面摩擦力。所以只要约束力适当，它仍能保持骨折复位后的位置处于相对静止状态。

2. 非功能替代   骨折固定阶段主要是新生骨细胞聚集及塑型修复阶段，它是在一个开放的反馈控制系统中按着功能的需要进行所谓功能适应修复，因此固定应服从修复的需要。

夹板局部外固定治疗骨折既要保持骨折端的稳定，又较少干扰骨折所应承受的力学状态，因此它为断骨的重建创造了较好的客观环境。一个几何上非常稳定的坚强固定，会对骨折端产生应力遮挡，如果对骨的正常受力状态有很大干扰，甚至功能替代，不能认为是好的固定。因为此时骨折端接收到的重建信息，不能完全适应正常功能的需要。局部外固定的原则是，固定装置既要保障整复后骨折位置，又要为功能锻炼创造条件；用方向相反、数值相等的外力来对抗骨折移位的倾向力，让患者有节制地进行某些活动，将肢体重力和肌内牵拉力所造成的骨折再移位的消极因素转化为维持固定和矫正残余移位的积极因素。由此可见，夹板局部外固定疗法，充分考虑肢体的正常生理功能和结构特征，使外固定力学系统既能维持复位后的位置，又注意到肢体的正常适应能力，对骨的正常受力状态干扰较少，使骨折端能在接近正常功能状态下得到重建。

临床后期是骨折端加强和改建时期，应使其尽量适应肢体正常功能的需要。如有功能替代形成的新骨组织，由于缺少应受的应力，使重建的骨不能适应正常功能的需要。夹板局部外固定治疗骨折，由于没有功能替代，所以从愈合到改建直接按功能需要进行，不仅可提供愈合质量，且加快了功能恢复速度，缩短了疗程。

3. 断端生理应力   整个临床期间，使骨折端能获得应力刺激是夹板局部外固定治疗骨折疗法的又一特征。我们把这个应力称为生理应力，它对加快骨折断面的愈合速度，提高愈合质量是非常有益的。生理应力概念在中医骨折疗法中实际上早已得到应用并取得较好疗效。为了解夹板局部外固定治疗骨折中骨折断面获得生理应力的大小和性质，仍以斜断面骨折为例，对临床初期骨折端应力的获得做一简单分析（图 9-8）。

因运动是相对的，为简化研究，不妨认为近端是固定的，在这种情况下，断面获得的生理应力由计算得：

$$\sigma = \frac{G_x \sin\varphi}{\frac{S}{\cos\varphi}} + \frac{G_g \sin\varphi}{\frac{S}{\cos\varphi}} + \frac{N\cos\varphi}{\frac{S}{\cos\varphi}} \tag{9-7}$$

简化后得到

$$\sigma = \frac{G_x \sin2\varphi}{2S} + \frac{1}{2S}[\,G_g \sin2\varphi + N(1 + \cos2\varphi)\,] \tag{9-8}$$

其中，S 为骨折处的横截面面积；G_x 为静效应力，即指无功能活动时，由于布带约束力通过纸压垫作用到骨折端的力；G_g 为与骨纵轴垂直的动效应力，N 为沿着纵轴的动效应力，两者都由功能锻炼肌肉收缩产生。式中首项 $\frac{G_x \sin2\varphi}{2S}$ 是应力恒定不变地作用在骨折端，故为恒定生理应力，该力可增大摩擦力、减小临床初期有害于愈合的剪力，还可使骨折端间相挤压，紧密嵌插，缩短新生骨细胞的爬行距离，因而可加速骨折的愈合速度。式中第二项，即 $\frac{1}{2S}$ [G_g $\sin2\varphi + N$（$1+\cos2\varphi$）]，表示的应力则是骨折端得到的间断性生理应力，是由于功能活动给予骨折端的压应力，其值随功能活动时大时小、时有时无不断变化，故称之为间断性生理应力。它对加快骨折愈合速度、提高愈合质量非常有益。在中医骨折疗法中恒定生理应力是由器械给予断端的，而间断性生理应力则是由于功能活动得到的。

4. 功能锻炼　稳定固定不仅是骨折愈合的前提，也为了在骨折治疗期间进行功能锻炼创造了良好的条件。功能活动既是治疗的目的，又是中医和西医结合疗法的治疗手段。全身、局部、早期、安全的功能锻炼，不仅可防止肌肉萎缩、滑膜粘连、关节囊萎缩，使骨折端得到有益于加速愈合的间断性生理应力和促进骨的重建，同时功能锻炼对血运有较大影响。骨折发生后，血管立即扩张，呈现充血状态。骨折整复后，及时进行功能锻炼，可推动静脉回流，促进软组织和骨内的血液循环，血液量显著增加。肌肉活动时产生的代谢产物，如乳酸等能使局部血管扩张，肌肉内备用血管开放，保证更多的血液通过。如前臂肌肉持续强烈收缩 1 分钟，肢体的动脉血流量可增加 3~4 倍。多年来血管的成骨作用受到人们的重视，血不仅回收了骨折局部的代谢产物，也带来了成骨所必需的氧和其他物质，使新生骨细胞迅速形成。血供在骨折愈合过程中，在骨形成的各个环节上起着重要的作用。因而，夹板局部外固定治疗骨折，自始至终强调功能锻炼。

（二）应力遮挡

由于材料弹性模量的差别而引起的应力分流现象称为应力遮挡。骨折运用固定器械固定之后，这两种或两种以上具有不同弹性模量的材料（骨和固定系统之间）就随之组成一个机械系统，由于固定材料的弹性模量较高（其中不锈钢的弹性模量为骨骼的 12 倍，钛合金为 6 倍），加载后则会出现弹性模量较大的固定材料承担更多的负荷来保护另一个具有较低弹性模量的材料，从而使后者所承担的载荷减少，这种固定材料对骨骼生理应力的分流现象称为固定材料对骨骼的应力遮挡。

在材料学的层面上，应力遮挡有两个含义：①当不同弹性模量的成分并联承担载荷时，较高弹性模量的成分承担较多的载荷，即对低弹性模量成分起到应力、应变遮挡作用。②两种或两种以上材料组成一个机械系统时，弹性模量较大的材料承担更多的负荷。

上述两个定义大同小异，但隐含了两个前提条件。一是不同弹性模量的材料应该是完整的，如果其中一种材料发生不规则断裂，其应力分担情况则视断裂部位的接触情况而改变。二是两种材料的形状体积相当。若把一根铁丝和一根木桩并联在一起，谁来承担更多的负荷是显而易见的，而骨干和各种固定材料的形状体积有显著差别。

但是，当我们在讨论骨生物力学的应力遮挡时，不能完全把它的传统定义简单地引入，通过前面的描述可知，在骨折固定治疗中，应力遮挡应理解为固定物或固定材料对骨骼应力的分流作用。

根据以上定义，鉴于骨折发生伴随骨骼承受生理载荷能力的缺失和承担应力的不足，以及固定物的本质和作用，在骨折固定治疗的过程中，应力遮挡是不可避免的，但是应力遮挡有"双刃剑"的作用。在固定早期，骨折端需要适当的保护，减少外力引起骨折移位的发生，随着骨折的愈合，骨折端承担的分力逐渐增大，应力通过骨折端可以促进骨折愈合；若器械弹性模量太高，应力不能合理地在骨折端传递将造成骨折延迟愈合甚至不愈合。当然，应力遮挡的"双刃剑"作用并不完全适用于加压固定，加压固定因骨折端趋于完整，并自固定后便开始承担大部分的生理应力，故固定物应力遮挡效应对骨折愈合过程的影响不如加压作用对骨折愈合过程的影响。

（三） 应力集中

等截面直杆受轴向拉（压）时，横截面上的应力是均匀分布的。但是若有圆孔、沟槽、切口、细纹时，会使应力不再均匀分布。这种由于截面尺寸改变而引起的应力局部增大的现象称为应力集中。

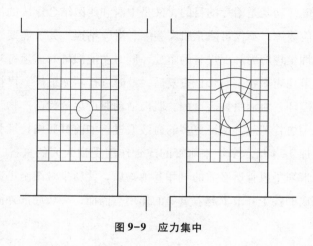

图 9-9   应力集中

例如，刻有圆孔的板条当其受轴向拉伸时如图 9-9 所示，可看到孔边方格比起离孔稍远的方格，其变形程度要严重得多，这表明孔边应力比同截面上其他处应力大得多，应力提高现象只是发生在孔边附近，离孔稍远应力急剧下降而趋于平缓，所以应力集中表现了局部性质，把有孔板条的拉伸的孔边最大应力 σ_{max} 与同一截面上应力均匀分布时的应力值 σ 之比叫应力集中系数 k_α，则有：

$$k_\alpha = \frac{\sigma_{max}}{\sigma} \qquad\qquad (9-9)$$

根据应力的概念，应力集中既为骨-内固定系统局部应力过高的表现，在静载荷下，塑性材料与脆性材料对应力集中的反映是不同的。一般在静载作用下，对塑性材料可不考虑应力集中的影响，而对组织均匀的脆性材料，应力集中将大大降低杆件强度。

与应力遮挡不同的是，在大多数情况下，骨折治疗固定应避免应力集中的出现。不管采用何种材料，应该保证无任何缺损以及出现缺损后会发生的应力集中和过早衰竭现象，植入物的失败多引起构成成分的衰竭，很少由于结构的缺损。衰竭常由于植入方式不规范或操作不当损坏植入物的表面而使应力升高，降低钢板疲劳寿命，有些是在对钢板塑形时减弱钢板强度，特别是钢板表面原已有损坏者，更是如此。同时，应尽量避免术中造成的骨骼小缺损，骨骼作为一种近脆性材料，小小的缺损将严重影响其各向强度，尤其是扭转载荷时特别显著，可使其降低 60%。

由于应力提高现象只是发生在空隙、裂缝周围，所以螺钉固定系统相较于其他固定方式面临更多应力集中效应的影响。在一般情况下，螺孔对骨皮质连续性的破坏将使螺孔周围及螺孔间区域出现应力集中，尤其是在单纯多个螺钉固定的情况下，同时螺钉必须通过穿过骨折线，把持两端骨折块来维持骨折端间的相对稳定，所以无论是单枚或几枚螺钉固定，这意味着当骨骼受力并由近端向远端传导时，原本均匀分布于骨骼横截面上的应力将高度集于在几枚螺钉身上，造成处于骨折线上螺钉体受到极大的剪切力作用。尤其是螺钉的植入角度和位置不良时，螺钉长轴完全垂直于骨骼力线，螺钉所受到的剪切力将更大，更易于发生断裂。

鉴于以上原因，在实际临床应用过程中，螺钉会更多地与钢板配合使用，"中和"的概念也由此产生，通过钢板将各个螺钉"连接"起来，使集中作用在几个螺钉上的外力分散到整个钢板面积上，防止螺钉因应力集中在扭转或弯曲时发生松动或断裂。因此"中和"钢板固定往往倾向于使用更长一点的钢板，以利于分散作用的最大化。

钢板去除后，遗留在骨骼上的钻孔同样会产生应力集中，骨折常在钻孔部发生，应谨慎指导拆钢板后的功能练习，防止因孔道造成的再骨折。

（四）固定失效

固定失效一般指在骨折未愈合前固定就失去应有的固定效应，从而可能导致骨折愈合出现再移位、迟缓愈合或者不愈合。根据其固定方式的不同又分为外固定失效和内固定失效。外固定包括夹板、石膏、支具及外固定支架，因绷带松脱，夹板或石膏断裂，固定针松动等因素，导致外固定整体固定效能降低或丧失，从而引起固定失效。

导致内固定失效的原因有很多，包括手术后感染，手术操作不当，置入位置偏差，选取固定物尺寸不合以及术后功能锻炼欠妥等，其中很多是应力遮挡和应力集中引起的。大部分的内固定物都通过针或钉固定骨折块，感染可造成针道的松动，并且针道松动亦可造成感染，两者互为因果关系，导致内固定把持力的下降，感染本身即已减缓甚至阻断骨折愈合。软组织缺乏保护，二次破坏严重，骨膜剥离太多会影响骨折块血供。螺钉拧力过大造成螺纹失效、螺杆断裂，钢板塑形不当导致应力集中，加压技术欠佳如钢板"推拉"技术和髓内钉"回敲"操作等，都可能使固定失效。内置物放置位置需要术前精确计算，螺钉在垂直生理力线处置入，钢板与纵轴存在夹角，髓内钉偏心放置，其结果要么造成骨折畸形愈合或不愈合，要么发生内置物应力下断裂。术前计划必须确定内固定物规格并预计一定范围的误差，螺钉过长可能伤及对侧神经血管，过短失去把持力。髓内钉过长会影响关节活动，过短无法起到固定作用。钢板一般要求骨折端两侧至少有 3 个以上螺孔，太短会形成应力集中下的钢板断裂。内置物要求有一定的厚度，否则无法抵抗外力的作用。术后指导患者规律正确的功能锻炼往往起到事半功倍的效果，提早进行高强度的负重或活动会使内固定物过载，长期卧床则无法刺激骨折愈合。

二、骨折治疗的原理

在骨折固定治疗中，稳定性是指骨折部位在外力作用下的移位程度，根据固定稳定性程度的不同，骨折固定的生物力学原理分为两种：相对稳定性固定和绝对稳定性固定。实际情况中，无论是何种固定方式，骨折块间的位移总是存在的，即稳定是相对的，位移是绝对的。相对稳定固定要求骨折块间有适宜的微动来刺激骨痂的生长，其稳定性在于固定物-骨骼系统空间关系的牢固。绝对稳定固定则尽量避免在肉眼能见的情况下骨折块间的活动，其稳定性在于骨折块相互位置关系的不变。

（一）相对稳定性固定

1. 滑动夹板作用 滑动夹板的应用主要指石膏固定与小夹板固定，它们的作用机制相类

NOTE

似，都要求骨折部位要有完整的软组织包被，固定材料施加来自四周的、由外向内的挤压作用，通过软组织传递到骨折端并达到均衡，形成骨折块在各个方向上的稳定性，以此维持骨折的对位对线。在这种固定方式下，骨折块与内固定物并没有发生直接接触，而是通过软组织这一重要的媒介进行骨折固定。故在肢体负重或活动时，由于骨折周围力学环境的改变必然发生骨块与固定物之间的相对滑动，只不过在倾向于利于骨折愈合时，力学环境改变的结果仍然是平衡稳定的，这种滑动也在最适范围内。所以，夹板作用下的弹性固定，是通过骨折块"在固定物上"滑动来实现微动，以此来刺激骨痂生长。

2. 非滑动夹板作用   桥接钢板、外固定架和交锁髓内钉都通过连接固定于骨折块上的钉或针来形成完整的力学固定系统，以固定材料"架空"骨折区，鉴于骨折区骨皮质的非完整性，正常的生理负荷无法完全通过这一区域，所以固定物的应力遮挡是不可避免的。桥接钢板或外固定架承受部分或全部生理应力，保护骨折的骨骼不受到很大的载荷，以便在早期功能治疗期间允许无干扰的骨愈合而且防止没有完全愈合的骨折发生机械性断裂。另一方面，已获得力学重建的骨骼，由于其"结构的完整性"又可保护内固定物不受反复的弯曲应力的作用，从而防止疲劳断裂。在非滑动夹板作用下，由于针或钉对骨块良好的把持，骨折端间的微动只能通过固定物的应变来实现，这要求固定物除具有良好的强度外，还必须具备适宜的刚度，过于坚硬的固定材料对于弹性固定并非完全有益。

（二） 绝对稳定性固定

当骨折部位通过坚强的固定物连接，骨折端在生理负荷下不产生肉眼能见的活动，应变完全消除，骨折端就不会出现肉眼可见的骨痂而直接愈合，这种固定方式称为绝对稳定性固定。对于骨折块间相对运动的三个因素来说，绝对稳定性固定的概念主要是针对固定物刚度而言。固定物的刚度有助于减少这种移位，而唯一能有效地完全去除骨折端活动的技术就是骨折块间的加压。绝对稳定需要通过两种技术获得：加压和摩擦力。

1. 加压   分为动力和静力两种方式。预加压技术提供静力加压，静力加压后，骨折端存在着相互压迫。随着骨折端的吸收，静力加压力将逐渐消失。动力加压就是通过功能活动造成骨折接触面产生负荷和除去负荷，将功能性张力变为压力，允许某些负荷传导性运动。张力带加压在不同情况下两种加压方式都提供。

（1）预加压 当一块预弯的钢板固定于骨骼时，弯曲便被伸展开来，由于其弹性回缩，钢板便有重新弯曲的趋势。由于这种弯曲是由不可逆的塑性形变造成的，于是产生了使远端骨折间隙靠拢并加压的弯曲力矩。只要骨折端有接触而且可以承受负荷，骨折端的加压力超过作用于骨折端的牵张力，加压就可以保持骨折块间的紧密接触。如果整体稳定性能够得到维持，加压性预负荷既不会在螺钉部位也不会在轴向加压接骨板部位或骨骼产生压力性坏死。

（2）张力带加压原则 张力带原则是 Frederic Pauwels 根据经典力学原理提出的。在工程学上，这一原则可以通过观察工字梁断裂时的受力情况很好地说明。他通过研究发现任何弯曲的管状材料，当受到轴向载荷（拉伸或压缩）时总是会在其凸侧表现为张力侧，而另一侧（即凹侧）表现为压力侧。由此他首次提出应力在骨中传导的基本概念，并发展了骨折张力带加压固定原则。所谓张力带加压原则就是将固定器械偏心放置于弯曲骨骼的凸侧，可通过器械的限制作用将骨折端所受张力转变为压力以达到固定目的的原理（图9-10）。因此，临床上应力求任何固定器械都置于骨骼的张力侧。临床上应用张力带原则首先需要满足以下三个先决条件：①骨和骨折能承受压力；②固定器械能承受张力；③张力带对侧（即压力侧）必须有完整的骨皮质支撑。

根据骨折端的压力大小与关节活动的关系，张力带加压又有静力和动力之分。在固定后即产生加压作用，并且加压力在关节活动时基本保持恒定的称为静力张力带。股骨的钢板固定为典型静力张力带加压。股骨具有向外向前的生理性前凸，股骨干骨折后，将钢板置于股骨外侧，可很好地利用股骨承载生理负荷时外侧骨皮质的分离作用，将其转化为对骨折端的加压力。相反，骨折端加压力随着关节活动增加的则称为动力张力带。髌骨或尺骨鹰嘴骨折的内固定则代表着动力张力带。当膝或肘关节屈曲时，肌肉和韧带的拉力就可通过适当地固定转化为对骨折端的压力。还有，肌腱或韧带附着处的撕脱骨折如肱骨大结节、股骨大粗隆以及内踝也可用张力带加压固定，通过钢丝、钢缆、可吸收线做成张力带，并允许在稳定骨折块的前提下进行关节训练。与别的固定物加压不同的是，张力带固定主要在肢体活动时发挥作用，靠的是功能负荷中的动力成分而产生加压力。

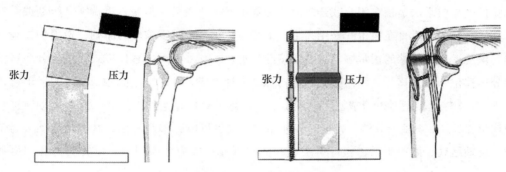

图 9-10　张力带固定原则

2. 摩擦力　当骨折块彼此挤压在一起时，就会产生摩擦力。摩擦力通过对抗垂直作用的剪切力，起到阻止滑动移位作用。由加压产生的摩擦力大小以及骨折接触面的几何形态决定了对抗剪切移位能力的大小。若骨折面光滑，正常外力约为摩擦力大小的 40%，而粗糙的骨折面有可能做到坚强固定和骨片间交错，才足够对抗剪切外力引起的移位。由于剪切在大多数情况下是由施加在肢体上的扭力引起的，因此它比垂直作用于骨骼长轴的外力具有更重要的意义。

一般的加压固定物可以通过以上两点来实现骨折端的绝对稳定性加压，拉力螺钉通过螺纹的扭力使两骨折块沿着螺杆纵轴相互靠近并且挤压对合（图 9-11）。加压钢板的偏心滑动槽也有这样的作用。预加压的特点是静力加压，加压力由固定物本身维持，并不依赖与肢体负重或活动所带来的应力，依靠这样的压力可产生摩擦力，来对抗外力以维持骨折的对位。

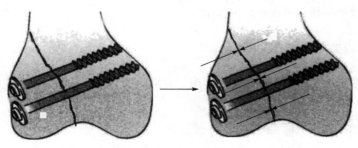

图 9-11　拉力螺钉进行加压

绝对与相对稳定性固定都是一个问题的两个方面而已，在目前的研究中，相对移位只能用无法用肉眼分辨来描述，却无法形成统一的定量标准，因此绝对稳定是"相对的"，而相对稳定才是"绝对的"。在临床实践中，需要根据骨折的个性灵活应用，如对于长骨干骨折，更多的是需要相对稳定性固定，而对于涉及关节面的骨折则需要绝对稳定性固定。但在一个干骺端复杂骨折又涉及简单关节内骨折块时，支撑钢板和拉力螺钉同时运用则是既有绝对又有相对的稳定固定。由于弹性固定它所引导的愈合方式更接近胚胎时期人体骨组织生成的过程，骨折愈合后更接近骨组织原来的结构和功能，从而也避免了固定物取除之后发生的愈合不足等问题，从力学生物学方面来说比加压固定更有优势。

第四节　骨折的复位手法

骨折的复位手法是指在闭合或开放复位过程中徒手或借助工具使骨折端恢复解剖关系的方法。其实质是远近段骨在医生的作用力下产生相对位移，按照子求母的原则，逆损伤过程反向复位，恢复远近骨折端的正常解剖关系。按照骨折在不同外力下的移位方式，主要分为短缩移位、分离移位、成角移位、侧向移位和旋转移位五种方式。在三维空间中，物体的运动可以看成是 x、y、z 轴上的运动的合成。手法的实质是使远近骨端发生相对运动，这些运动轨迹和作用力均可在 x、y、z 轴上分解。骨折的五种移位方式也可以分解到三轴，其相对运动分为轴向运动、绕轴运动、侧向运动，施行手法者的力亦可分解成为轴向用力、旋转用力和切面侧向用力。

正骨八法中，属于轴向用力的基础手法有拔伸牵引和摇摆触碰法；属于旋转用力的手法有旋转屈伸、折顶回旋法；属于侧向用力的有提按端挤、夹挤分骨法。轴向用力分为对向用力和反用力，对向用力如触碰，其作用是使两折端轴向位移减少，甚至为负；反向用力如拔伸牵引，其作用是使两折端轴向位移增大或由负变正。旋转用力则分为绕轴旋转和绕端旋转。绕轴旋转首先应分清是绕近端轴还是远端轴旋转。一般以近端为参照物，如股骨转子间骨折远端自然外旋的情况下，手法应以旋转用力法使远端绕自身轴旋转（旋内）才能纠正畸形；而在长骨背向旋转移位的情况下，一般应使远端绕近端轴旋转才能纠正。绕端旋转指以远端或近端为圆心、远段为半径的绕点旋转，一般用于骨折成角畸形。如肱骨髁上骨折伸直型向前成角时，被动屈伸远端则是施以绕断端旋转的力量，类似于合页的运动。侧向用力多指垂直或分解后垂直于纵轴的手法，在远近端轴平行的情况下，侧向用力的作用是使两轴的立体距离增大或缩小。如提按端挤实际上是远近端在垂直面上相对用力，以纠正骨折两端的侧方移位；分骨和合骨手法是在平行的两骨间施加相向或相反的作用力。

一、复位手法的力学

复位手法一般可分解为轴向用力、旋转用力和侧向用力三种基本方式，现举例分析其生物力学原理。

（一）轴向用力——拔伸牵引的力学分析

拔伸牵引的目的是对抗局部肌肉收缩导致肢体短缩的趋势，以沿肢体纵轴的作用力，消除重叠移位，该手法符合牛顿第三定律。其生物力学机制又可分为三部分阐述：近节牵引，顺势牵引和持续牵引。

近节牵引的目的在于不使力量衰减，施术者牵引力作用在患者肢体上，肢体长度靠骨骼维持，骨骼作为类刚体，其传导力的作用衰减较小，虽然断端及关节是软组织连接，有松弛和蠕变的特性，但只要是持续牵引，最终关节和断端还是能受到接近医者施予的力（除去能量转换的一部分）。实际上，近节牵引的目的在于保护关节周围的关节囊和韧带不因牵引而拉伤，以及在单人或双人操作时，主要施术者的手指距断端很近，在牵引后使用其他手法时比较容易。

顺势牵引：势，即形状、方向。按照"欲合先离，离而复合"的原则，开始牵引时肢体先保持在原来的位置，沿肢体纵轴，由远近骨折段做对抗牵引，然后再按照正骨步骤改变肢体方向。

持续牵引时，顺势牵拉可以使重叠成角的断端从软组织的原通道退回，恢复肢体长度，保护断端周围的软组织。成角状态下其力学实质与成角折顶手法相似，有较好的复位效应。持续用力牵引可以充分对抗断端存在的骨膜、肌肉、肌腱、神经、皮肤等软组织，而软组织被看作是黏弹体，要使其发生充分的拉伸形变，提供长度以纠正骨折重叠移位，持续用力牵引是必不可少的。

使用暴力当然也能牵开断端，但却是极不安全的。持续牵引的作用在于使断端软组织发生形变，提供复位所需患肢长度；断端之间分离解脱，减少断端间的显微交锁，为之后的正骨手法提供施术环境，降低其余手法的难度。

（二）旋转用力——旋转屈伸的力学分析

该手法主要矫正骨折断端的旋转及成角畸形，骨折的旋转及成角畸形是局部肌肉韧带等软组织作用的结果。肢体有旋转畸形时，可由术者手握其远段，在拔伸下围绕肢体纵轴向左或向右旋转，以恢复肢体的正常生理轴线；屈伸时，术者一手固定关节近端，另一手握住远段沿关节的冠轴摆肢体，以整复骨折脱位。对多轴性关节附件的骨折也是如此。如图9-12所示，对于骨折的旋转移位并嵌顿处理，即在牵引下施术者用一力偶 F 进行复位。操作要点为牵引必须充分，否则由于骨峰嵌顿有可能无法复位。如果牵引不充分，但力偶 F 足够大，则仍可能使嵌顿的骨峰断裂而复位，但这是有造成意外骨折风险的。

如图9-13所示，单纯的成角畸形处理是以骨皮质残存连接部分为支点，远端绕此点旋转至正确对线位置即可恢复解剖关系。值得重视的是对残存对位点的保护，一般来说，残存对位点的面积大小和材料特性对此影响较大。对成人而言，因为骨骼脆性较大，这种情况不多见；儿童的青枝骨折多见单纯成角，可以根据残存的对位部分的面积区别采用牵引下的绕端旋转和

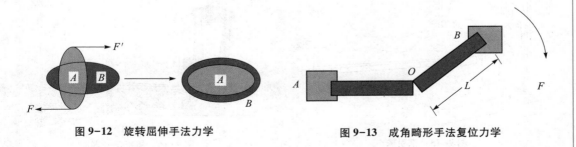

図 9-12　旋转屈伸手法力学　　　　　図 9-13　成角畸形手法复位力学

非牵引下的绕端旋转。总之，骨折断端的四种移位（重叠、旋转、成角及侧方移位）通常是同时存在的，采用拔伸牵引与旋转屈伸手法相结合，才可使远近骨折端轴线一致，重叠移位才能得到纠正。

（三）侧向用力——提按端挤的力学分析

该手法主要用于纠正骨折之侧方移位，用与肢体纵轴成不同角度的作用力消除内外和上下移位。如图 9-14 所示，F_2、F_2' 为医生 A、B 的拔伸牵引作用力，当拔伸牵引产生足够效应后，受力骨骼能接近恢复原长，或者过牵后能超过原长。此时需要医生 C 在断端逆畸形方向施力 F_1、F_1' 进行纠正。

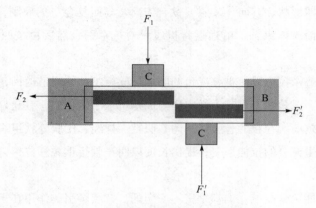

图 9-14   侧方移位手法复位力学

二、器械复位

器械复位是手法复位的延伸，现代科技的发展促进了器械的不断更新。其中以拔伸牵引为原理的复位器械有牵引床（图 9-15）、骨折撑开器（图 9-16）、骨牵引架（图 9-17）等，主要用于下肢骨折的短缩移位。

对于骨折的侧向移位，常用的复位工具有复位钳（图 9-18）、复位枪（图 9-19）等，主要用于横断骨折的侧方移位，或斜行骨折的分离移位。旋转移位是一种复合运动，需要运用牵引床、持骨器等工具结合骨折的实际情况给予复合的力学加载才能达到良好的复位。例如，股骨干骨折的旋转移位需要牵引床足端旋转结合复位枪或持骨器共同纠正骨折的旋转移位，若合并短缩，还需要施加牵引的力量。临床中的骨折移位方式往往是复合移位，需要认真分析移位特点及移位趋势制定复位的计划，选择合适的复位工具及运用时机，才能取得事半功倍的效果。

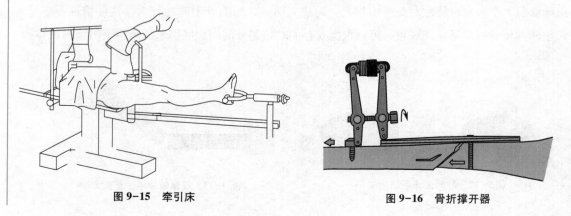

图 9-15   牵引床   **图 9-16   骨折撑开器**

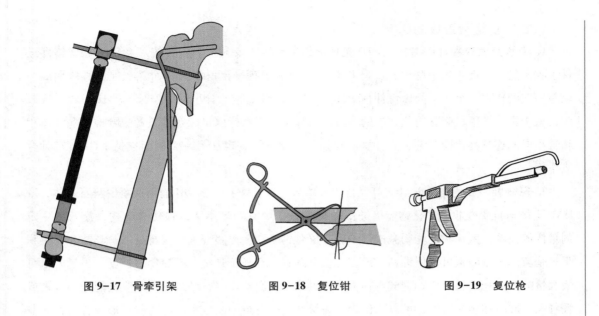

图 9-17　骨牵引架　　　　　图 9-18　复位钳　　　　　图 9-19　复位枪

第五节　药物影响骨折愈合的力学生物学

关于骨折的治疗和探讨骨折愈合的方法，近几十年来发展迅速。治疗骨折除正确的复位、固定与功能锻炼三大原则，药物也是重要的影响因素。不同的药物通过全身或骨折局部调节骨的代谢，影响骨的愈合过程，通过改变全身和局部环境来影响骨骼及骨痂的力学性质。

一、促进骨折愈合的药物

（一）抑制骨吸收的药物

1. 降钙素（CT）　降钙素是人体内正常分泌的调节钙代谢的三大激素之一，具有 32 个氨基酸的多肽。其使用形式包括猪降钙素及合成的人、鲑和鳗鱼降钙素。它是骨吸收的强力抑制剂。在正常情况下，降钙素对血钙的作用很弱，当血钙水平升高和骨转换增高时，降钙素的作用随之加强，血浆钙质升高 10%，可使降钙素的分泌增加 20 倍。当高钙血症时，降钙素分泌增加，使骨钙释放入血和细胞外液的量减少，而血中钙进入骨骼的过程仍继续，维持正常平衡。破骨细胞中存在降钙素受体，降钙素可迅速抑制破骨细胞的活性，长期抑制其增殖，可使破骨细胞数量减少，从而达到抑制骨吸收，降低骨转换的作用，从而促进骨折的愈合。

2. 维生素 D 及其代谢产物　可有效地预防非脊椎骨骨折、减少髋与其他部位的骨折，维生素 D 又分为维生素 D_2 与维生素 D_3 等，其中维生素 D_3 被代谢形成 $1\alpha,25-(OH)_2-D_3$，对钙在肠内吸收起最大作用。

3. 二膦酸盐　这类药是人工合成的非生物降解性焦磷酸盐类似物，能抑制骨吸收。这是目前较新的有效抵制骨吸收的药物，其抵制骨吸收的作用可能是由于：①影响破骨细胞的活性，抵制体内生成新破骨细胞；②破骨细胞通过自身胞饮作用使阿仑膦酸盐在细胞内发挥作用抵制破骨功能；③改变骨基质特性，影响基质对破骨细胞的最终激活。

NOTE

（二）促进骨形成的药物

1. 甲状旁腺激素（PTH）   PTH是体内钙平衡的主要调节者，传统观念认为它能够促进骨吸收。然而，近年来一些学者发现PTH不仅是调节钙平衡的激素，而且在促进骨质形成中也起一定的作用，小剂量间歇性注射PTH可刺激成骨细胞及骨小梁的增长。PTH的骨合成效应也见于原发性甲状旁腺机能亢进的患者。研究发现甲状旁腺机能亢进患者的腰椎松质骨体积和骨小梁的连接性比同年龄、同性别的对照组好得多，这也从另一个侧面支持PTH具有骨合成作用。

2. 氟化物   氟为亲骨元素，可以替代羟磷灰石（HAP）中的OH而形成氟磷灰石晶体，较HAP更能抵抗骨吸收。氟化物能促进微骨折愈合，形成新骨小梁，强化骨结构，疗效呈一定剂量依赖关系。氟化物还能刺激成骨细胞分泌骨钙素，使更多羟基磷灰石晶体与其结合并沉积于骨基质。适量的氟可以促进钙、磷在骨质上沉着，有利于骨化，增加骨的强度。过量的氟可使大量的钙沉积于骨骼中，造成血钙下降，甲状旁腺激素增多，导致骨吸收。只能用小剂量或缓释氟，同时加钙混合物，可以降低骨质疏松性脊柱骨折的发生率，但这种新形成骨质，并非正常骨组织，而且还会削弱骨的单位，使下肢骨折的发生率增高。氟磷灰石与骨钙素结合后能加强骨矿化，对抗骨吸收，这正是氟化物治疗骨质疏松机制之一。氟磷灰石晶体体积是HAP的2~9倍，可使骨组织变得更硬。氟制剂一方面可促进骨形成，另一方面过多的氟蓄积又可导致过量骨钙素产生，改变晶体的体积，而使骨矿化不良。

（三）钙剂

补钙是治疗骨质疏松骨折最常用的方法，可以说任何治疗骨质疏松的方法必须同时补钙，以提供骨矿物质，增加骨强度，许多儿童由于钙吸收不良而致骨峰量较低，使得他们以后发生骨质疏松的概率增大；青春期女孩很可能是早期应用钙剂防治骨质疏松的最佳对象，然而发育期钙剂的服用仅仅加速人体到达骨峰量的速度，并不能提高其最终的骨峰量。补充钙剂有利于各年龄段提高其附肢骨的骨量，结合运动疗法效果则更好。

二、中药促进骨折愈合的机理

中医药治疗骨折，历史悠久、经验丰富、疗效卓著。根据中医理论体系，骨折愈合的基本理论，采用三期辨证论治用药，对调节机体损伤所造成的脏腑、经络、气血功能紊乱，调节机体抗病与修复创伤的内在因素，对于促进骨折愈合及损伤修复均有良好作用，目前在骨折的迟缓愈合及不愈合中应用广泛。中药促进骨折愈合的疗效机理是一项极为复杂的过程，应用现代科学技术手段和方法阐明其机理是探讨中药促进骨折愈合的理想方法，特别是应用细胞生物学和分子生物学的方法，成为一种发展趋势。

1. 中药促进生长激素分泌   生长激素（GH）是由垂体前叶嗜酸细胞产生，以脉冲式的方式分泌，有明显的种属的特异性。它是胶原生长的一种主要调节剂，在骨生长和骨折愈合中有明显的促进作用。

2. 中药促进骨基质胶原表达   胶原蛋白为人体蛋白质的一大家族，目前已鉴定出14种类型，对哺乳类运动骨骼有影响的有Ⅰ、Ⅱ、Ⅲ及Ⅳ型胶原。在骨基质的有机成分中，90%为胶原，而胶原又是骨修复中重要的物质基础，其基因表达水平，不仅表示骨修复的质量，而且表示骨修复的速度。在骨折愈合的成骨阶段，Ⅰ型胶原是主要胶原，由成骨细胞分泌；在软骨形成期，Ⅱ型胶原是主要胶原，由成软骨分泌。新近研究表明在软骨骨痂中，Ⅰ型胶原第9天可测得其表达，在第13天达高峰。Ⅱ型胶原在第7天可测得其表达，至第9天达高峰。它们这此消彼长的变化表明软骨细胞在静止、增殖和肥大的过程中，其基因表达也发生变化。

3. 中药对骨形成调节因子的作用

（1）中药提高骨形态发生蛋白（BMP）含量 BMP为一酸性多肽，分子量为20kD左右，主要存在于兔、牛、猴等动物及人的骨基质、牙本质基质中。主要作用于血管周围游走的、未分化的间充质细胞、诱导其增殖、分化为成骨细胞或成软骨细胞，从而加速骨折愈合。

（2）中药促进成骨细胞分泌成骨细胞转化生长因子（TGF-B） TGF-B是一种由两条相同肽链组成的多肽，分子量为25kD，已发现了5种异构体，现已纯化并克隆出了TGF-B1和TGF-B2，其基因编码的前体分别含有390个和412个氨基酸，在N端二者均有20~23个氨基酸组成的信号肽，经过加工后具有生物活性的TGF-B来自前体的羟基端，其每条肽链中含有112个氨基酸，其中包括9个保守的半胱氨酸残基。TGF-B在骨折愈合中的调节作用主要是在软骨内成骨过程中，调节碱性磷酸酶、Ⅰ型胶原及其他特殊蛋白质的表达，同时可刺激胶原、非胶原蛋白质和蛋白聚糖的合成。TGF-B的增多，可刺激新骨形成，加快骨折愈合。

（3）中药提高IGF-Ⅰ产生 胰岛素样生长因子（IGFs）主要有两种类型，即IGF-Ⅰ和IGF-Ⅱ，其中IGF-Ⅰ又称生长介素C，分子量为7700D，IGF-Ⅱ分子量为7500D。现已发现，骨细胞和许多细胞表面具有IGFs受体，其中Ⅰ型受体分子量为450kD，对IGF-Ⅰ具有很高的亲和性；Ⅱ型受体分子量为250kD，对IGF-Ⅱ具有良好的亲和性。在血清、组织浸出液和细胞培养基中，人们发现IGF-Ⅰ和Ⅱ的连接蛋白（IGFBPs）及IGFBP蛋白酶。其中IGF-Ⅰ是一个重要骨形成调节因子，它能直接作用于生长激素受体，介导成骨细胞增殖。

三、抑制骨折愈合的药物

临床中有许多药物可以影响骨折的愈合，主要有非甾体类、糖皮质激素类、抗生素类、抗凝药及免疫抑制剂。

（一）非甾体药物

非甾体抗炎药（Nonsteroidal Antiinflammatory Drugs，NSAIDs）对骨折愈合的不利影响首先表现为骨折愈合时间延长。研究发现机械载荷状态下板层骨的塑形和改造时，通过组织学切片的形态学计量分析发现：雌性Wistar大鼠右侧胫骨施加规则性机械力刺激后，使用COX-2抑制剂组的板层骨重塑过程依然能够完成，但达到峰值板层骨量的时间延缓。NSAIDs在延缓骨折愈合时间的同时，骨痂内软骨数量增多，成熟骨组织减少，降低了骨折愈合的强度。NSAIDs在延缓骨折愈合时间、降低骨折愈合强度的基础上，进一步会引起骨折不愈合率明显增加。

（二）抗生素

1. 氨基糖苷类 本类药物的主要毒副作用之一是具有类似箭毒阻滞乙酰胆碱及络合钙离子作用。钙离子是骨折愈合所必需金属离子之一，络合钙难以被组织吸收利用，不利于骨折的愈合。

2. 四环素类 本类药物能与许多金属离子（如钙、镁、铝、铁等）发生络合反应，减弱了这些离子在骨折愈合中所起的治疗作用；同时四环素类药物可以永久地结合进钙化组织，可引起动物及人类胚胎骨骼的生长迟缓，并引起骨骺及干骺部位骨小梁的变形甚至折裂，对骨折愈合也不利。

3. 喹诺酮类 本类药物近年来广泛用于治疗各类感染，而该类药物对软骨的发育有影响，因而孕妇及未成年儿童均慎用本品。骨折愈合中骨痂形成需使软骨内骨化形成新骨，喹诺酮类影响软骨发育，因此会影响骨痂形成所需的软骨成熟过程，所以在骨折并发感染的治疗中应慎用本类药物。

（三） 糖皮质激素

糖皮质激素又名肾上腺皮质激素，是由肾上腺皮质分泌的一类甾体激素，也可由化学方法人工合成。可用于一般的抗生素或消炎止痛药所不及的病症，如 SARS、败血症等，具有调节糖、脂肪和蛋白质的生物合成和代谢的作用，还具有抗炎作用。称其为"糖皮质激素"是因为其调节糖类代谢的活性最早为人们所认识。糖皮质激素在强大治疗作用的同时，也有很多副作用，其中对骨骼的影响也较为显著。

骨质疏松及椎骨压迫性骨折是各种年龄患者应用糖皮质激素治疗中严重的并发症。肋骨与及脊椎骨具有高度的梁柱结构，通常受影响最严重。这可能与糖皮质激素抑制成骨细胞活性，增加钙磷排泄，抑制肠内钙的吸收以及增加骨细胞对甲状旁腺素的敏感性等因素有关。如发生骨质疏松症则必须停药。为防治骨质疏松宜补充维生素 D（vitamin D），钙盐和蛋白同化激素等。皮质激素类药物，如强的松龙、地塞米松等皮质激素类药物会直接影响骨骼的生长及损伤后的修复。长期服用，还可能导致全身性骨质疏松，甚至引起病理性骨折。在骨折愈合初期，如使用上述药物将使骨折断端的血肿吸收缓慢，血管再生、骨化等受到抑制，还可诱发血肿感染。

应用现代生物化学、形态学、内分泌学、生物力学、临床医学等方法，对骨折愈合的生化代谢、病理生理变化、愈合机制、药物影响等进行了深入研究，已使骨折愈合成为一个完整的骨科分支领域。近年来应用细胞生物学、分子生物学方法、力学生物学探讨骨折愈合机理，为促进骨折愈合疗效机理研究提供更为科学的理论依据。

第六节 关节脱位的手法复位

脱位是指组成关节的各骨的关节面失去正常的对应关系。临床上可分损伤性脱位、先天性脱位及病理性脱位。关节脱位后，关节囊、韧带、关节软骨及肌肉等软组织也有损伤，另外关节周围肿胀，可有血肿，若不及时复位，血肿机化，关节粘连，使关节不同程度丧失功能。脱位和骨折一样与生物力学密切相关，力学因素贯穿病因病机、治疗预后的全过程。

古人很早就对脱位有所认识，历代有脱臼、出臼、脱骱、骨错等多种称谓。汉墓马王堆出土的医籍《阴阳十一脉灸经》记载了"肩以脱"，即肩关节脱位。晋葛洪《肘后救卒方》记载了"失欠颌车"，即颞颌关节脱位，其中创制的口腔内复位法是世界首创，至今仍被采用。唐蔺道人《仙授理伤续断秘方》首次描述了髋关节脱位，将其分为"从裆内出"（前脱位）和"从臀上出"（后脱位）两种类型，利用手牵足蹬法进行复位，并介绍了"肩胛骨出"（肩关节脱位）的椅背复位法。在大关节脱位中，以肩关节为最多，其次为肘关节、髋关节及颞颌关节，这与局部的解剖特点及活动有很大关系。

一、病因

外伤性脱位多由直接或间接暴力作用所致。其中间接暴力（传达、杠杆、扭转暴力等）引起者较多见。任何外力只要达到一定程度，超过关节所能承受的应力，就能破坏关节的正常结构，使组成关节的骨端运动超过正常范围而引起脱位。

（一）生理因素

主要与年龄、性别、体质、局部解剖结构特点等有关。外伤性脱位多见于青壮年，儿童和老年人较少见。儿童体重轻，关节周围韧带和关节囊柔软，不易撕裂，关节软骨富有弹性，缓冲作用大。虽遭受暴力的机会多，但不易脱位，而常常造成骨骺滑脱。老年人活动相对较少，遭受暴力的机会少，因其骨质相对疏松，在遭受外力时易发生骨折，故发生脱位者也较少。男性外出工作较多，工作量较大，关节活动范围较大，发生关节脱位的机会相应也大于女性。年老体弱者，筋肉松弛，易发生关节脱位，尤以颞颌关节脱位较多见。

关节的局部解剖特点及生理功能与发病密切相关，如肩关节的关节盂小而浅，肱骨头较大，同时关节囊的前下方较松弛，且肌肉少，加上关节活动范围大，活动较频繁，受伤机会较多，故肩关节较易发生脱位。

（二）病理因素

先天性关节发育不良、关节和关节周围韧带松弛较易发生脱位，如先天性髋关节脱位。关节脱位后经手法复位成功，如未能固定足够的时间或根本未固定，关节囊和关节周围韧带的损伤未能很好修复或修复不全，常可导致关节再脱位或习惯性脱位。关节内病变或近关节病变可引起骨端或关节面损坏，导致病理性关节脱位。如化脓性关节炎、骨关节结核等疾病的中、后期可并发关节脱位。

二、分类

（一）外伤性脱位

正常关节因遭受暴力而引起的脱位。临床上最为常见。

（二）病理性脱位

关节结构被病变破坏而导致的脱位。临床上常见的有关节结核、化脓性关节炎等疾病使关节破坏，导致病理性完全脱位或半脱位。

（三）习惯性脱位

反复多次的脱位称为习惯性脱位。原因主要有关节发育不良，或有先天性畸形；另外，关节外伤性脱位后未给予恰当的固定，致使软组织修复不良，而关节囊松弛，或骨质有缺陷，影响关节的稳定性。第一次脱位时大多数有明显外伤史，但以后的每次脱位其外力甚为轻微，或不是因外伤所致，而是在关节活动时，由于肌肉收缩使原来已不稳定的关节突然发生脱位。最常见于肩关节和髋股关节。

（四）先天性脱位

因胚胎发育异常，导致先天性骨关节发育不良而发生的脱位。如先天性髋关节脱位、先天性髌骨脱位、先天性膝关节脱位。

三、复位手法

脱位的整复因部位不同而手法不同，但明白其脱位的机理，可以根据不同的受伤机理，解剖特点及力学机制采取合适的方法。

（一）拔伸牵引

整复脱位的基本手法，起到"欲合先离，离而复合"的作用；可克服关节周围肌肉因解剖异常与疼痛而引起的痉挛性收缩。关节脱位后，由于周围肌肉痉挛，脱位的骨端被弹性固定在关节外的某个位置上，如不施以牵引则脱位难以纠正。在牵引过程中，可同时施行屈曲、伸直、内收、外展及旋转等手法。一助手固定脱位关节的近端肢体，另一助手握住伤肢远端进行对抗牵引，牵引力量和方向根据病情而定，只有充分牵引才能克服肌肉痉挛，有利于脱位的整复。在整复时一般先顺伤肢畸形方向牵引，然后逆伤力方向牵引复位。在牵引过程中，可同时施行屈曲、伸直、内收、外展及旋转等手法。

在施行牵引回旋法时患者仰卧，助手用宽布带绕过腋下向上牵引，术者握住肘部持续向下牵引，1~2分钟后将肩外展外旋，再逐渐内收，使肘部紧贴胸壁并移向中线，再内旋，将患肢手掌搭于对侧肩部。当有入臼声响，复位即告成功。

若关节脱位后骨端被撕裂的关节囊、韧带或肌腱组织卡住或锁住，如单纯施以拔伸牵引，则越是牵引脱位越是不易纠正，应采用屈伸回旋的方法。以髋关节脱位为例，操作时须在屈髋屈膝位牵引，同时内收屈曲大腿，再外展、外旋伸直患肢。采用本手法前要仔细分析受伤机制，手法逆创伤机制而施。对骨质疏松者，施法时要小心，可能引起骨折。

（二）端提捺正

该法的力主要以水平方向为主，而关节脱位常涉及旋转运动，所以在脱位中运用较少，因此常用于骨折脱位患者中。但某些肩关节脱位，用手端托肱骨头使其复位。下颌关节脱位，两手四指上提下颌关节，也可使其复位。

（三）拔伸足蹬

患者仰卧，术者立于患侧，将一足跟置于患者腋窝内，两手握住患肢腕部在肩外旋、稍外展位持续牵引患肢，并逐渐内收、内旋，如有弹跳感，说明已复位。

膝顶法也是一人操作，以肘关节脱位为例，患者座位，术者立于患侧，一手握患肢上臂，一手握腕部，膝关节屈曲，足蹬在患者坐的椅子上，将膝放在患肘前，顶压肱骨下端，握腕之手顺前臂方向用力牵引并屈曲，即可复位。

综合各种脱位复位手法的机理：一是解除软组织的紧张痉挛，使脱位的骨端关节摆脱异常位置的阻挡；二是利用杠杆原理，以医者手足或器具为支点，通过屈伸回旋、端提捺正等法使脱位关节得以复位。

小结

骨折的发生及治疗与力学密切相关，骨折的移位方式，复位手法及固定器械都是生物力学原理的体现。近年来器械的发展与骨折治疗的发展密切相关，药物及理疗等辅助方法也有较大的突破。但目前仍存在骨折迟缓愈合、不愈合等问题，在传统力学指导下只能解决部分问题。力学生物学及计算生物力学的发展为此提供有利的探索。力学生物学是研究力学环境（刺激）

下对生物体健康、疾病或损伤的影响，研究生物体的力学信号感受和响应机制，阐明机体的力学过程与生物学过程如生长、重建、适应性变化和修复等之间的相互关系，从而发展有疗效的或有诊断意义的新技术。计算生物力学是根据生物力学中的理论，利用现代电子计算机和各种数值方法，解决力学中的实际问题的一门新兴学科。目前对组织分化的力学调节模型已经开始应用于骨折愈合中，并取得可喜的效果。将力学、计算机及生物学相结合，从源头模拟骨折愈合的过程，建立细胞迁移、增殖、凋亡的计算机模型，并模拟不同力学环境下，局部组织性质的变化，从而有效解决骨折的愈合问题。多学科知识融合，可以为我们提供更为广阔的空间，有利于骨折的优化治疗。

复习思考题

1. 根据 Wolff 定律，骨的结构和功能是相适应的，请根据骨折发生的不同类型（包括骨质疏松性骨折和应力骨折），分别描述骨折发生和骨的结构之间的关系。

2. 试述夹板治疗的贡献以及和其他各种固定方式相比较的优缺点。

3. 任何一种固定方法都有其优缺点，请选择其中一种或者针对某一具体骨折，设计一种新的固定方式或者器械，分析其优缺点，并尝试设计实验方案来论证。

4. 股骨干骨折几种固定方式的生物力学课堂讨论

（1）病例介绍：男性，43 岁。车祸受伤，影像学描述：右侧股骨干中 1/3 几乎横断骨折，内侧皮质有一 0.5cm 蝶形骨块，远折端短缩约 2cm，呈向内、向后移位并向外侧轻度成角畸形。

（2）这种骨折在治疗和固定历史上曾有以下六种主要方式：①手法复位、小夹板固定、骨牵引的非手术治疗；②梅花针内固定；③普通（或加压钢板、角钢板）内固定；④锁定加压钢板内固定；⑤交锁髓内钉内固定；⑥其他固定方式（如外支架）等。

（3）讨论组织：①全班同学按照上述六种固定方式分成 6 组，每组一个固定方式，通过查找文献、总结临床病例做成幻灯待课堂讨论用、形成书面论文格式留待课后作业用。②时间控制在 90 分钟，每组派 1 位同学代表发言，时间 8 分钟，其他同学参加补充和讨论，解答班上同学提问、讨论 5 分钟，讨论时组内同学可补充。余下时间老师主持、点评和总结等。

（4）讨论内容：主要从生物力学方面讨论你组为什么选择这种固定方式，生物力学包括生物学和力学两方面内容，如从股骨干解剖、骨折特点，固定的生物学问题、稳定性问题，生物力学优势和不足等方面展开讨论。

第十章　关节生物力学

人体骨骼借助于韧带、肌肉或骨组织连接成骨骼系统。骨与骨之间形成骨的连接方式，由于骨连接处的功能不同，可分为直接连接和间接连接。直接连接又称不动关节，其功能是以支持器官或保护有关组织为主，其特点是结构牢固、坚韧性强、活动范围很小或完全不能活动。间接连接的功能是以传递力和运动为主，其特点是活动灵活，又有一定的稳定性，这种连接称为活动关节或关节。

各种关节虽然结构不同，但有共同的特性：

（1）活动灵活，一般均可做三维方向的屈曲和旋转，而且是多种复合运动同时发生。

（2）关节囊、关节软骨摩擦系数很小，而且有较强的耐磨性。

（3）关节不但有一定的强度、刚度，更重要的是有一定的稳定性。维持关节稳定性的因素有：①组成关节面的构造形式，即骨性稳定结构；②韧带维持的静态稳定作用；③关节周围的肌肉起到的动态稳定作用。

关节运动及受力状态的关键，主要包括如下三个方面：①关节运动的瞬时旋转中心（图10-1）；②肌肉作用的起止点，即肌肉力的大小和方向；③在肌肉力或外力作用下关节面的受力情况及关节的稳定性。

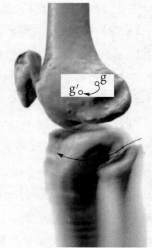

图 10-1　关节运动的瞬时旋转中心

第一节　关节的力学性质

一、关节的基本结构

关节的结构可分为主要结构和辅助结构。

（一）关节的主要结构

关节的主要基本结构包括关节面、关节囊和关节腔（图10-2）。

1. 关节面　构成关节的两块骨的相对面叫作关节面。关节面是一凸一凹的互相适应。凸的一面称为关节头，凹的一面称为关节窝。关节面表面覆盖一层光滑的透明软骨，称为关节软骨。关节软骨的固体基质成分为胶原纤维占60%，糖蛋白凝胶占38%，其对水亲和力强，软骨细胞占2%。关节软骨表面光滑，富有弹性，可以减小关节面间的摩擦系数，减少骨面间的摩擦和缓冲撞击。

关节面的生物力学特征主要表现在以下几个方面：①关节软骨使关节头和关节窝的形态更为适应。②软骨表面光滑，关节内有少许滑液，润滑关节，可以减小关节面间的摩擦系数。③由于软骨具有弹性，可以减少骨面间的摩擦和缓冲撞击，增加关节的灵活性。但是随着年龄老化，过度负重，关节软骨发生退行性改变，软骨表面磨损，变薄，出现水平裂隙，表面软骨裂成小碎块，脱落。软骨全层破坏，钙化或软骨下骨质裸露，骨质增生，形成硬化层，或向边缘增生形成骨赘，发生退行性关节炎。

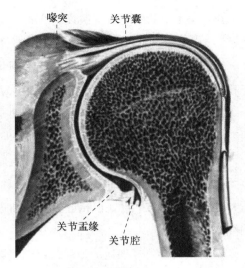

图 10-2 肩关节的主要结构

2. 关节囊 关节囊包在关节的周围，为一结缔组织的膜性囊，可分为内、外两层，外层为纤维层，内层为滑膜层，纤维层与骨膜相连续。

关节囊的生物力学特征主要表现在以下几个方面：①在某些关节，纤维层局部增厚，形成韧带，以加强关节的稳定性。②滑膜层薄而光滑，含有丰富的血管和淋巴管，能分泌少量滑液，以滑润关节面和滋养关节软骨，同时也有吸收作用。

3. 关节腔 关节腔为关节囊滑膜层与关节软骨之间所围成的潜在性腔隙，也称滑膜腔。内含有少量滑液。关节腔密闭呈负压，这对维持关节的稳定性有一定的作用。

（二）关节的辅助结构

关节的辅助结构主要包括韧带、关节内软骨和关节盂缘。

1. 韧带 韧带由致密结缔组织构成，多呈扁带状或条索状。若韧带的牵拉弯曲超过其生理范围，可以导致韧带的延长或是断裂。韧带还有连接两骨端、增加关节的稳定性及限制关节运动等作用。

2. 关节内软骨 关节内软骨由纤维软骨构成，位于两骨关节面之间，有关节盘和关节半月板两种。关节内软骨能增加关节的弹性，减少骨面的冲击和振荡，并可使两骨关节面互相适应，更有利于关节的运动。

3. 关节盂缘 关节盂缘为一纤维软骨环，附着于关节窝的周缘，有加深关节窝的作用。关节面、关节腔、滑膜层和关节腔内的滑液，均是维持关节灵活性的因素，而关节囊、韧带、关节盂缘及关节腔内的负压，则是保证关节稳定性的因素。所以关节的结构，包含了这两个方面的因素，而且两者相互制约，相互依存，从而实现关节的运动功能。

二、关节的运动和轴

（一）运动轴

为了精确地描述人体关节的运动形式，需要建立一种直角坐标轴来描述人体在空间的方向和位置，这种直角坐标轴中的 x 轴、y 轴、z 轴就称为运动轴。

（二）关节的运动形式

关节面的形状决定关节运动的形式。各种关节因其关节面的形状不同，其运动形式也就不

NOTE

同。每一个关节的运动都可假设它绕某一定轴实现，根据轴的方位可将关节的运动分为以下几种。

1. 屈伸运动　屈伸运动是关节绕着额状轴的运动。出现相关两骨之间的角度减小和两骨互相接近时的运动，称为屈；反之，则称为伸。

2. 内收与外展运动　内收与外展运动是关节绕矢状轴的运动，当使运动的骨接近正中矢状面时的运动，称为内收。反之，则称为外展。

3. 旋转运动　旋转运动是骨围绕垂直轴或其自身纵轴的运动，前者如寰枢关节，后者如肩关节。运动时，使骨的前面转向内侧者称内旋；反之，则称为外旋。有时运动的骨也可绕着与其自身纵轴不相平行（但相近似）的轴进行旋转，如前臂和手作旋前、旋后时，则是桡骨围绕尺骨的运动。

4. 环展运动　环展运动是骨的近端在原位不动，远端作圆周运动，使整个骨或肢体运动的轨迹形成一个圆锥形。此运动是额状轴和矢状轴上的复合运动，故凡能绕额状轴和矢状轴运动的关节，都可作环转运动，如肩关节和髋关节。

三、关节的运动幅度和测量方法

关节灵活性的表现是关节运动幅度，在关节运动方法上骨关节运动极限之间的范围叫作关节运动幅度，由于关节运动属于转动，因此，关节运动幅度用角度来表示。影响关节运动幅度的因素如下：

1. 两关节面弧度差　肱尺关节的肱骨滑车的弧度是320°，尺骨半月切迹的弧度为180°，这样肱尺关节在屈伸方向上的弧度差：320°−180°＝140°，也就是说，肱尺关节的运动幅度是140°（图10-3）。两关节面弧度差越大，这个关节的运动幅度也越大。

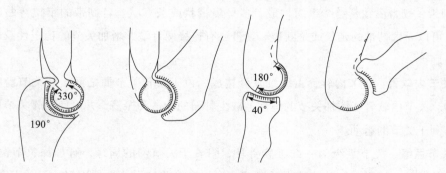

图10-3　肱尺关节的运动幅度

2. 关节周围软组织的性质　有些关节运动幅度不受关节面弧度差的影响，如肱桡关节在旋内旋外时，由于不发生两关节面边缘互相阻挡的情况，所以它的运动幅度不受关节面弧度差的影响。这时，影响关节运动幅度的主要因素就为关节周围的韧带、筋膜、关节囊和肌肉等。一般来说，周围软组织对关节运动幅度的影响是始终存在的。关节囊厚、紧，韧带和筋膜多、强，肌肉伸展性和弹性差，肌肉长度短，关节运动幅度变小；相反，关节运动幅度就大。

3. 关节运动测量方法　关节运动幅度不仅在人体测量中是一个重要的项目，而且也是从运动学角度分析人体运动的重要内容。目前测量关节运动的方法大致可以分为三类。

（1）**关节测角器**　使用关节测角器测量关节运动时，测角器铰链的安放位置要始终一致，否则就无法比较几次测得的结果。

（2）摄影法　摄影法又可分照相摄影和 X 光摄影两种。如照相摄影法就是在被测关节的固定臂和活动臂上分别贴两个圆形标志点，再用数码相机拍摄标志点连线在关节旋转前后的两个定义位置，通过数学方法计算标志点连线之间的角度在旋转前后的变化，得出该关节的关节活动度。

（3）电子法　电子法实质上就是把关节运动转化成电信号，然后记录下来。例如，使用两只可变电阻装成的关节角度仪等。在计算关节运动幅度时，必须注意对运动开始点的确定。运动开始点是指关节从何位置开始运动。例如，膝关节屈 150°，若不确定运动开始点，就可能误解。以往多采用立正姿势时各关节的中立位为运动开始点，如膝关节伸直 180°位，踝关节 90°位各为其运动开始点。近年来多将关节中立位作为 0°。这样计算关节运动度就方便得多了，按膝关节伸直 180°位为运动开始点计算的膝关节屈曲 150°，与按关节中立位为 0°所说的膝关节屈 30°是一回事。

第二节　关节的生物力学

一、肩关节

肩关节广义上来说，它是一组连接上臂与胸的结构，是人体复杂的一个关节复合体，包含四个关节，即肩肱关节、肩锁关节、胸锁关节和肩胛胸关节。肩肱关节由肩胛骨的关节盂和肱骨头构成，是典型的球关节。肱骨头的半球形关节面大于关节盂的关节面，虽然在盂的周围有盂唇附着而略微增加了关节盂的深度，但仅有 1/4～1/3 的肱骨头关节面与之相接触，故肩关节的活动范围较大，但其稳定性不足。肩关节囊极为松弛，关节腔宽大，而且韧带少而弱，是一个不稳定的关节，时常发生关节脱位。肩关节虽然稳定性不够，但其是灵活性最佳的一个关节。它可作前屈、后伸、外展、内收、旋内、旋外以及环转运动。

（一）肩关节的解剖结构特征

肩关节是全身活动范围最大的关节，其稳定性主要依靠静态稳定作用以及动态稳定作用来维持。

1. 静态稳定结构　静态稳定结构主要包括肩盂几何外形、软组织、喙肩韧带、盂肱韧带、盂唇、关节囊以及关节面的相互接触、肩胛骨的倾斜和关节内压力。

（1）关节因素　解剖上肱骨头关节面有 30°的后倾，这对于平衡关节周围肌肉力量显然是很有意义的。肩盂的大小、解剖形态对关节的稳定性很有意义。肩盂发育不良的患者易出现复发性肩关节不稳定；盂唇对于扩大肩盂的面积，增加肩盂深度有意义。在有盂唇存在的情况下，肩盂的关节面的面积约占肱骨头关节面面积的 1/3，而去除盂唇这一比例则降至 1/4。肩盂关节面有 5°的向上倾斜，这与上部关节囊及盂肱上韧带一起对防止肱骨头向下方脱位有很大意义。关节内压力是另一个重要的稳定因素，正常的肩关节内总存在负压，负压对保持肩关节多方向的稳定性均有重要作用。

（2）关节囊和韧带组织的作用　肩关节的关节囊前下方很薄而且松弛，每个人的关节的松弛程度不同，如果关节过于松弛则可能导致肩关节不稳定。肩关节的韧带包括上部、中部、下部以及喙肱韧带。

（3）盂肱韧带　包括喙肱韧带、盂肱上韧带、盂肱中韧带及盂肱下韧带，它们其实是特定区域的肩关节囊增厚所形成的，而并非像膝关节周围的韧带那样是各自独立的结构。喙肱韧带起自喙突基底的前外侧，分成两束：一束编入关节囊，另一束则止于肱骨大小结节。喙肱韧带还有抵抗肩关节向下方脱位的作用，在肩关节外旋位时是重要的下方稳定结构。

（4）盂肱上韧带　盂肱上韧带自肱二头肌长头自盂上结节的起点的前方发起，止于肱骨小结节的基底的近端，该韧带与向上倾斜的肩盂一起起到防止肱骨头向下方脱位或半脱位的作用。

（5）盂肱中韧带　盂肱中韧带起自盂上结节和肩盂的上缘以及前上部盂唇向下外走行，在肩胛下肌位于小结节的止点内侧约2mm处编入肩胛下肌。该韧带十分粗壮，宽可达2cm，厚可达4mm，它被认为是阻挡肱骨头向前方脱位的重要结构。因此盂肱中韧带对防止肩关节前方不稳定起到一定作用。

（6）盂肱下韧带　几乎整个前部的盂唇均为盂肱下韧带的起点，该韧带自起点发出后向外下方走行，止于肱骨头关节面的下缘以及解剖颈。其前方特殊增厚的部分称为前束，而后方特殊增厚的部分称为后束。盂肱下韧带在上臂位于外展、外旋位时对于维持肩关节前方稳定具有重要意义。临床上常见的复发性肩关节前方不稳定，其原因常常是盂肱下韧带不完整所致。

总之，肩关节囊及韧带组织是肩关节周围的重要静态稳定结构，盂肱下韧带又是其中最重要的部分，整个关节囊韧带复合体作为一个整体，通过协同的作用来保持肩关节的稳定性。

2. 动态稳定结构

动态稳定结构主要包括肩袖肌群、肱二头肌及三角肌。肩关节周围的肌肉在运动过程中收缩产生动态稳定作用，其作用机制体现在四个方面：①肌肉本身的体积及张力；②肌肉收缩导致关节面之间压力增高；③关节的运动可以间接使周围静态稳定结构拉紧；④收缩的肌肉本身有屏障作用。

（1）肩袖肌肉群　由于其本身的肌张力，有助于保持肩关节的稳定性。肩胛下肌是肩关节前方重要的屏障，可防止肱骨头发生向前方的脱位，而冈上肌、冈下肌及小圆肌对于维持肩关节后方的稳定性亦有很重要的作用。肩袖肌肉主动收缩有助于肩关节的稳定性。冈上肌是重要的上方稳定结构，肩胛下肌为最重要的肩关节前方稳定结构。

（2）肱二头肌　肱二头肌长头腱被认为是可使肱骨头下压的重要结构。肩关节镜下显示当以电刺激肱二头肌长头腱时肱骨头可被压向肩盂内。在上臂外旋时肱二头肌长头腱作为肩关节的稳定作用最为明显，而内旋时其稳定作用最不明显。肱二头肌长头腱会在下方、前方及后方对肩关节起到稳定作用，长头腱与短头腱一起起到保持肩关节前方稳定的作用。

（3）三角肌　三角肌的作用对应其不同的区域有高度的分化，其前部及后部纤维对肩关节的稳定性有一定的帮助。

3. 静态、动态稳定结构之间的相互作用　静态与动态稳定结构的作用并不是互不相关的，当肱骨头移位较小时动态稳定结构的作用更重要，而当肱骨头移位较大时，静态稳定结构的稳定作用更明显。关节囊韧带组织可感知位置、运动以及牵拉，这些信号经由静态稳定结构通过反射弧传至动态稳定结构，影响了关节周围肌肉的运动，从而帮助关节保持稳定，这被称为本体感觉。在复发性肩关节前脱位的患者中这种本体感觉则被破坏。

（二）肩关节的运动

在正常活动范围，整个肩胛带的活动范围超过了人体其他任何一个关节的活动度，上肢可外展上举近180°，内、外旋活动范围加起来超过150°，围绕水平运动轴的前屈及后伸活动范围加起来接近170°，这么大的运动范围是由胸锁关节、肩锁关节、盂肱关节及肩胛骨胸壁关节共同完成的。其中主要的运动发生在盂肱关节和肩胛骨胸壁关节上，而在运动范围的极限部分，胸锁关节的运动也很重要。

肩肱关节屈可达70°~90°；伸可达40°~50°；收展90°~120°；还可以做360°的环转运动。肩关节可以进行三维方向的广泛运动，其运动有如下特点：

1. 静息位 肩胛骨的静息位是相对躯干的冠状面向前旋转30°，另外从后方看，肩胛骨长轴相对于躯干的长轴向上方旋转3°，从侧方看，肩胛骨静息时相对于躯干的冠状面前屈20°，肱骨头静息时位于肩盂的中心，肱骨头及肱骨干均位于肩胛骨平面内，肱骨头关节面相对于肱骨干有30°的后倾。

2. 关节面及其指向 肱骨头的关节面约占整个球型表面积的1/3，并呈120°的圆弧状，相对肱骨干长轴，肱骨头关节面有45°的向上倾斜，相对于肱骨远端两髁之间的连线，肱骨头关节面后倾30°，肩盂的形状像一个反向的逗号。

3. 上肢上举 肩关节最重要的功能是使上肢上举。在上肢上举的过程中，盂肱关节及肩胛胸壁关节各自的运动范围有多大，也就是经常说到的肩胛骨、肱骨节律的问题，Bergmann总结了前人的研究结果，认为在上举的前30°内，盂肱关节的运动范围占较大比例，而在最后60°上举活动中，盂肱关节和肩胛胸壁关节的运动度是基本相等的。在整个上臂上举的过程中，盂肱关节和肩胛胸壁关节的总运动角度的比例约为2∶1；对于接受过非限制性全肩置换手术患者，他们术后患肢上举时，盂肱关节和肩胛胸壁关节运动比例变为1∶2。

4. 上肢外旋 在上肢极度上举时必伴随肱骨头的外旋以使肱骨大结节能避开喙肩弓从而避免发生撞击，另外上举时肱骨的外旋运动还可放松盂肱关节下方的韧带结构使上臂达到最大限度的上举，上肢可在不同位置上举。

5. 旋转中心 盂肱关节旋转中心位于肱骨头几何中心旁（6+2）mm范围内，在盂肱关节旋转过程中，肱骨头的移位很小。在整个上臂上举的过程中，肱骨头仅向上移位约4mm。因此，若肱骨头向上移位过大，可能意味着存在肩袖的缺损或肱二头肌长头腱的断裂，上举过程中肩胛骨的旋转中心位于肩峰尖端。

（三）肩关节受力分析

在分析肩关节的受力情况时，可将肩关节的结构简化为一杠杆系统，然后进行力学分析。

【例10-1】 平抬手臂时（图10-4），计算肌肉力及肩关节上产生的反作用力大小。假设手臂重量为体重的1/20，人体重力为600N，则手臂重为30N，其重心作用在大约离肱骨头中心30cm处。

解： 为了平衡手臂的重量，假设肌力 F_M 平行手臂，并离关节中心3cm，此时肩关节处于相对的静态，根据杠杆平衡原理，可得：

$$F_M \times 0.03 - 30 \times 0.30 = 0$$

$$F_M = \frac{30 \times 0.30}{0.03} = 300N$$

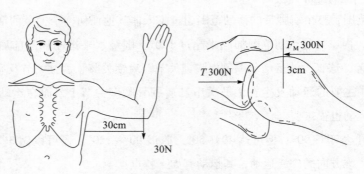

图 10-4　肩关节简化为杠杆系统

设肩关节上的反作用力为 T，T 与 F_M 是一对作用力与反作用力，因此，它的值与 F_M 的大小相等、方向相反，因此，$T = 300N$。

但实际情况是三角肌肌力与臂不平行，而是成一定的夹角，因此，精确的计算过程比以上要复杂。

（四）临床应用

1. 肩关节失稳　即肱骨头不能保持在肩盂的中心位置，根据其不稳定的程度可分为肩关节脱位、肩关节半脱位以及单纯的肩关节疼痛。

（1）反复发生的肩关节脱位　可侵蚀肩盂前下方的关节软骨并破坏相应部位的盂唇组织。软骨盂唇的缺损会导致肩盂边缘的高度降低，从而进一步影响肩关节的稳定性。除盂唇外，肩盂前下方存在较大的骨性缺损时，肱骨头稳定性明显减小。关节脱位或半脱位时所伴随的关节囊韧带复合体的损伤，不仅影响关节的机械稳定作用，也影响本体感觉的传入。关节囊韧带的松弛影响其中本体感受器的灵敏度。而手术治疗重建关节囊正常的张力后可使这种灵敏度得到恢复。

（2）肩关节前方不稳定的病理改变　包括 Bankart 损伤（盂肱关节的前下部结构，包括盂肱关节囊的前下部、盂肱下韧带的前束或前下部盂唇自肩盂边缘处撕脱）、骨性 Bankart 损伤、关节囊损伤 、关节囊过度松弛、肩袖损伤、肩胛骨骨折、肩盂发育不良和盂肱下韧带损伤（肩关节创伤后发生前脱位时，盂肱下韧带可从其在肩盂侧的起点处断裂 ，也可以在韧带的中段断裂，还可以自韧带肱骨侧止点处断裂）等。

（3）肩关节前方不稳定的手术治疗或关节镜下诊断治疗　Bankart 修补术将损伤的关节囊、盂唇缝回肩盂边缘，从而恢复正常的解剖结构。肩盂盂唇缺损或者骨性缺损小于 20% 时，只要关节囊复合体未损伤或者得到修复，肩关节前方稳定性无明显下降，肩盂边缘的骨折若其累及范围超过肩盂的 25%，需要修复肩盂较大的骨性缺损和关节囊复合体后，肩关节的稳定性才得到恢复。对于肩关节不稳定最终的治疗方法为肩关节融合术。

2. 肩周炎　目前一些学者提出的有关肩周炎成因，可分为外力效应型、环境效应型和非平衡效应型三类。

（1）外力效应型肩周炎　系指肩关节周围炎的成因源于外力损伤所致。由于肩关节功能的需要，同一块肌肉往往同时受到几个不同方式作用力的叠加，而肌力矢变换频繁，更成为软组织易损伤的条件。肩关节周围软组织出现损伤后，肩关节保持各功能态的平衡能力就出现了薄弱环节，影响平衡的稳定。因此，损伤往往有继续增大的可能。

（2）**环境效应型肩周炎** 是指由于机体不能适应外界环境的突然变化而导致肩关节周围软组织病变。风、寒、湿等对机体的侵袭，尤其人到中年后，其软硬组织均发生退行性改变，适应能力减弱，应激反应迟钝，这不仅为外力效应型肩周炎的形成创造了条件，也为环境效应型肩周炎的形成提供了可能性。

（3）**非平衡效应型肩周炎** 系指肩关节周围某个或某些部分组织发生病变，使肩关节不能维持正常生理功能而导致的肩关节活动受限。骨骼虽是身体的支架、运动的支撑，但其动力还是来自肌肉配合及其他软组织的协调活动。一旦肩关节周围某部分软组织发生病变，就会使肩关节正常生理活动的平衡受到破坏，进而导致肩关节活动障碍。

3. 肩峰撞击综合征 肩关节解剖结构中，喙突-喙肩韧带-肩峰相连而成的喙肩弓构成重要的解剖间隙。喙肩弓下即肩峰下间隙又称"肩峰下关节"或"第二肩关节"，肩峰下至肱骨头表面之间间距（10~15mm）因任何原因的狭窄，肩峰钩状突起都将引起严重的临床症状，这成为肩部诸多病种发病的重要病理基础，而肩袖腱性结构离其肱骨大结节止点近侧末端1cm区域内为解剖上的缺血管区，是引起肩袖退变、损伤、破裂的解剖学因素。

肩部前屈、外展时，肱骨大结节与喙肩弓反复撞击，导致肩峰下滑囊炎症、肩袖组织退变，甚至并发肩袖撕裂损伤，引起肩部疼痛、活动障碍。需要行关节镜下肩峰下滑囊清理术，行肩峰成形术，并确定肩袖的撕裂损伤范围，关节镜下采用带线骨锚钉对撕裂肩袖进行缝合修复。

二、肘关节

肘关节是个复合关节，由肱骨下端与尺骨和桡骨三组关节包在一个共同的关节囊内组成，属于蜗状关节，关节囊的纤维层在前、后方较薄弱，两侧韧带较强。

（一）肘关节的解剖结构特征

肘关节是上肢的中枢关节，起着力学支撑和杠杆的作用。肘关节的伸屈运动可在单平面调节手到躯体的距离，同时参与前臂的旋转功能，调节手在空间的朝向，增加了上肢的活动范围。其由以下几个方面的结构组成。

1. 骨性组成 肘关节的骨性结构由肱骨远端和桡、尺骨近端三部分组成。尺骨冠状突可防止肘关节向后脱位，对于肘关节的前后方向的稳定性尺骨冠状突是不可或缺的结构。临床经验显示，至少保留50%的冠状突才能够保持肘关节的功能稳定。鹰嘴可防止肘关节向前脱位，如果临床上尺骨鹰嘴粉碎骨折需要切除，范围要小，鹰嘴关节面需保持一定长度，至少30%以上，这也是侧副韧带附着的位置，才能维持肱尺关节的稳定。桡骨头具有传导负荷及稳定关节的作用，不管肘处于何种位置，桡骨头均传导手和前臂至肱骨的负荷。

2. 关节组成 肘关节是个复合关节，由三个不同的关节组成，即肱尺关节、肱桡关节及上尺桡关节。肘关节稳定主要取决于肱尺关节，它不仅保证了前后稳定，也提供了内外及旋转稳定。肱骨内髁的关节面则向内侧和外侧突出，增加了与尺骨近端所组成的肱尺关节的内在稳定性。当前臂处于旋前、伸肘位时，肱桡关节具有最大接触面积并传导最大负荷；即使将骨间膜切断，肱桡关节仍传导手和前臂至肱骨载荷的60%。侧副韧带损伤后，肱桡关节骨性结构对肘部稳定起重要作用。肱骨远端的前方有冠状突窝和桡骨窝，在完全屈肘时分别容纳尺骨的冠状突和桡骨头，增加屈肘位时肘关节的稳定性。肱三头肌的腱性部分较宽阔，止于鹰嘴后方；前方则有肱肌止于冠状突和尺骨结节。

3. 韧带组成及分布特点 肱尺关节、肱桡关节、上尺桡关节由肘关节的关节囊包裹在同一个关节腔内。肘关节囊在特定部位有纤维组织增强，形成肘关节周围的关节囊。桡骨头颈部有环状韧带围绕，控制桡骨小头的稳定性；肘关节侧方则形成侧副韧带。其中最为重要的是内侧（尺侧）副韧带的前束，它起于肱骨内上髁，止于冠状突内侧面的小结节；内侧副韧带的次要部分则止于尺骨鹰嘴的内侧面。而外侧副韧带则类似于扇形结构，起于肱骨外上髁，止于桡骨的环状韧带。

侧副韧带提供了近侧肘关节稳定性（内翻和外翻）的 50%，另 50% 由骨性关节面提供。内侧副韧带完整时，桡骨头对抗外翻应力的作用最小，桡骨头是防止外翻不稳定的辅助结构。内侧副韧带损伤后，桡骨头则成为一个重要的稳定结构。内侧副韧带后束及中间束仅表现为关节囊轻度增厚，但前束可以完整地解剖分离。内侧副韧带前束在不同屈肘状态下提供 1/3~1/2 抗外翻应力；完全伸肘时，前关节囊紧张，关节囊及周围软组织提供了 40% 抗外翻应力和 1/3 抗内翻应力，主要归功于前关节囊。在屈肘 0°~20° 时，外翻稳定主要由骨性结构维持，内侧副韧带的作用有限；屈肘 20°~125°，内侧副韧带是维持外翻稳定的重要结构。

4. 肘部的肌肉 为肘关节活动提供了活力，按其功能可分为屈肘肌、伸肘肌、旋前肌与旋后肌四组。其中屈与伸是发生在肘的横轴上，是以尺骨鹰嘴为支点，尺骨干为杠杆，靠肘前屈肌与肘后屈伸肌进行屈伸运动，并依靠这两组肌肉的拮抗作用，使肘关节在生理活动范围内的伸屈运动得以稳定。旋转运动发生在前臂的纵轴上，以尺骨为轴心，桡骨绕尺骨做锥形转动。

（二）肘关节的运动

肘关节各关节面的弧度是肘关节运动范围的骨性基础。肱骨滑车关节面的弧度约为 330°，尺骨滑车切迹关节面的弧度约为 190°，两者相差大约为 140°。肱骨小头关节面的弧度约为 180°，桡骨小头关节面弧度约为 40°，其差额也在 140° 左右。这正是正常肘关节的伸屈范围。肱骨滑车和肱骨小头的关节面轮廓在矢状面上接近正圆形。在肘关节伸屈过程中，其旋转中心的轨迹分布在肱骨小头中心 1~2mm 的范围内，一般可把它看作一条直线。前臂的旋转活动是围绕桡骨小头中心到尺骨远端关节面旋转中心连线进行的。正常人前臂可旋前 70°~85°，旋后 75°~90°，活动范围约 175°。前臂的旋转活动除上尺桡关节参与外，还有下尺桡关节参与活动。尺骨鹰嘴的开度是指鹰嘴间、喙突的连线与尺骨纵轴的夹角，正常约为 30°。这个开角减小会降低肱尺关节骨性稳定。

肘关节主要进行屈伸运动，一般可达 140°，过伸则可有 10°~20°。桡尺部可作垂直轴上的旋前、旋后运动，可有 10°~15°，女性可达 25° 左右，由于肱骨滑车关节轴斜向下内，在屈前臂时前臂与上臂中轴之间产生一个约 15° 角的转动，称为提携角。

（三）肘关节的受力分析

如图 10-5 所示，当前臂屈曲某一角度时，肌肉力 F_M（主要为肱二头肌及肱肌）可以分解为两个分力：①稳定力 S。沿着前臂方向压紧肘关节，起稳定作用；②旋转力 R。垂直于前臂轴线，引起前臂屈伸、旋转。设肌力的作用点与肘关节的转动中心距离为 d_R（常数），从图中

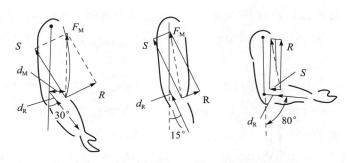

图 10-5 肌力的稳定分量和旋转分量

可以看出，旋转力 R 随臂屈曲角度的变化而变化，在肘屈曲接近 90° 时，R 最大。力 R 与屈曲角度成非线性关系。当接近 90° 时，力 R 增大较快。

肱肌是主要的屈肘肌，起于肱骨前面，附着于尺骨近端前面。肱二头肌长头腱起自盂上结节，短头腱起自肩胛骨喙突，止于二头肌粗隆。前臂旋后或中立位时肱二头肌很活跃，肱桡肌起自肱骨远端外侧，止于桡骨远端桡骨茎突附近，屈肘和提取重物时此肌活跃。肱肌、肱二头肌、肱桡肌以及桡侧腕屈肌是主要的屈肘肌，其中肱肌起主要作用，临床上肘关节后脱位并发尺骨冠状突骨折时，肱肌常牵扯尺骨冠状突骨折块向前移位。

在伸肘位屈肘肌以最大的等长收缩时，关节受到的总负荷（即关节接触力）相当于体重的 2~3 倍。通过比较屈肘与伸肘时的关节力，发现伸肘时关节的负荷比屈肘时要大，主要是因为伸肘肌的力臂短，屈肘肌的力臂长，当前臂的重力不变时，伸肘肌必须发挥更大的作用才能达到平衡，从而使关节受到的负荷也较大。肱三头肌是主要的伸肘肌，三个头组成一个腱止于尺骨鹰嘴，由于肱三头肌肌肉力量强大，其强烈收缩时可导致尺骨鹰嘴撕脱骨折并分离移位。

在计算肘关节力时，肌肉收缩的方向与关节运动轴并不完全垂直，作用于关节的肌肉收缩力通常分解为垂直与水平两个方向的分力。在伸肘位屈肘肌收缩时，肱骨远端受到由后向前的分力，而在屈肘位屈肘肌收缩时，肱骨远端又受到相反方向即由前向后的分力，因此，在动态情况下，当肘关节屈伸运动时，肱骨远端受到在前后方向上循环往复的负荷，这种负荷构成对肱骨长轴的扭动也是引起铰链式人工肘关节松动的因素之一。在肘关节屈伸运动中伴有前臂的旋转活动，伸直时前臂旋前，完全屈曲时旋后，在人工肘关节的设计上并未考虑肘关节屈伸运动中的前臂旋转活动。屈肘肌的收缩力对肱骨远端产生前后方向的分力，并使肱骨远端发生前后方向的扭动，使人工肘关节发生松动。

（四）临床应用

1. 肘关节失稳 肘关节的稳定通常分为静力性稳定和动力性稳定，前者依赖肘关节的骨性结构及周围的韧带和关节囊，后者主要依赖关节周围的肌肉。外伤和劳损是肘关节不稳发生的最直接因素，其分类与分期如下：①累及特殊的关节部位：即肘关节或单独的桡骨头不稳定；②关节不稳的临床时间：急性、慢性或复发性关节不稳；③移位的方向：外翻、内翻、前方、后外侧旋转不稳定；④移位的程度：轻度不稳、半脱位或全脱位；⑤有无并发骨折。

（1）后外侧旋转不稳定 是指肘关节在承受外翻和外旋应力时，肱尺关节半脱位、肱桡关节旋转脱位的状态。后外侧旋转不稳定多见于肘关节急性后脱位，冠突骨折合并肘关节内侧副韧带损伤，外侧副韧带以及内侧副韧带前束的断裂是导致肘后外侧旋转不稳定的主要原因。肘关节镜检查可以观察到肘外侧韧带复合体损伤或松弛、桡骨头向后半脱位以及增宽的外侧关节间隙。

（2）外翻不稳定　急性肘外翻损伤可导致内侧副韧带前束断裂，投掷类运动员对肘关节施加外翻扭转力造成的内侧副韧带急性前束损伤，如不能得到合理有效的治疗则难以愈合，继发外侧柱压缩伴外翻位的肘关节松弛，逐步发展成为慢性肘外翻不稳定。

（3）内翻不稳定　肘关节脱位是外侧副韧带损伤的最常见原因，肘关节脱位后由于悬挂患肢，重力拉伸作用于肘关节外侧，使外侧韧带损伤比内侧韧带损伤更容易出现关节松弛的后遗症。此外，肱骨外上髁炎患者出现肘关节外侧副韧带功能不全，可能继发于经常注射糖皮质激素。广泛的外科清理术治疗外上髁炎会减弱外侧副韧带功能，导致肘关节内翻不稳定。

（4）前方不稳定　肘关节的前方不稳定较为少见，多继发于肘关节前脱位导致内外侧副韧带撕裂和尺骨鹰嘴骨折后。治疗主要是针对骨折处理，很少继发慢性前方不稳定。

2. 桡骨头骨折　桡骨头粉碎性骨折，当内侧副韧带前束完整时，切除桡骨小头对肘部动力学稳定有一定影响；当内侧副韧带也受损，切除桡骨头将严重破坏肘部稳定并致脱位，虽然此种不稳定可由肌肉收缩来部分代偿，但仍会严重影响肘部功能。所以桡骨头粉碎性骨折不能保留时，应当行桡骨头置换术，以保护肘关节的外侧稳定性。

三、腕关节

（一）腕关节的解剖结构特征

腕关节是一组骨与软组织结构的组合，它将手和前臂连接起来，具有较大的活动范围。腕关节主要由桡骨、尺骨远端，腕骨和掌骨基底，桡腕关节、腕中关节、下尺桡关节三部分组成。

桡骨茎突比尺骨茎突长 1~1.5cm，桡腕关节面有掌倾角 10°~15°，尺倾角 20°~25°。桡骨远端关节面呈三角形凹陷，被一条前后方向的嵴分为两个关节面，外侧呈三角形的与舟骨相关节，内侧呈四边形的与月骨相关节。腕部有八块腕骨，近排有舟骨、月骨、三角骨、豌豆骨，远排腕骨有大小多角骨、头状骨、钩骨。

桡腕关节是由舟骨、月骨、三角骨的近关节面及其间的韧带组成凸面的关节头，合成二轴性椭圆关节，可做屈伸、收展和环转运动。腕中关节位于远近两排腕骨之间，略呈一横置的"S"形。下尺桡关节为尺骨头的环状关节面和桡骨的尺骨切迹组成的车轴关节，桡骨围绕尺骨可作150°左右的旋转。下桡尺远侧关节有辅助结构关节盘存在，关节盘构成下桡尺远侧关节的底，封闭关节腔。

腕关节的稳定性主要由关节囊的包裹和腕骨间韧带的牵拉。桡腕部掌侧的韧带从桡到尺依次有桡舟韧带、桡舟头韧带、桡月韧带、桡舟月韧带。背侧有背侧腕间韧带。桡舟韧带又称桡侧副韧带，对舟状骨起固定作用，对舟骨稳定性很重要。三角纤维软骨与掌、背侧下尺桡韧带，是下尺桡关节主要的稳定结构。如果受到强大旋转力的作用，下桡尺关节过度旋转，三角软骨盘被过度牵拉而发生撕裂，掌背侧下尺桡韧带断裂，或合有桡骨远端骨折短缩移位、盖氏骨折时，亦可导致下尺桡关节脱位。

（二） 腕关节的运动

腕关节运动理论有很多种：传统的两排理论、腕柱理论、铰链理论等。腕关节运动的大部分由桡腕关节来完成，腕骨分为远排腕骨和近排腕骨两组，远近两排腕骨各为一组并围绕各自的固定轴旋转，舟骨同属两排起着两排腕骨的桥梁作用。远排腕骨的结合较为紧密，彼此之间少活动；而近排腕骨的连接则相对比较松弛，各个腕骨关节间的运动幅度较大，又有多条韧带与桡骨、尺骨相连。腕关节做屈腕运动时，腕骨围绕头状骨的中心位点，在横轴上呈铰链活动。近排腕骨和远排腕骨则在同一个方向上做成角运动。头状骨和月骨均向掌侧倾斜并略微后移。腕关节做背伸运动时头状骨和月骨均向背侧倾斜。头状骨、月骨的近侧关节面均向前滑动，以致月骨背侧缘于桡骨腕关节面相贴，掌侧缘向远侧略翘起。腕关节桡偏时，近排腕骨向尺侧移动，而远排腕骨向桡侧移动。头状骨向外旋转，月骨向内移，舟骨整个近侧面与桡骨近侧面相贴。

腕关节中立位为手与前臂成直线（0°），手掌向下。掌屈 70°，背屈 65°，尺侧偏斜 35°~45°，桡侧偏斜 25°~30°，旋前和旋后 80°~90°。

（三） 腕关节的受力分析

在人体正常的生理活动中，腕关节所承受的轴向压缩力主要来自前臂屈伸肌肉伸缩产生的力，正常桡舟、桡月关节内有各自独立的应力承受区，其面积不等于实际的关节面积，而是随腕关节的位置不同而有变化。在功能位（背伸 20°）时，桡舟和桡月关节中的应力值和受力面积最大，平均压强较小。这反映了在功能位时腕关节具有较高的稳定性，可以适应各种强度的活动需求，这从生物力学角度说明了功能位的重要意义。屈曲过程随着屈曲角度的增加，桡舟关节内应力值、受力面积和平均压强均有不同程度的减小，而桡月关节内的应力先增加后减小，其中应力值和受力面积的转折点位于屈曲 40°，平均压强则位于屈曲 20°。背伸过程随着背伸角度的增加，桡舟关节内的应力值、受力面积先增大后减小；在桡月关节中，应力值不断减小，受力面积先增大后减小，而平均压强先减小后增加。背伸 20°时，桡舟和桡月关节内，应力值较大，受力面积最大，而平均压强最小。尺偏过程桡舟关节内的应力值、受力面积、平均压强显著减小；桡月关节内应力值和受力面积均显著增加，平均压强轻微增加。桡偏过程，桡舟关节内的受力面积、平均压强和应力值逐渐增大，桡月关节间的受力面积、平均压强和应力值逐渐减小。

（四） 临床应用

1. 腕关节失稳 腕关节的近侧关节和腕中关节的结构产生一个双铰链系统，提供内在稳定性。由于腕骨上无肌肉附着，不提供动态稳定，长屈肌和长伸肌的挤压力在近侧排和腕中关节内能将腕骨缚住，韧带制约力和多面关节面的精确匹配可产生稳定力，尺侧腕伸肌、拇短伸肌和拇长展肌的作用是腕的动态性侧方稳定系统。

腕关节失稳，是指腕关节出现以不能承受正常的生理负荷和在其活动时出现异常的运动学表现为特征的关节功能障碍。腕关节失稳的分类有如下六类：①按病程分：急性指损伤在 1 周内；亚急性指损伤时间为 1~6 周；超过 6 周以上的损伤为慢性。②按恒定性分为静态不稳定和动态不稳定。③按损伤病因分为：先天性、创伤、炎症、关节炎、肿瘤、医源性等所致的腕关节不稳。④按部位分为：桡腕、腕中、腕骨间、腕掌、下尺桡关节的腕关节不稳。⑤按腕骨异常旋转和移位方向分：掌屈不稳定、背伸不稳定及尺侧、桡侧、掌侧、背侧、近端、远端、旋转、复合不稳。⑥按类型分：分离性腕关节不稳、非分离性腕关节不稳、复合性腕关节不稳、适用性腕关节不稳。

2. 腕三角纤维软骨复合体（TFCC）   是腕部解剖学和生物力学非常重要的多种坚韧组织复合体，结构上包括三角纤维软骨、掌侧和背侧桡尺韧带、尺侧副韧带、尺月韧带、尺三角韧带和尺侧腕伸肌腱腱鞘，是稳定远端尺桡关节的主要解剖结构。TFCC 的主要功能是：①掌侧和背侧桡尺韧带为远端尺桡关节的主要稳定结构。②TFCC 水平部充当尺侧腕关节的衬垫，承受腕关节轴向负荷的 20% 左右。③尺侧副韧带、尺月韧带、尺三角韧带和尺侧腕伸肌腱腱鞘是尺侧腕关节的稳定结构。

腕三角纤维软骨复合体的背侧部分是前臂中立位及旋前时防止尺骨向背侧脱位，旋后时防止尺骨向掌侧半脱位的重要结构。单纯的乙状切迹（不累及软组织损伤时）在远端尺桡关节的稳定性方面作用不大，但是当前臂旋前位时，乙状切迹的背侧缘可能对限制尺骨的掌侧移位有一定作用。TFCC 的背侧部分在前臂旋前时是稳定远端尺桡关节的重要结构。在前臂中立位时，TFCC 的掌侧部分对稳定远端尺桡关节作用较大。

四、髋关节

髋关节是全身最大、最深且最稳定的关节。髋关节由球形股骨头、凹形的髋臼组成球窝状关节，具有相对稳定的骨性结构，并由坚强的关节囊与韧带以及强大的肌肉群保护。髋关节又具有较大的活动范围，它将躯干的重量传达至下肢，具有重要的负重和活动功能。髋关节受损后，骨及关节软骨的应力分布则出现变化，从而导致病理性改变。

（一）髋关节的解剖结构特征

正常髋关节的稳定性依靠髋臼的形态和方向、髋臼对股骨头的覆盖以及髋关节周围肌肉的动力平衡等。髋臼盂唇加深了髋臼，像一条领带将股骨头套住，并增加了关节的稳定性。

髋臼表面被关节软骨覆盖，软骨周缘厚且主要在外侧，骨性髋臼很深以提供主要静态稳定，边缘被盂唇及横韧带加深。未负重时髋臼直径小于股骨头，负重时髋臼发生弹性形变与股骨头匹配。股骨头为 2/3 球形，关节软骨面在内侧中性面最厚，边缘最薄。股骨颈与股骨干存在额状面的颈干角和横断面的前倾角，髋关节运动的自由度由颈干角提供，颈干角的变化会对肌肉力量及重力线力臂产生明显效应。前倾角成人平均为 12°，超过范围会引起股骨头部分不能被覆盖，则步行腿内旋，而小于正常范围则步行时腿外旋。

髋关节在冠状面的平衡，是外展肌与内收肌之间的平衡。臀中肌是主要的外展肌，内收大肌是主要的内收肌，阔筋膜张肌则是主要的冠状面的稳定肌。在矢状面的平衡主要是伸肌与屈肌之间的平衡，当重心落在髋关节前方时臀大肌收缩防止髋关节突然屈伸，当重心落在髋关节后方时，髂股韧带被动紧张，可以限制髋关节过伸。

髋关节的稳定性与关节活动的位置有关。当关节全伸时，由于同时发生少量的外展和内旋而产生交锁效应，此时关节最为稳定。当关节屈曲或内收时，股骨头进入髋臼的深度减小，关节的稳定性就相应减弱。

股骨上端的结构：该处主要的骨小梁系统有二，沿股骨颈内侧和外侧各有一个系统。内侧骨小梁系统始自股骨干上端内侧皮质，向股骨颈内侧呈放射状分布，最后终止于股骨头软骨下方。外侧骨小梁系统始自股骨干外侧皮质，沿股骨颈外侧上行，与内侧骨小梁交叉，止于股骨头内下侧 1/4 外软骨下方。内侧骨小梁系统称为压力系统，而外侧骨小梁系统称为张力系统。骨小梁的排列与股骨头的关节面成直角。股骨距为股骨干皮质骨向上的延长，过小粗隆而到达股骨颈下方，从力学角度来看，相当于起重机的力臂。根据"骨的功能性适应"原理，骨小梁是按照应力作用方向进行排列的。股骨颈内侧的骨小梁系统受到压力作用，而外侧骨小梁系统则受到拉力作用，主要是外展肌和阔筋膜张肌作用。骨小梁的排列与所受作用力方向是一致的。

（二）髋关节运动

髋关节可作前屈、后伸、内收、外展以及内、外旋转等活动。髋关节作屈伸活动时，股骨头沿横轴在髋臼内旋转，但大腿内外旋转时，是以股骨头中心至股骨髁间凹连线作为其活动的轴心。因此，股骨头在髋臼内还有一定的滑行。人股骨可屈伸达 140°，外旋和内旋约为 75°。这些数字只说明髋关节活动的一个大致幅度，这种幅度因人而异，尤其是当发生关节病变时，更加显著的不同。

（三）髋关节受力分析

髋关节面所承受的应力正常情况下应均匀地分布到负重关节面上，负重关节面积与所受的压力成反比。超负荷的应用将促使软骨面受损而形成骨关节炎。正常关节面骨端相互适应，所受应力分布面广，单位面积所受压力较小。当关节面不相适应时，压力传至有接触的关节面上；或当关节软骨面遭受破坏，臼头的半径不一致，传递外力的面积亦减少，均将产生应力集中。另外，还要看髋关节的负重力线在髋臼上的位置如何（图 10-6）。

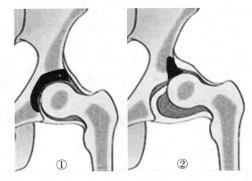

图 10-6　髋关节负重位置与应用的关系
①正常；②髋臼发育不良，着力点外移

人体在行走或站立时，髋关节是主要的负重结构，主要为股骨头和髋臼。大量实验提示髋关节是一个轻度不和谐的关节，即髋臼与股骨头的不同部位并不承担相同的压力。如处于行走的摆动相时，髋臼仅在前部、后部与股骨头接触，承受压力，顶部则几乎没有压力；当单腿站立时，髋臼产生弹性应变而与股骨头的关节面完全接触，达到和谐一致。

当双腿平衡站立时，股骨头承担上身和上肢的重量。由解剖学可知上身及上肢重约为总体重的 2/3，亦即作用在单侧股骨头上的力为人体体重的 1/3。1960 年 Rydell 作了在体试验证明：单腿站立时作用在股骨头上的力为人体体重的 2.6 倍。在慢步行走时为人体体重的 1.6 倍，在跑步时作用在股骨头上的力约为人体体重的 5 倍。

【例 10-2】　请计算单腿站立时，股骨头受力情况。已知外展肌力 F_M 与水平轴大约为 60°角。假定 F_M 力作用点、股骨头中心及体重作用点在一条水平线上。肌力臂 d_M 与体重力臂 d_G 之比为 1：3.5，若取 1：3.0，单腿受力来自人体重量（660N）的 5/6，为：$G = 5/6 \times 660N = 550N$。

解： 为了维持骨盆的水平位置，需外展肌来平衡（图 10-7①），先画出杠杆简图（图 10-7②）。

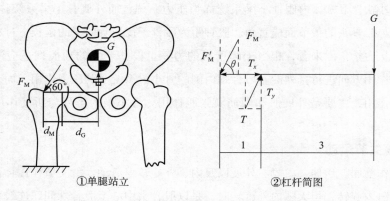

图 10-7　髋关节受力分析图

根据杠杆平衡：

$$F'_M \times 1 = 550 \times 3$$

$$F'_M = 1650N$$

而：

$$F_M = F'_M / \sin 60 = 1650 / 0.866 = 1950N$$

进一步计算出作用在股骨头上的力 T：

$$T_y = F'_M + G = 1650 + 550 = 2200N$$

$$T_x = F_M \cos 60 = 1905 \times 0.5 = 952.5N$$

$$T = \sqrt{T_x^2 + T_y^2} = \sqrt{2200^2 + 952.5^2} = 2397N \quad （体重的 3.6 倍）$$

$$\theta = tg^{-1} = \frac{T_x}{T_y} = tg^{-1} \frac{952.5}{2200} = tg^{-1}(0.433) \approx 23.4°$$

从上面的计算过程可以看出，d_M 与 d_G 比例的改变，会得到不同的结果，d_M 的值与股骨的颈干角有关。一般颈干角为 125° 左右，如大于 125°（髋外翻）时，则 d_M 减小，从而外展，肌力增大，关节受力亦增大；如小于 125°（髋内翻）时，则 d_M 增大而减小肌力，关节受力亦减小。这在关节置换时，是应该加以注意的问题。相反，如果改变 d_G 的值，亦可以改变外展肌力及关节受力情况，如在临床上当外展肌受损或麻痹时，由于不能提供平衡肌力，患者只好把重心（除去支持腿）移向股骨头中心的正上方（即所谓的"馈病"步态），此 d_G 减小，外展肌力亦减小。但是长期处于这种"馈病"步态，由于股骨头承受垂直向下的力，从而引起骨端软骨板的位移，骨将向上方生长，形成"外反股"病态。为了避免这种情况，可借用手杖来减小外展肌力。

【例 10-3】 计算使用手杖时，外展肌的肌力大小（图 10-8）。设手杖离股骨头中心为 $d_C = 0.5m$，$d_G = 0.15m$，手杖作用力 $F_C = 100N$，单腿承受人体重力（660N）的 5/6，为：$G = 5/6 \times 660N = 550N$

解：依杠杆平衡：

$$-F_M \times d_M - F_C \times d_E + G \times d_G = 0$$

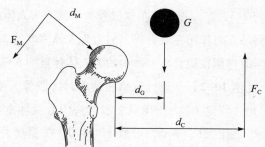

图 10-8　用手杖减小外展肌力

$$F_M = \frac{G \times d_G - F_C \times d_C}{d_M} = \frac{550 \times 0.15 - 100 \times 0.5}{0.05} = 650N$$

接近人体体重（660N），比不用手杖时这个数值要小得多。

（四）临床应用

1. 股骨头坏死 髋关节结构的和谐是关节发挥正常功能的解剖生理基础。但股骨头坏死后，随着修复的发生，在活骨与死骨交界处必然会出现力学上的薄弱环节（头内骨折、软骨分离等），股骨头的完整性受到影响；病情进一步发展，股骨头可能发生塌陷，此时股骨头与髋臼的相互关系必然发生紊乱，严重者出现髋关节半脱位，髋关节的稳定性受到削弱；如果塌陷严重，髋关节周围软组织（也包括肌肉）的张力将发生改变，从而影响髋关节的动力稳定结构，最终影响髋关节的承重、行走功能。

股骨头坏死对髋关节整体性的影响有三个方面。一是股骨头坏死后，随着塌陷的来临，在股骨头内将发生头内骨折、软骨分离，甚至整个坏死的股骨头发生滑移等使股骨头结构完整性丧失的病理改变；二是股骨头坏死塌陷后，股骨头与髋臼之间的关系紊乱，使髋关节的稳定与和谐受到削弱；三是股骨头坏死塌陷后，髋关节周围软组织张力改变，包括髋关节外展肌群在内的动力稳定结构遭到破坏，也就是中医认为的"筋不能束骨"。

股骨头坏死后塌陷是生物学和生物力学因素综合作用的结果，坏死修复过程中，生物学反应导致生物力学性能显著下降，尤其软骨下骨力学性能的（应力/强度的比值）下降是导致塌陷的直接原因，股骨头坏死后并不立即发生明显的骨结构和力学性能改变，修复过程启动后才出现骨结构损害和力学性能降低，最终发生塌陷，负重区软骨下骨力学性能的降低与股骨头塌陷有直接关系。随着软骨下骨板力学性能的下降，软骨下骨产生更大的应力，并随软骨下骨板的断裂而塌陷。

随着对股骨头坏死塌陷本质的认识，生物力学因素在保髋治疗中越来越受到重视，预防纠正塌陷是保髋治疗的关键。塌陷前，积极预防塌陷，为股骨头坏死修复创造稳定的力学环境；塌陷后早期，促进修复必须与重建稳定、纠正塌陷相结合；塌陷后晚期，生物学与力学稳定均要重建，优先恢复稳定兼顾纠正塌陷。目前，预防和纠正股骨头塌陷的治疗方法主要有髓芯减压术、骨移植术和截骨术等。

髓芯减压术是治疗早期股骨头缺血性坏死的最常用的手术方法。其目的是减少股骨头的压力进而降低股骨头部的髓内压，重新恢复血管内的血流，从而减轻髋部的疼痛。髓芯减压去除了结构性骨质，股骨头的力学结构遭到破坏，最大应力/强度比值显著增高。

骨移植治疗股骨头缺血性坏死的原理是给病变的股骨头提供结构支撑，预防纠正塌陷，为坏死的修复创造稳定的力学环境。髓芯减压、打压植骨、游离腓骨植入、螺钉固定支撑术治疗"围塌陷期"股骨头坏死，先采用松质骨进行层层打压植骨，改善塌陷，理论上避免了可能产生的应力集中。在打压植骨下方植入皮质骨条则加强了对上方植骨的支持；皮质骨条旁拧入的螺钉可稳定骨条及骨条周围坏死区可能存在的断裂；在重建生物学骨传导途径的同时，重建了股骨头的力学稳定，为其修复提供良好环境。

截骨术治疗股骨头缺血性坏死理论基础是基于生物力学效果。即将股骨头的坏死或塌陷病灶从髋关节主要受力区域移出。让正常股骨头关节软骨并有健康骨支撑的区域取而代之，从而减少坏死区的压力以阻止股骨头的塌陷或进一步塌陷。

2. 股骨颈骨折　骨折线位于头下或颈中，都属于关节囊内骨折。按骨折作用力的方向和着力点可分为外展型骨折和内收型骨折。外展型骨折是在股骨干急骤外展及内收肌的牵引下发生的，股骨头多在外展位；而内收型骨折是在股骨干急骤内收及外展肌群（臀中、小肌）牵拉下发生的，股骨头呈内收位。

在 X 线照片上通过两髂前上棘画一水平横线，再沿骨折线画一斜线，测量两线相交角度。角度越小，预后越好。包威尔（Pauwel）依据此角度数，将稳定性分类。小于 30° 为 I 型，50° 左右为 II 型，70° 以上为 III 型。I 型骨折线倾斜角小于 30°，骨折处所承受的剪力较小，多可由肌肉收缩及体重影响而发生嵌入，预后较好，相当于前述外展型骨折。III 型骨折线倾斜角 70° 以上，剪力作用较大而使骨折线逐渐增宽，上折端呈内收且有旋转，下折端向上移位，愈合较难，预后不良，一般认为多需手术固定。

从治疗上考虑，决定疗效的因素很多，如骨折的部位、骨折复位情况、复位时间、骨折处血液供应情况等。治疗应尽量增加骨折处压力而减少其剪力，使骨折端得到生理应力。从这一设想出发，临床采用加压螺丝钉内固定治疗股骨颈骨折，该螺丝钉进入股骨头的一部分具有螺纹而跨越骨折线的一部分没有螺纹，随着螺丝钉的旋进，增加了骨折端的压力使之更紧密的对位而促进愈合。另一种措施是采用单臂架外固定器，该法是经复位的骨折断端得以固定；然后在股骨中下段横向插入一枚骨针，用支杆外固定器将此三针连接起来。外固定器之长杆平行于股骨干，它的支撑作用，起到了克服股骨头下移，对抗骨折线处的剪力，功能活动时能使骨折端得到间断性生理应力刺激，促进骨折愈合（图 10-9）。

长久以来治疗股骨颈骨折多采用空心钉内固定术。强调该钉应平行于股骨颈纵轴并通过骨折线中点，即三翼钉与股骨干所成的夹角应当与颈干角一致。但从生物力学角度分析，此法莫如使三翼钉与股骨颈纵轴成 20° 角左右的方向，由外下向内上紧贴股骨距进入则力学效果更好（图 10-10）。

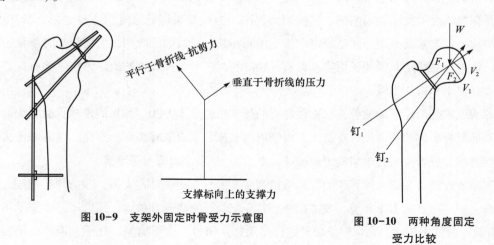

图 10-9　支架外固定时骨受力示意图

图 10-10　两种角度固定受力比较

五、膝关节

膝关节是人体中最大、最复杂的关节之一，也是一个发病率较高的关节，由股骨、髌骨和胫骨组成。因为长骨的结构特点，任何异常外力都会在作用点上显著的扩大，因此，膝关节比身体其他关节更易损伤。了解膝关节的运动和受力情况及其结构的稳定性，对临床和人工关节的制造及使用都是有益的。

（一）膝关节的解剖结构特征

1. 骨和关节　髌骨是股四头肌发育中形成的种籽骨，是伸膝装置中的重要结构，对增加股四头肌的力臂和做功具有重要意义，并且可以保护膝关节的前面。由于股四头肌的力线与髌腱纵轴线之间存在一个外翻角度即股四头肌角（Q角），因而，髌骨存在着向外侧移位的倾向。

2. 关节韧带　在膝关节的骨性结构、半月板、关节囊及附属韧带结构的共同作用下，膝关节可以保持静态与动态的稳定性。膝关节在完全伸直位，关节将发生扣锁，而获得最大的关节稳定性，这是因为膝处于完全伸直位时，股骨在胫骨上向内旋转；当膝关节屈曲的时候，旋转的范围随之增加，在膝关节屈曲90°时，旋转范围达到最大；而于过度屈曲位时，股骨则向外旋转，此时将通过关节面的咬合和交叉韧带的制导作用增加关节的稳定。因而，膝关节的稳定更多地依赖于关节周围结构的正常，尤其是侧副韧带的平衡。膝关节前方稳定性有赖于伸膝装置的稳定尤其是股四头肌的力量。

膝关节的稳定结构还有赖于前/后交叉韧带的制约、内/外侧副韧带的平衡、以及伸膝装置与股四头肌及腘绳肌的力量均衡。尤其是内/外侧副韧带的平衡和稳定作用对膝关节的正常功能非常重要。

额状面上的运动，如外展和内收同样地受关节屈曲程度的影响。当膝关节完全伸直额状面几乎没有活动。膝关节屈曲30°，被动的外展内收增加，但仅为几度。膝关节屈曲超过30°，额状面运动因软组织限制开始减少。

在膝关节屈曲时，后交叉韧带可防止胫骨在股骨上向后移位，防止过分伸直及屈曲。前交叉韧带能防止胫骨在股骨上向前移位，即股骨向后移位，并防止膝关节过分伸直。腿部固定不动时，能防止股骨内旋。总之膝关节交叉韧带是维持膝关节稳定性的重要功能，所以损伤后必须重建。

外侧副韧带从股骨外上髁向下后走行，达腓骨茎突。在膝完全伸直时它是绷紧的，一旦屈膝时它便松弛，这有助于维持膝关节的稳定性。

3. 半月板　从形态学上，可以将半月板分为内侧半月板和外侧半月板。对半月板的组织学研究表明，其纤维的排列在前部主要是环形的，与后部斜行韧带分成两个部分，呈现高度各向异性，因此具有较大的强度。它的最主要功能是使负荷分布在较宽的面积上。另外，半月板还有助于膝关节的稳定性。

（二）膝关节运动

在日常生活中，膝关节屈伸在0°～140°和10°～15°内旋及外旋。正常行走屈伸约到70°。下楼时屈伸角近于90°，上楼时比90°小，坐位时在90°～110°之间，最为适宜。

1. 胫股关节　正常膝关节的胫股关节几何中心行径呈半圆形。确定胫股关节的几何中心后，可描述面运动。可确定胫股关节面的接触点（关节间隙的最窄点），将这点与几何中心画一条连线，与这条线画一条垂直线，表明接触点的变位方向。从完全伸直至完全屈曲的每一个运动间隔，正常膝关节上的线与胫骨面呈正切，表明股骨在胫骨髁上的滑动（图10-11）。

如果膝关节损伤致屈伸几何中心异常移位，胫股关节面不会在运动范围内有正切滑动，而

NOTE

是被拉开或挤压。这种膝关节很像门的铰链操作弯曲的面，门不会贴住门的侧壁。若膝关节保持勉强活动，它会逐渐适应这种变位几何中心的环境，或牵伸韧带及其支持的软组织，或在关节上施加异常高压。

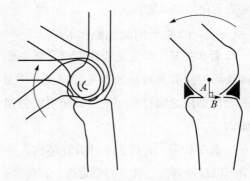

图 10-11　股骨在胫骨髁上滑动

胫股关节的内在紊乱将影响所谓旋紧功能，即膝的伸直和胫骨的外旋发生联合动作。胫股关节不是一个单纯的屈戌关节，而有螺旋形活动。胫骨在屈伸时的螺旋活动起于股骨内髁的形状。正常膝关节的内髁比外髁长 1.7cm。胫骨自完全屈曲至完全伸直时的活动，它按股骨内髁的曲线先下沉，然后上升，同时外旋。自完全伸直至完全屈曲时的活动，运动方向与上述相反，这种旋紧功能可使膝在任何部位产生最大的稳定力，比单纯的铰链形状要稳定的多。

2. 髌股关节　髌股关节在额状面上的活动也可用几何中心方法来描述。自完全伸直至完全屈曲，髌骨在股骨髁处向下滑动约 7cm。股骨的内髁与外髁在完全伸直和 90°屈曲时，均与髌骨连接。超过 90°，髌骨外旋，只有股骨内髁与髌骨连接。在完全屈曲时，髌骨沉入髁间沟内。

在髌股关节，股四头肌力随膝的屈曲而增大。在放松直立时，股四头肌只需最小的力来抗衡髌股关节的小的屈曲力矩，因为身体重力中心是在膝以上，几乎直接处于髌股关节的旋转中心之上。随着膝屈曲的增加，重力中心移离旋转中心，从而增加屈曲力矩，由股四头肌力来抗衡。

若髌骨被切除，髌韧带就比正常膝更接近胫股关节的运动中心。杠杆臂短时，股四头肌必须用更多的力，才有提供足够的转矩，使膝在最后 45°伸直时能维持膝部的一定转矩。这种摘除髌骨的膝关节在完全自动伸直时，需要比正常时多用 30%的股四头肌肌力。这种力的增加不是所有病人能够承担的，特别是年长者或关节内有病的人。

（三）膝关节的受力分析

人体在直立位时，其重心线在膝关节中心稍前一些通过。这种情况不需很大肌肉力来维持。因此，可以认为膝关节受力只有体重减去小腿足重的一半。如果站立体态不正确，则将在膝关节产生力矩，需要肌力来平衡。当膝关节弯曲情况下站立，或慢步上楼时，膝关节可能承受有 3~5 倍体重的力。在行走时，作用在膝关节上的力约为体重的 3 倍。

在膝关节受力分析中，半月板的作用非常重要，它主要在胫骨间起分散负载的作用，可以将股骨传来之压力分散到胫骨平台（图 10-12）。另外当膝关节受到冲击荷载时，半月板还有缓冲的作用，而在负荷轻时，半月板分隔股骨和胫骨，当负荷重时，则会发生股骨髁软骨与胫骨平台软骨相接触。

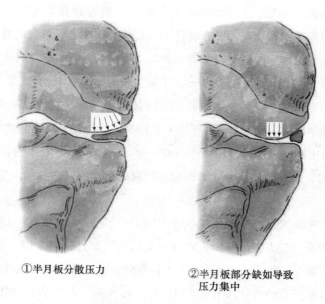

①半月板分散压力

②半月板部分缺如导致
压力集中

图 10-12 半月板将压力分散到胫骨平台上

【**例 10-4**】 人上楼时，前腿弯曲，在后腿离地时，求作用在膝关节上的肌肉力和关节力（图 10-13①）。已知 $d_G = 0.20\text{m}$，$d_M = 0.06\text{m}$，膝关节受力大致来自人体重力，即 $G = 600\text{N}$。

解： 根据杠杆平衡原理建立平衡方程：

$$F_M \times d_M - G \times d_G = 0$$

$$F_M = \frac{G \times d_G}{d_M} = \frac{600 \times 0.20}{0.06} = 2000\text{N}$$

F_M 就是髌韧带的作用力，据此再计算作用在膝关节上的力。为方便起见，取小腿为自由体，因为地面对足的反力（600N）可以已知（图 10-13②），要注意此时已知的肌力 F_M 为向上，经过计算得：$T = 2580\text{N}$，方向如图所示。

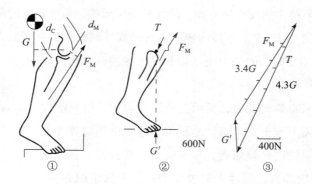

图 10-13 上楼时作用在膝关节上的肌肉力和关节力

（四） 临床应用

1. 髌骨半脱位 髌骨外侧缘位于股骨外侧髁的外缘，超出 5mm 以上即为髌骨半脱位，也就是髌股关节半脱位。是由于稳定髌骨的诸因素平衡失常的结果。

髌骨的主要作用：保护股骨关节面；传递股四头肌力，使股四头肌肌力集中起来；增强股四头肌的作用力矩，以加强股四头肌的力量；它与股骨滑车关节面相吻合，负重时起稳定膝关节作用；髌骨有"车链"作用，能增加膝的旋转能力；髌骨软骨面无神经血管支配，能适应高压力负荷；在高压负荷下，软骨的黏弹特性又可使压力缓冲，分散到股骨上。

膝关节由伸直到完全屈曲，髌骨在股骨髁滑车面上的移动轨迹，从外上开始呈弧形移向内下，呈开口向外的 C 形。移动距离大约 7cm，正常膝屈曲 90°时，胫骨结节与髌骨内半侧对应，膝完全伸直时，则与髌骨外半侧相对。髌股关节接触面积，从伸直位到屈曲 90°位，随屈膝角度增大而增加；屈膝 90°以后则随屈膝角度增大而减少。当屈膝 90°时，髌股关节接触面最大，约为 5cm。日常生活中膝关节活动范围大多在 0°～45°。在 0°～90°范围内，髌股关节内外侧间隙等宽，屈膝 120°时，髌骨的最内面才和股骨髁间窝的内缘月形面相接。完全屈曲时，髌骨陷入髁间窝内。

髌股关节压力，主要来自于股四头肌收缩。髌韧带和股四头肌肌腱分别牵拉髌骨上下极，二者力相等，方向相反。二力矢量和即为髌股关节压力。据计算站立时，屈膝 30°位，髌股间压力与体重相等。屈膝 60°位，髌股间压力等于体重的 4 倍。屈膝 90°位，髌股间压力等于体重的 6 倍。行走时髌股间压力约为体重的 1.5 倍。上下楼梯时，其压力约为体重的 3.3 倍。下蹲时，髌股间压力达到体重的 8 倍。

维持髌骨稳定与活动的主要动力结构是股四头肌。股直肌止于髌骨上缘，而股中间肌位于股直肌之下。股内侧肌止于髌骨内缘上 1/2～2/3；股外侧肌止于髌骨外缘的上 1/3～1/2。有纤维附着于髌骨表面并组成髌骨两侧筋膜扩张部。屈膝超过 90°时，主要是股四头肌的直头起伸膝作用，不足 90°时其他三个头的肌肉才逐渐参与伸膝功能。在 30°～50°时伸膝力最大，几乎所有的运动动作如跑、跳等，都是在 30°～50°角"发力"。股四头肌张力，屈膝 15°时，约是负荷的 1 倍，屈膝 45°时，约是负荷的 4.5 倍。股内侧肌附着于髌骨内缘上 2/3，股外侧肌止于髌骨上缘偏外侧。正常情况下，股四头肌收缩，股内侧肌向内牵引髌骨的力足以抗衡向外的力，否则髌骨将会向外脱位或半脱位。

由髌骨中点到髂前上棘的连线代表股四头肌牵拉力作用线；髌骨中点到胫骨结节的连线代表髌韧带拮抗股四头肌拉力的反作用力线，两线相交所形成的向外张开的角，称为股四头肌牵拉角，简称 Q 角，正常小于 15°。当股内侧肌力减弱或外侧粘连，挛缩拉力增强，内外失于平衡；或是 Q 角增大，增加向外的分力则使髌骨易于脱位。Q 角大于 20°当为异常（图 10-14）。

如果髌骨不遭受来自侧向的力，所承受的压力再大，也只能发生骨折或软骨损伤，而不至于发生髌骨半脱位。这是由于股骨外上髁向前突出而股内侧肌向内牵拉髌骨，从而防止髌骨脱位。造成髌骨不稳的因素一为骨性异常，属静力装置改变；二为软组织异常，包括动力装置改变。

以上诸因素，或者并存或者单独存在，再遭受使髌骨向外脱出的暴力或者持续向外侧移位的力大于向内侧的力即可发生髌骨不稳或脱位。治疗上，排除骨性异常因素外，就是矫正软组织，使之内外侧力平衡，手术方法多达几十种。大体可分为二类：一为加强使髌骨向内的力，切断或松解髌骨外侧组织，以减弱其向外的力。二为减少股四头肌牵拉角，以减弱使髌骨外移的力。

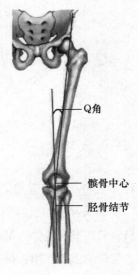

Q角

髌骨中心

胫骨结节

图 10-14　Q 角示意图

六、踝关节

踝关节由胫腓横韧带连接胫、腓骨的下端，夹住距骨而构成，其中主要组成部分就是距骨的马鞍形顶与胫骨远端关节面所构成的胫距关节，因此是一个典型鞍形关节。踝关节是人体负重最大关节，跳跃、行走等活动均依靠踝关节的背伸、跖屈活动。

（一）踝关节的解剖结构特征

踝关节稳定性由骨、韧带、肌肉支撑。

距骨体呈前宽后窄形，决定了踝关节运动方式，距骨滑车为圆锥体，底面朝向腓侧，顶端朝向内侧，轴心线由内上向外下倾斜。踝关节背伸活动时距骨体外旋前部较宽部分进入踝穴，同时腓骨产生向后外侧的移动及外旋活动适应距骨的运动，踝关节增宽 1.5~2.0mm，下胫腓韧带紧张，踝关节稳定，易发生骨折。在踝关节跖屈活动时距骨体内旋后部较窄部分进入踝穴，下胫腓韧带松弛，因此在踝关节跖屈位不稳定减弱，容易出现踝关节韧带损伤。

踝关节韧带结构主要包括下胫腓联合复合体及内外侧副韧带。下胫腓联合复合体中，骨间韧带最为强韧，下胫腓后韧带其次，下胫腓前韧带最薄弱，因此下胫腓联合后方损伤多表现为撕脱骨折，而前方通常为韧带损伤。内外侧副韧带从两侧加强关节囊，组织距骨在踝关节内的内外翻倾斜，外侧副韧带防止足内翻，内侧副韧带浅层主要对抗后足的外翻应力，深层粗大，限制距骨侧方移位并对抗距骨外旋。

踝关节周围肌肉起于小腿前、后及侧方筋膜间隔。前方肌肉使踝关节背伸，后方肌肉使踝关节跖屈及内翻，外侧肌使踝跖屈及外翻。踝关节跖屈肌与内翻肌肌力强于踝背伸肌与足内翻肌，达到踝足的稳定平衡，对抗踝背伸与外翻的活动，减少踝关节损伤的机会。

踝关节的稳定性可以从背伸、跖屈两个运动方式来分析：

1. 背伸 ①骨的影响：当背伸至终极位时，距骨颈的上表面与胫骨的前缘相接触，限制了背伸的运动幅度，否则会引起距骨颈骨折；②关节囊和韧带的影响：背伸时关节囊和并行韧带的后纤维被拉紧，从而限制了背伸的幅度；③肌肉的影响：肌肉常在其他两个因素之前就开始限制踝关节的背伸运动，参与的肌肉主要有比目鱼肌和腓肠肌。

2. 跖屈 ①骨的影响：距骨的后结节（尤其是后外结节）压在胫骨表面的后缘限制踝关节的跖屈；②关节囊和韧带的影响：关节囊前缘和并行韧带的前纤维被拉紧；③肌肉的影响：背屈肌的强直收缩而产生的阻力是第一个限制因素。

在踝关节，面活动主要是在胫距关节和腓距关节。在跖屈时，在远侧胫腓关节内可有一些活动，以适应距骨后方的狭窄。用多次 X 线摄片，测定几何运动中心，从完全跖屈至完全背屈，在整个运动范围内，胫距关节的面上运动几何中心行径均在距骨内。在正常踝关节内，关节面在运动开始时有一定分离，然后发生移动。关节面相互卡住后，运动乃停止，在相反活动时，开始时挤压面被拉开，在整个活动范围内显示滑动，然后再卡住。很可能在运动结束时，胫距关节面所发生的拉开和卡住，是关节润滑的重要作用。

（二）踝关节的运动

踝关节的运动主要是胫、腓骨在距骨滑车的前后转动（图 10-15），具有一个自由度，但绕垂直轴亦可有少许的转动和侧向位移，主要还是绕横轴转动。转动角度因人而异，一般可在 40°~80° 之间，平均为 45° 左右（其中背伸占 20°~30°，跖屈占 30°~50°），在步行时一般在

25°~35°之间。

（三）踝关节的受力分析

人体站立时，重力主要由胫骨传到距骨，下传至跟骨及前足（图10-16）。

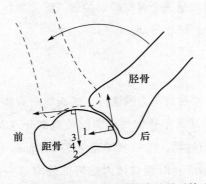

图 10-15 胫、腓骨在距骨滑车的前后转动

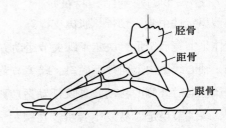

图 10-16 踝关节受力情况

在胫骨受压力时，踝关节成一不稳定结构（如图 10-17①所示）。为了保持其稳定，小腿前、后群肌肉形成一稳定力系（如图 10-17②所示）。如使用绳索稳定旗杆的方式（如图10-17③所示）。其结果是增加了在距骨上的压力。

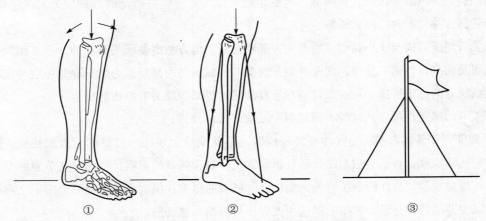

图 10-17 胫骨受压时小腿前后肌群保持踝关节稳定

【例 10-5】 如图 10-18 所示，当身体向前倾时，计算肌肉力及关节反作用力。假设受力几乎来自重力，即600N，在每一足上承受 300N（忽略脚的重量），$d_G = 0.02m$，$d_M = 0.03m$

解： 根据杠杆平衡原理：

$$G \times d_G - F_M \times d_M = 0$$

$$F_M = \frac{G \times d_G}{d_M} = \frac{300 \times 0.02}{0.03} = 200N$$

图 10-18 身体前倾时
作用在距骨上的压力

假设 F_M、G 大致平行，则作用在距骨上之反力 T 为：

$$T = F_M + G = 200 + 300 = 500N \quad （相当于重力的 5/6）$$

踝关节严重扭伤或骨折可造成距骨的侧向滑移，距骨滑移1~2mm 就会使踝关节接触面出现显著变化，导致早期发生退行性病变。

（四）临床应用

1. 踝关节外侧副韧带损伤 踝关节侧副韧带损伤最为常见的是外侧副韧带损伤。因为踝关节外踝较内踝低，外侧副韧带较内侧薄弱，足内翻肌群肌力较外翻肌群强大，行走或跳起下落时，容易造成内翻跖屈位着地，使外侧副韧带受牵拉致损伤。

踝关节跖屈位受到内翻应力时，距腓前韧带最为紧张，因此首先损伤，表现为外踝前下方肿胀、疼痛，前抽屉试验阳性。在应力位下摄踝关节侧位片，甚至可见距骨凸向前方的半脱位。

2. 踝关节骨折（旋后外旋型为例） 足内翻位，距骨在踝穴中向外旋转。踝关节在应力作用下正常结构按顺序遭到破坏。当前一结构受损伤，后一结构所承受的应力将会加大。所累及关节结构的数量取决于作用在关节上应力的大小。距骨外旋，带动腓骨外旋，首先导致下胫腓前韧带的撕裂，或者在应力作用下发生下胫腓前韧带胫骨附着点的撕脱性骨折。当继续外旋，腓骨发生斜行或螺旋形骨折，由于应力作用影响腓骨骨折线由前下向后上方。继续移位，腓骨远端骨折片会使下胫腓后韧带连接后踝发生撕脱骨折（或者韧带撕裂）。应力作用下继续旋转，破坏内侧副韧带或其附着点（内踝）损伤。

知识拓展

在骨生物力学研究领域，逐渐由早期的动物实验和大体研究转变成计算机模拟和数值分析等方法研究，研究模式在不断变革创新。利用影像学数据采集模式获取磁共振或 CT 检查的原始数据，通过高仿真度非线性三维有限元分析与先进的生物力学离体标本测试手段，探讨骨与关节的非线性力学特征，可为骨与关节稳定性评估、骨与关节功能重建、骨科内植物的研制、关节假体设计等临床重点难点问题提供重要的理论指导。

骨科生物力学的兴起有力促进临床手术技术、手术器械以及人工植入物的进步，如骨折固定模式、人工关节组件设计、义肢等方面均是骨生物力学对于临床的主要贡献。而有限元分析作为生物力学研究方法之一，现如今已经广泛用于各种组织的生物力学分析，有限元模型已由二维线性扩展为非线性模型，又由二维线性模型扩展至三维非线性模型，现今的研究成果使模型不仅能逼真地模拟骨骼，还能将周围的韧带、肌肉直接或间接地加入模型，使模拟更加真实与完美，从而能更准确地反映研究对象的生物力学特性，使实验研究的结果更加精确可靠。利用有限元技术建立三维关节模型要复杂得多，其生物力学的分析更为复杂。人体中最大的关节是髋关节和膝关节，二维和三维有限元分析对关节研究相对比较多。近年来，对于关节的研究主要集中在髋关节和膝关节，而肘踝腕关节的研究也逐渐地在发展。膝关节的研究主要集中在膝关节内髁间的应力场分布上。三维有限元分析证明膝关节的应力在内侧分布比较大，容易引起损伤，其损伤应力比正常时应力大 6 倍之多。中医骨伤科的小夹板固定是祖国医学宝贵的财富，目前利用有限元分析小夹板固定治疗骨折的研究很少，广大的学者可以从这一方面着手研究，将是一个很好的课题，也可为中医骨伤科学的发展做出巨大贡献。

3D 打印技术是一项革命性技术，其颠覆了传统制造业模式及医疗模式。在医学领域，其优点显而易见。它可以直接将三维数字模型打印为更直观、立体的实物模型，有利于医生在个体化模型上进行诊断、针对性操作练习等。3D 打印技术在生物医用高分子材料的制备领域仍处于初始阶段。要实现 3D 打印技术在临床的应用还面临很多挑战。首先对于高分子原料的选择是影响 3D 成型材料应用的重要因素，其中主要包括高分子的生物相容性、生物响应性、降解性能、力学性质等。此外，在 3D 打印及后处理过程中需要保持成型材料的生物相容性，以及表面或内部细胞的存活率。最后，需要阐明细胞在 3D 支架材料内部的黏附、生长和分化的机制，尤其是材料与细胞相互作用的机制。

复习思考题

1. 设计一种新式的测量关节活动的方法。
2. 试分析一个运动员举起 50kg 杠铃时肩关节、肘关节的受力情况。
3. 试分析髋关节外展截骨治疗股骨颈骨折不愈合的生物力学原理。
4. 试述站桩时膝关节的受力情况（假设人体体重为 85kg）。
5. 简要设计一种新的减轻膝关节受力的装置。

第十一章　脊柱生物力学

脊柱是由刚度较大的椎骨和连接椎骨且具有黏弹性的椎间盘及诸多韧带所组成的联合体，从枕颈联合到腰骶椎的各椎间，因其构成部分的椎体、椎间盘及关节突关节的固有形态不同而呈现不同的运动性和稳定性。了解并认识各部位脊椎的解剖和生物力学特性及其差异，对理解脊柱疾患和外伤的生物力学机制、病理转归、选择恰当的治疗方法及设计新的临床治疗方法，有着重要的指导意义。

第一节　脊柱的生物力学特点

脊柱是一个复杂的由肌肉控制的多关节力学结构。其基本的生物力学功能是：①支撑头颅和躯干，将头和躯干的重力和弯矩传递给骨盆；②允许躯体有足够的三维空间内的生理运动，如伸、屈、轴向旋转；③保护脊髓、神经根和颈部椎体血管，使其免遭外力损伤。这些功能的实现有赖于正常脊柱解剖结构的力学特性。本节将描述脊椎不同解剖结构的基本生物力学特性，以及脊椎在进行生理活动时不同结构之间存在的相互作用。

一、解剖及生物力学

脊柱由 7 块颈椎、12 块胸椎、5 块腰椎、5 块融合在一起的骶椎和 3~4 块融合在一起的尾椎，借椎间纤维软骨、椎间盘和强健的韧带彼此相接构成。脊柱的稳定性由静力系统、动力系统和中枢神经系统来维持。静力系统包括椎体结构和密度、椎间盘、关节突关节、韧带和生理曲线，起到内在结构的作用。动力系统主要指高度发达的且具有神经支配的肌肉和肌腱，起到机械动力的作用。

从侧面看，有四个生理弯曲，即颈椎和腰椎的前曲、胸椎和骶椎的后曲。这些正常的生理弧度增加了脊柱的适应性及吸收冲击的能力，同时也有利于维持椎间关节的强度及稳定性。颈段和腰段的脊柱生理前凸在很大程度上是由楔形的椎间盘产生的，因此富于弹性和较大的柔韧性，但伸展力作用于整个脊柱时，颈段和腰段的前凸较之胸段的后凸更容易变直。

二、椎骨

以腰椎为例，椎骨由前面的椎体和后面的骨环-椎弓构成，椎弓包括两个椎弓根和两个椎板。从椎板上发出 7 个突起，分别为上下左右关节突、左右横突和棘突；椎体是一个大体上呈圆柱形的外面包着一薄层皮质骨的松质骨骨块，其上下面轻度凹陷，即是椎体的终板（图 11-1）。

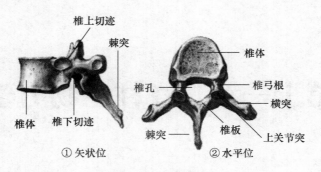

图 11-1　椎体的解剖结构

1. 椎体　椎体是脊柱的主要负载成分。椎体主要包括皮质骨和一个具有最佳强度/重量比的三维蜂窝结构的松质骨。在脊柱，椎体的尺寸由上向下逐渐增加是重量负荷增加的唯一生理应答。

2. 终板　终板在脊柱的正常生理活动中承受相当大的压力。在运动节段（完整的椎间盘及其上下椎体）的疲劳试验显示，有三分之一的标本发生终板断裂伴髓核突出，而且这种断裂多发生在年龄比较小的标本上。终板的断裂有三种形式：中心型、周围型及全板断裂型。中心型在没有退变椎间盘中最多见，周围型多见于有退变椎间盘，全板断裂多发生于高载荷状态（图11-2）。

图 11-2 中①②无退变的椎间盘受压，在髓核内产生压力，终板的中心部位受压；图 11-2 中③④退变的椎间盘由纤维环传递压力，终板边缘承受载荷。

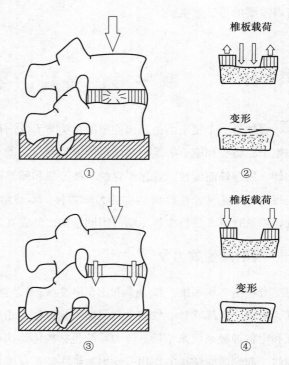

图 11-2　终板的断裂机制

3. 椎弓　到目前为止，尚没有将椎弓做成分离体的研究。如图 11-3 所示，三种实验中不同的加载方式作用于整体椎弓，结果显示大部分断裂发生在椎弓根。椎弓根的强度与性别及椎间盘的退变与否关系不大，但随着年龄的增长而减退。

4. 关节突　关节突关节的主要作用是控制运动的方向、幅度及分担载荷。脊柱从后伸到前屈的全过程中，关节突关节承担的载荷从33%下降到0。在扭转试验中，椎间盘、前后纵韧带与关节突关节囊、韧带各承担45%的扭转载荷，余下的10%则由椎间韧带承担。但是在脊柱前凸、高强度长期负重与椎间盘退变的情况下，关节突关节承担的载荷比率达到70%。关节突关节的空间对称性对于发挥其正常功能至关重要，每一个显著的不对称会引起脊柱不稳及关节和椎间盘退变。长期重建和小关节失稳伴后纵韧带退变会导致关节突矢状方向退行性滑脱。

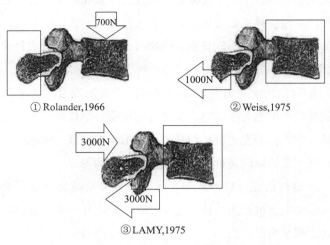

① Rolander,1966　　② Weiss,1975

③ LAMY,1975

图 11-3　椎弓的断裂载荷

三、椎间盘

椎间盘在椎体间起缓冲垫的作用，能吸收、缓冲载荷，并使载荷均匀分布。当一个人于解剖位站立时椎间盘所承受的压力远远大于上部身体的重量。Nachemson 测定出坐位时腰椎间盘的压力是平卧的 3 倍还要多。椎间盘也承受其他形式的载荷和应力，在脊柱屈、伸和侧屈的生理活动中，椎间盘的某些部分会产生伸展应力；与骨盆相对的躯干轴向旋转在椎间盘上可产生剪切载荷；弯曲和旋转是相互关联的，所以椎间盘上的压力是伸展、压缩和剪切的复合应力。下面结合椎间盘的功能解剖及生物力学特征分别加以讨论。

（一）功能解剖

除脊髓外，在整个脊柱复杂的解剖结构中，椎间盘十分重要，它构成脊柱总高度的 20%～33%，椎间盘由三个相互区别的部分构成：髓核、纤维环和软骨终板（图 11-4）。

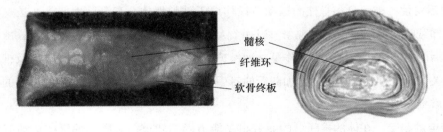

髓核
纤维环
软骨终板

图 11-4　椎间盘的解剖结构

1. 髓核　髓核位于上下软骨终板之间，由纤维环包裹，含有大量凝胶状黏蛋白和黏多糖。髓核内的水分含量达到 70%～90%，出生时最高，随着年龄增长逐渐降低。在横切面上椎间盘髓核是椎间盘总面积的 30%～50%。正常髓核中心区的压力在无任何负载的情况下也永不为 0，是因为其本身存在张力。

2. 纤维环　纤维环是层叠包裹髓核的纤维软骨结构，由同心圆排列的层层纤维组织带组成。在内部区域，纤维环附着于终板，在更外围的区域，它们直接附着于椎体骨组织，并被称为 Sharpey 纤维，与椎体的连接比其他更靠近中心的连接都坚强得多。

3. 软骨终板　将椎体与椎间盘分开的透明软骨结构。软骨终板具有衰减应力和吸收震荡的作用，从而使骨组织免受应力损伤。终板软骨最深层的胶原纤维具有垂直排列的倾向，有将基质固定于软骨下骨的功能。终板软骨在比较厚的松质骨上，因松质骨能发生足够的变形，从而产生最大限度的负重接触面，减小软骨承受的应力，使关节充分适应负荷。

（二）生物力学特性

1. 抗压缩特性　椎间盘在承受轴向压力的时候，主要表现为纤维向四周膨出，即使在很高的载荷下，去除载荷后产生永久变形时，也没有出现哪一个特殊方向的纤维破裂。在脊柱的运动节段承受压缩试验中，首先发生破坏的是椎体而不是椎间盘。这说明，临床上的椎间盘突出不只是由于受压，更主要的原因是椎间盘内应力分布不均匀。

2. 抗拉伸特性　在脊柱前屈、后伸或侧弯活动中，椎间盘的纤维环承受轴向张应力。在围绕脊柱纵轴的旋转活动中，也产生与轴线呈45°角的张应力。可以认为，在所有的不同方向和载荷条件下，椎间盘都承受张应力。

3. 抗弯曲特性　弯曲及扭转暴力是椎间盘受损伤的主要原因。有人在实验中发现，脊柱在矢状、额状或其他垂直平面内弯曲6°～8°时并不发生椎间盘的损害，但是去除后纵韧带后，弯曲15°时椎间盘就发生破坏。在脊柱侧弯时，椎间盘向凹侧面膨出。

4. 抗扭转特性　在脊柱的运动节段轴向受扭的实验中发现，扭矩和转角变形之间的关系曲线呈"S"形，明显地分为三个部分，初始部分为0°～3°变形，只要很小的扭矩即可产生。在中间部分为3°～12°的扭转，这部分扭矩与转角之间存在着线性关系。最后部分为扭转20°左右发生断裂。

5. 抗剪切特性　椎间盘的水平剪切强度大约为$260N/mm^2$。这一数值说明单纯的剪切暴力很少造成纤维环破裂。纤维环的破裂多由于弯曲、扭转和拉伸的综合作用而致。

6. 松弛和蠕变特性　椎间盘在承担载荷时有松弛和蠕变现象。在三种不同载荷下观察70分钟发现，较大的载荷产生较大的变形及较快的蠕变率。退变的椎间盘则相反，这表明退变的椎间盘吸收冲击的能力减退，也不能将冲击均匀地分布到软骨终板。

7. 滞后特性　椎间盘和脊柱的运动节段均属于黏弹性体，有滞后性能。这是一种结构在循环加载卸载时伴有能量损失的现象。当一个人跳起或落下时，冲击能量通过脚，由椎间盘和椎体以滞后的方式吸收，这可以看作是一种保护机制。滞后与施加的载荷、年龄及椎间盘所处的位置有关。同一椎间盘在第二次加载后的滞后比第一次加载时下降，这表明反复的冲击载荷对椎间盘有损害。

8. 疲劳的耐受　在体的椎间盘的疲劳耐受能力尚不知道，从离体的脊柱运动节段疲劳实验看到，施加一个很小的轴向持续载荷，向前反复屈曲5°，屈曲200次时，椎间盘出现破坏迹象，屈曲1000次时完全破坏。

9. 椎间盘内压　Nachemson等首先用一个脊柱运动节段来做离体的测试，将一个微型压力传感器装在一个特制的针尖上，当针刺入髓核后，压力便通过传感器反映出来，试验发现髓核内压与轴向加载有直接关系。

10. 自动封闭现象　由于椎间盘缺乏直接的血液供应，一旦发生损伤，就需要通过一种特殊的方式——"自动封闭"来修复。在椎间盘的三种损伤类型的轴向加载试验中观察到，单纯纤维环损伤的标本第一次加载的载荷-变形曲线与纤维环完整者不同，但加载2～3次以后，其载荷-变形曲线接近正常情况。

NOTE

四、韧带

韧带是跨过一个关节使各骨相互连接的致密的结缔组织，同时也是坚韧的弹性组织，它可以使一个关节的稳定性提高，并控制该关节的相对运动。脊柱的韧带有不同的功能，首先，保证准确的生理活动及固定椎体间的姿势和状态；其次，限制过度的活动以保护脊髓；最后，在快速高载荷的创伤环境中保护脊髓。脊柱共有 7 条韧带，从前向后分别是前纵韧带、后纵韧带、横突间韧带、关节囊韧带、黄韧带、棘间韧带和棘上韧带（图 11-5）。

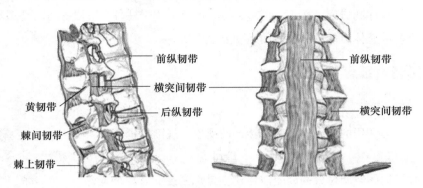

图 11-5　脊柱韧带的分布和解剖结构

（一）连接椎体间的韧带

除了椎间盘之外，相邻两个椎体之间的连接主要依赖前纵韧带和后纵韧带。前纵韧带是位于椎体的前面以及前外侧面，起自于枕骨大孔的前缘，向下可达 S_1 或者 S_2 椎体。在椎间隙处和椎间盘与椎体边缘紧密相连，但是在椎静脉丛部位和椎体表面的连接则相对较松弛。前纵韧带有着防止脊柱过伸以及椎间盘向前脱出的作用。后纵韧带位于椎体和椎间盘后缘，由枢椎延伸至可以纵贯于整个椎管的前壁。其两侧薄，中央厚，相对前纵韧带而言，窄且宽窄不等。后纵韧带有限制脊柱过度前屈、加固椎间盘并防止其向后脱出的作用，然而毕竟不能完全覆盖外后部的椎体以及椎间盘，而且韧带的两侧部分相对中部而言薄弱，这往往是成为椎间盘向后外侧突出的重要原因。

（二）连接椎弓间的韧带

包括黄韧带、棘上韧带、棘间韧带、横突间韧带、关节突关节和髂腰韧带等。棘间或棘上韧带的复合体相对靠后，我们通常将它们当作是相互分离的结构。棘间韧带位于深层，与黄韧带相毗邻，它起自上一棘突基底部斜向下一棘突尖端，和棘上韧带一样具有限制脊柱过度前屈的作用。黄韧带连接相邻两椎弓板之间。黄韧带主要由弹性纤维构成，可以允许较大范围的活动而不发生永久变形，这一点有很重要的临床意义。黄韧带连接两椎板的间隙，在中线部位和棘间韧带相连续，且在侧方和小关节的关节囊相结合。黄韧带就是以这样的方式覆盖着，但是从不会侵犯硬膜外腔。伴随着年龄的增长，黄韧带内的弹性纤维逐渐减少，胶原不断肥厚，致使黄韧带变得松弛肥厚，以至于压迫硬膜囊，这也是引起椎管狭窄的原因之一。

第二节　脊柱的运动

了解脊柱运动生物力学，有助于脊柱临床问题的分析、疾病的处理、X线片的评价，也有助于对脊柱稳定性、脊柱创伤、脊柱畸形、脊柱融合及其他外科方法的理解。脊柱生物力学研究大多运用脊柱功能单位（Function of Spinal Unit，FSU）进行观察和分析。脊柱运动学则是对脊柱运动形式和规律的研究，而不考虑引起运动的原因。脊柱各个节段的运动类型和范围是不同的，并且脊柱的整体运动由各节段的运动复合而成。

一、运动学基本概念

（一）运动

在不考虑外力作用的情况下针对刚体运动现象和规律的研究。

（二）坐标系统

准确地描述物体空间位置的改变需要建立坐标系统。脊柱的运动通常可以采用直角坐标系来进行描述（图11-6）。

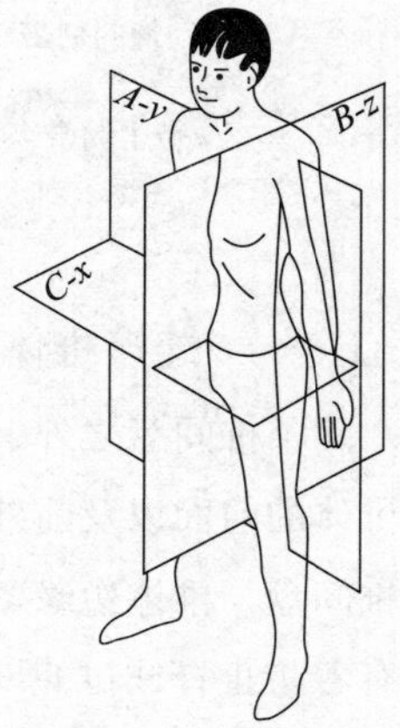

（三）运动节段

脊柱的运动节段系指上下椎体及其相连的软组织，运动一般是上位椎体相对于下位椎体而言。

（四）旋转运动（转动）

旋转运动是指某一物体所有的质点都围绕一个轴线运动，或是某些物体绕一固定轴运动并发生角位移。转轴可以位于物体的外部或内部。

图11-6　以骶骨角作原点的直角坐标系
A表示额状面；B表示矢状面；C表示水平面

（五）平行移动（平动）

某物体在运动时，体内所有质点相对一固定点在同一时间内其运动方向不变。

（六）自由度

决定一个物体在空间中的位置所需要的独立坐标数，称为该物体的自由度数。椎体在三维直角坐标中，沿三个坐标轴的平动和绕三个坐标轴的转动有6个自由度（图11-7）。

（七）运动范围（ROM）

运动范围是指关节平动和转动的生理极限。平动用米表示，转动用角度表示，运动范围可以用于表示6个自由度中的任何一个。

（八）耦合运动

耦合运动是指一个物体围绕或沿着一个轴平移或转动的同时，也围绕另一个轴平移或转动。

（九）运动方式

一般意义上指人体的几何中心在其运动范围内的轨迹形状。

（十）瞬时旋转轴（IAR）

对于一个在平面上运动的刚体，任一瞬间，它的内部必有一条线或这条线的假想延伸线不发生运动，瞬时旋转轴就是这条线。平面运动完全由瞬时旋转轴的位置及围绕它旋转的数量所

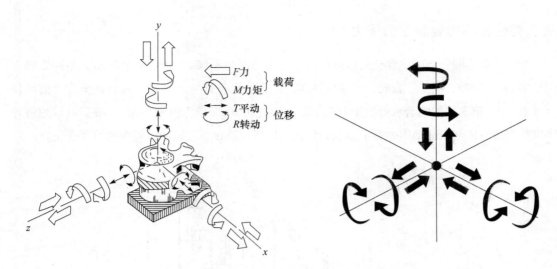

图 11-7 运动的自由度

决定。

（十一） 运动的螺旋轴 （HAM）

刚体在三维空间的瞬时运动可用一个简化的螺旋运动来解释。它是在围绕和沿着同一轴旋转和平移基础上叠加而成的。它与围绕 x、y、z 轴旋转的三个力的合力方向一致。对于一个给定的空间运动刚体，这个轴的位置、平移和旋转的量可以完全精确地解释三维空间的运动（图 11-8）。

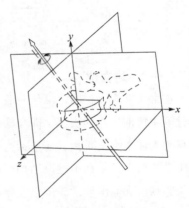

图 11-8 运动的螺旋轴

二、脊柱的活动

脊柱可进行屈、伸、侧屈、旋转和环转运动及其他复杂组合动作。定义及相关肌群如下（表 11-1）：

表 11-1 脊柱活动方式及相关肌群

运动方式	定义	相关肌肉
屈曲	屈曲是指脊柱绕冠状轴（额状轴）（左右方向）在矢状面内向前的运动	胸锁乳突肌、斜角肌、颈长肌、头长肌、腹直肌、腹内斜肌、腹外斜肌、腰方肌、腰大肌等
背伸	脊柱由解剖学位置向后弯曲或由前屈状态返回解剖学位置并继续向后弯曲的运动，均称为背伸	斜方肌、上后锯肌、下后锯肌、头夹肌、颈夹肌、骶棘肌、横突棘肌、背短肌等
侧曲	脊柱绕矢状轴（前后方向）在冠状面（额状面）内的运动称为侧屈	肩胛提肌、腰方肌、肋间肌、横突间肌等
旋转	脊柱旋转是指绕垂直轴在水平面内的运动，也称回转，又可分为左旋和右旋。骨盆固定不动、头部和肩部向左旋转，或头部和肩部固定不动、骨盆向右旋转，都称为左旋	胸锁乳突肌、斜方肌上部、斜角肌、腹内斜肌、腹外斜肌、夹肌、髂肋肌、脊柱固有的回旋肌、髂腰肌等
环转	脊柱的下部固定不动，上端做圆周运动，称为环转	为复合运动，由上述各运动方式肌群协同完成

NOTE

三、脊柱在不同姿势下的受力

身体处于不同姿势时，脊柱的形态特性和受力情况均不同，如图 11-9 所示，不同姿势下（从左向右：平卧、侧卧、直立、前屈位站立、前屈位负重站立、坐位、前屈位坐位、前屈位负重坐位），第 3 腰椎间盘承受的压力也不同（以直立 100% 压力值做参考）。我们可以把每种体位看作是身体复杂运动中的各个单独的位相，以便理解在脊柱运动过程中的力学变化。

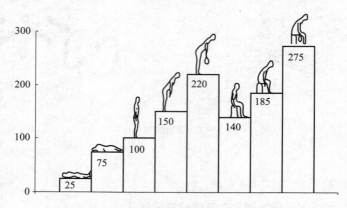

图 11-9　第 3 腰椎间盘在不同姿势下承受的压力

（一）站立位

正常人在直立位时，从侧身看脊柱身体上部的重心位于脊柱的前方，躯干的重力线一般是通过第 4 腰椎中心的腹侧，即脊柱各节段承受着恒定的前屈力矩。因此使脊柱所受到的压力并不只是人体本身的重量，还包括为了平衡重力的背部肌肉的收缩力。人体垂直站立时，脊柱各段所受的压力从上而下逐渐增加，但在脊柱稍向后伸展时，一部分压力则由关节突关节承受且由于骶棘肌和髂腰肌的收缩以及髂股韧带的紧张，使骨盆向前的倾斜程度增大，脊柱腰段的弯曲也随之增大。

（二）坐位

人处于坐位时，脊柱除要受到垂直方向的重力作用和它的偏心力矩外，还要受到由下肢传来的与偏心力矩方向相反的集中力矩。如果采取向后斜靠的坐位时，则躯干重力可分为两部分。一部分是沿着躯干轴的作用分量，它使脊柱受到压缩应变；另一部分是与躯干轴垂直的作用分量，该力可由靠背（如椅背）上的反作用力平衡。由于各部分的重力方向与脊柱不共线，所以还有一部分偏心力矩作用在脊柱上。

（三）卧位

1. 仰卧位　仰卧时的脊柱像一个平放着的弹性曲梁，要受到头部和下肢传来的弯矩和剪力，两端的弯矩使脊柱的前面受拉而后面受压，腰肌的作用也可产生对腰椎的负荷。由髋关节和膝关节的弯曲使腰肌放松减弱了对腰椎的牵拉，从而使腰部脊柱的受力得到部分改善。在床板较硬的情况下，在腰椎以下部分的床板不会产生支持应力，只有该部分的躯干重量形成弯矩，此弯矩能减低两端弯矩的作用。软床虽然使身体表面的载荷分散，但增加了腰段脊柱的应力，故患有腰部疾患时应以硬床板最佳。

2. 侧卧位　侧卧位时由于重力作用使脊柱的下胸段和上腰段向下弯曲，使该部脊柱上面受压而下面受拉，而颈段脊柱由于头部的重力作用使头端向下产生弯矩。因此，使用高度适宜的枕头可减轻或消除颈部脊柱受到的弯矩，使侧卧时脊柱大致在同一水平线上。

（四）　其他体位

当人弯腰抬重物时，脊柱实际上是一个机械效率（负荷重力与所需施加的外力之比）很小的杠杆。在这种情况下，可以把脊柱看作是固定在骨盆上的一根带有枢轴的悬梁。骶骨相当于枢轴，此时第 5 腰椎及其与骶骨相连接的椎间盘（L_5/S_1）位于悬梁的根部，所以最容易受到损伤。躯干、上肢和头部的重力（约为整个身体重量的 65%）的方向与脊柱呈直角，并且其力臂很长，而背部肌肉的作用力的方向与水平线所成的夹角约为 12°，即肌肉的作用线非常靠近枢轴，所以它的力臂很短。

四、脊柱运动特点

脊柱的所有运动均是椎骨和椎间盘、关节突关节、韧带等结构所构成的多个运动节段联合运动渐变的结果，犹如蛇的各类运动形式。由于脊柱结构及功能上的原因，如脊柱整体结构上的生理性弯曲，椎体彼此相邻的上下两面实际上并非真正的水平面也非互相平行的；脊椎椎体间的椎间盘及其后方两侧的关节突关节构成的关节三联体，使脊柱像一个底面向后的等腰三棱柱，而成人脊柱的旋转轴却又位于椎体中心；人体直立的结果，使身体的重心位于脊柱的前面，同时脊柱背面的肌肉也比较发达等，因此在脊柱侧屈时，椎体必然会伴随着一定程度的旋转运动。

（一）　颈椎

人体脊柱依靠诸多椎体和椎间盘架叠成竹节样结构，并由肌肉和韧带紧系，构成船帆结构形式，成为脊柱稳定与运动的解剖学基础，相对于胸腰段脊柱而言，颈椎具有更大的灵活度和运动范围。

正常人体颈椎稳定性由两大因素组成。内源性稳定因素，包括椎体、附件、椎间盘和相连接的韧带结构，维持静力平衡。颈椎的稳定与平衡是指颈椎在生理载荷下无异常应变和无脊柱功能单位的过度或异常活动。颈椎间盘占颈椎总长度的 20%～24%，其生物力学功能是对抗压缩力，但抗扭曲力较差。颈椎的运动形式由颈椎小关节决定，对颈椎稳定起着重要作用。有实验切除关节突，在屈曲时观察到椎体水平位移明显增大，证实关节突完整性丧失会使颈椎失稳，这些离体状态下的认识并没有考虑到颈肌的作用因素。外源性稳定因素，主要为附着于颈椎的颈部肌肉，维持动力平衡。颈肌是颈椎外源性稳定结构中重要组成部分，维持着颈椎动力平衡，其动力作用是保持头颈姿势的必需条件。在神经系统的调节下，内、外源性稳定结构之间的平衡关系（动静力平衡）犹如桅杆和缆绳，其中任何环节遭受破坏，均可引起或诱发颈椎正常结构平衡功能的丧失以及运动失常。

1. 上颈椎　枕寰关节屈伸运动（$\pm Q_x$），运动范围是 13°；侧屈运动（$\pm Q_z$），运动范围是 8°；轴向旋转运动（$\pm Q_y$），运动范围是 0°。寰枢关节屈伸运动（$\pm Q_x$），运动范围是 10°；侧屈运动（$\pm Q_z$），运动范围是 0°；轴向旋转运动（$\pm Q_y$），运动范围是 47°。

无论是解剖学还是运动学方面，由枕-寰-枢椎组成的上部颈椎关节都是人体最复杂的关节。其运动范围主要由两个关节在矢状面组成，参与屈伸活动的范围基本相同，侧屈活动发生在寰枕关节，而轴向旋转则主要发生在寰枢关节。

寰枕关节的解剖结构限制轴向旋转，其作为一个单元在 y 轴上运动。枕骨的拱形关节面与寰椎的杯状关节面在矢状面形成一个拱状或杯状结构。临床上要以利用枕寰关节缺乏轴向旋转的特点，进行枕-寰-枢椎复合体损伤的 X 线检查。

（1）运动方式　头在三维空间的旋转是通过枕-寰-枢三个运动单位完成，即屈伸活动（Q_x），发生在枕寰和寰枢，轴向旋转（Q_y）发生在寰枢，侧屈活动（Q_z）发生在枕寰。

（2）耦合特征　在寰枢椎之间存在着很明确的耦合力，即当寰椎旋转时，伴随着椎骨的位移。

（3）瞬时旋转轴　枕寰运动的水平轴通过乳突的中心，矢状轴位于齿状突尖端上方 2~3cm 的点，轴向旋转的轴心位于齿状突的中心部位。

（4）解剖单位的功能　在枕寰关节，屈伸运动可通过检查齿状突与椎管前缘的接触来确定，伸直则受覆膜限制，轴向旋转则受寰枢椎间的黄韧带限制。

2. 下颈椎　枢椎是枕-寰-枢复合体与下位椎体间的重要过渡节段。

（1）运动范围　颈椎的大部分屈伸活动发生在颈椎的中间部位，最大的运动范围发生在 C_5 和 C_6 之间。这可能是 C_5、C_6 容易发生颈椎病的一个原因。

（2）运动方式　一个椎骨的运动方式由其解剖学结构及生理特点来确定。例如：椎骨的位置由全屈至全伸的过程中，整个脊柱有其共同的特点，但不同的节段也各有其不同点。颈椎运动是由平移和旋转 2 种基本运动形式结合完成的，通常用"角顶"来描述颈曲在全伸至全屈过程中的弧度改变。

（3）耦合特征　下位颈椎力的耦合作用有重要的临床意义。这种耦合表现在脊柱侧弯时，棘突向侧弯的相反方向移动，即向左侧弯时棘突移向右侧，向右侧弯时棘突移向左侧。这种耦合作用对于了解脊柱侧弯及某些脊柱损伤和治疗是有意义的。

（4）瞬时旋转轴　下位椎骨的瞬时旋转轴与相邻椎骨位置、椎体的中心、椎间盘和髓核有关。有人认为 C_2 的瞬时旋转轴位于下位椎体的后下缘，而 C_6 的瞬时旋转轴位于下位椎体的前上缘。

（5）解剖单位的功能　离体标本实验显示，无论椎骨前后侧的解剖结构是否完整，都没发生明显异常活动。纤维环的强度和方向及其与椎体及软骨终板的坚韧附着，有力地限制了椎骨在水平方向的平移。

（二）胸椎

1. 活动范围　在矢状面，上位胸椎屈伸活动范围 4°，中间部分 6°，下位每个节段为 12°。在水平面（轴向旋转），上半部胸椎为 8°~9°活动范围，下位 3 个运动节段每个椎间隙的活动范围为 2°。

2. 运动方式　胸椎在矢状面的运动方式与颈椎相似，用来描述颈椎运动的拱形角度也同样适用于描述胸椎在矢状面和冠状面的运动方式（方向相反）。在矢状面的运动（屈伸）弧度相当小，上位胸椎和下位胸椎的运动方式没有大变化。在冠状面上的运动弧也相当平缓，没有超过矢状面的活动。

3. 耦合特征　胸椎有许多不同的耦合方式，有些具有重要的临床意义。颈、胸椎共同的耦合特征是侧方弯曲和轴向旋转的耦合。上下位胸椎的侧方弯曲与轴向旋转的耦合明显不同，上位胸椎这两种运动明显地耦合。

4. 瞬时旋转轴　下位椎骨的瞬时旋转轴与相邻椎骨的位置、椎体的中心、椎间盘和髓核有关。有人认为每个椎骨都有很多瞬时旋转中心。

5. 解剖单位的功能　各种胸椎的解剖单位在胸脊柱运动学中的作用都有研究，在所有后部附件都切除的标本中，后伸活动增加，这是由于棘突及椎间关节限制了后伸的范围。这一事实支持后部附件有负重功能的说法。

（三）腰椎

1. 运动范围　腰椎在后方的后纵韧带、黄韧带、棘间韧带、棘上韧带等的限制下，一般只能前屈45°左右，为整个弯腰活动的1/3～1/4。后伸范围略小，为30°左右，主要是受前纵韧带及后方突起的小关节、棘突等骨性结构的限制。左右侧屈的活动范围为30°左右，侧屈时椎间隙左右不等宽，韧带的牵拉是主要的限制因素。左右旋转的正常范围为45°左右。

2. 运动方式　屈伸活动在腰椎一般是自上而下逐渐增加，腰骶关节在矢状面的运动比其他节段明显地大。侧弯在每个节段大致相同，特别是腰骶关节，它的侧弯活动相对的小些。

3. 耦合特征　腰椎有几种力的耦合方式，有趣的耦合是在 y 轴（轴向）的旋转和平移。最强有力的耦合是侧弯（绕 z 轴旋转）与屈伸（绕 y 轴的旋转）。与颈胸部脊柱不同的是轴向旋转伴侧弯时，棘突偏向侧弯的相同方向。

4. 瞬时旋转轴　对腰椎在矢状面（屈伸）的旋转轴有过许多研究，其结果相对地比较集中在椎间盘的前缘附近。在侧弯活动中，如果向左侧弯，轴心落在椎间盘的右侧，向右侧弯，轴心落在椎间盘的左侧。当椎间盘退变时，旋转轴心的位置则比较离散。

5. 解剖单位的功能　腰椎的椎间关节限制了向前方的平移，允许矢状面和冠状面旋转，对轴向旋转活动有限制作用，所以单个腰椎功能单位的旋转活动度是很小的，往往要借助腰骶关节及骨盆来完成较大范围的轴向旋转。腰椎水平方向的移动（脊椎滑脱）的主要应力是水平向前的剪切应力。

（四）骶髂关节

当人体处于直立位时，人体上部躯体的负载主要由骶骨承受，并经其自双侧骶髂关节迅速分散至双下肢。骶髂关节参与了下腰痛及退变性疾患中的许多病理过程。从解剖上看，骶髂关节具有关节所有的结构。骨盆环的后方由数个复杂的关节构成：骶髂关节、轴向骶髂关节、副骶髂关节。骶骨呈楔形，尖端自前向后、自上向下，以凹面紧密嵌入髂骨的凸面。骶髂关节外形变异很大，有耳状、C 形或钝角形，不同性别及左、右关节面间有差异。骶髂关节角（横断面关节轴向与横轴间夹角）平均为83.0°（54°～124°）；骶髂骨间角（横断面关节后方骶骨与髂骨间夹角）平均为35.4°（0°～75°）。骶髂关节的结构很特殊：骶髂关节面的骶骨侧为透明软骨，髂骨侧为纤维软骨，二者厚度比为3∶1。髂骨侧软骨的退变重于骶骨侧，中央区重于两端。骶髂关节逐渐由尾侧、前方的滑膜性关节向头侧、后方移行为韧带联合性关节。

1. 骶髂关节特殊的骨性解剖结构　在发育过程中，五个骶骨融合为一体以承受体重的机械应力。从进化的角度看，下肢承担的应力越大，参与构成关节的骶骨数就越多。随着年龄增加，关节内突起与凹陷增加并发生相互交锁，男性比女性更明显。30 岁后关节开始僵硬并影响运动，使骶髂关节活动受限。骶骨面凸起主要位于头侧和尾侧，其最大平均高度 2mm（足月胎儿）～11mm（50 岁以上）。髂骨结节楔形突入骶骨侧块，骶髂关节骨间韧带附着于此，使此处牢固固定，而女性的骶骨的凹陷和髂骨的凸出皆呈以此结节为圆心的圆弧形分布，提示骶髂关节沿此轴旋转运动，这与以往关于骶髂关节运动轴的研究结果相符。

2. 骶髂关节特殊的韧带解剖结构　骶髂关节的韧带结构显示适应于强大或长期作用的应力，是固定和限制关节活动的重要因素。髂腰韧带连接骨盆和脊柱，骨间韧带和背侧韧带均紧密附着于关节，而骶结节韧带和骶棘韧带具有阻止骶骨向腹侧倾斜的作用。骶髂关节囊内上韧带位于髂骨后上方至骶骨前下方。骶髂关节囊内上韧带具有防止骶骨相对于髂骨下沉并向腹侧旋转运动的作用。有研究表明：所有邻近骶髂关节的肌肉均有纤维扩张部折入其前、后的韧带，加强关节囊及韧带的力量，共同维持关节的稳定性，筋膜在其后方进一步加强力量。

第三节　脊柱创伤

决定脊柱损伤形成的三个主要因素：脊柱的材料特性、脊柱的结构特性和脊柱的载荷。

材料特性主要涉及椎体、韧带、椎间盘、关节突等结构的力学性能；结构特性是指脊柱各结构的大小、形状、位置及其对脊柱稳定性的影响。这两者是脊柱损伤的内在因素。脊柱的载荷是脊柱损伤的外在因素，也称之为暴力。直接暴力和间接暴力均可以引起脊柱损伤，其中间接暴力占大多数。

脊柱是一个具有黏弹性的复合体，可在三维 6 个自由度范围运动。引起脊柱损伤的载荷的基本形式：屈曲、伸展、侧屈、垂直压缩、纵向牵张、旋转和水平剪力等。临床上，脊柱损伤往往是多种载荷形式联合作用的结果。脊柱组织的损伤可影响脊柱的稳定性，临床上常将脊柱骨折脱位分为稳定性骨折和不稳定性骨折。单纯椎体压缩骨折（椎体压缩不超过 1/2，不合并附件骨折或韧带撕裂）或单纯附件骨折为稳定性骨折；椎体压缩超过 1/2 或椎体粉碎，或骨折伴有脱位、附件骨折及韧带撕裂等为不稳定性骨折。

根据 Denis 三柱理论（图 11-10），把脊柱不稳定分为机械性不稳定、神经性不稳定及兼具机械性和神经性的不稳定。脊柱任何两柱断裂均为不稳定损伤，中柱在生物力学上稳定作用并没有前柱和后柱那么重要，而中柱损伤向后移位是造成脊髓损伤的最主要的机械性因素，因此，确定中柱损伤对制定手术治疗方案非常重要。

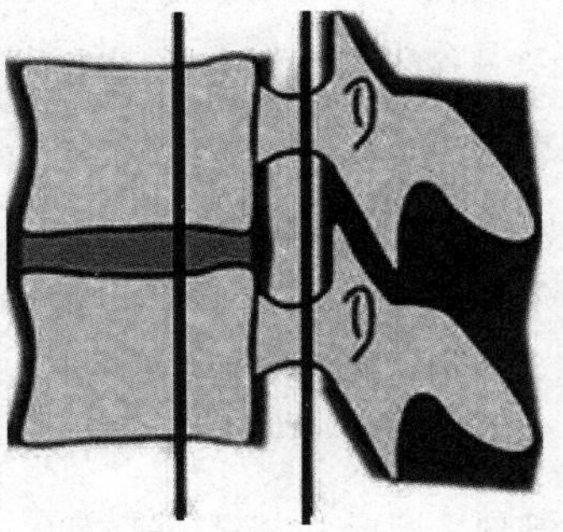

①前柱　②中柱　③后柱

图 11-10　Denis 三柱理论
①前柱：前纵韧带、椎体和椎间盘的前 1/2；②中柱：后纵韧带、椎体和椎间盘的后 1/2；③后柱：椎弓、黄韧带、关节突节、棘间、棘上韧带。

由于脊柱各节段的解剖、功能和生物力学的差异，承受暴力引起的损伤机制也不同。以下分别从上、下颈椎和胸腰椎三部分进行论述。

一、上颈椎损伤

上颈椎为枕颈结合区，亦称枕-寰-枢（C_0-C_1-C_2）复合体，其解剖及运动学均相当复杂，常见的暴力形式是过屈、过伸以及过度旋转等，可单独发生，也可同时出现。常见损伤的机制如下：

（一） 寰椎骨折

寰椎受到轴向压缩暴力是发生骨折是最常见的原因。当颈椎前屈运动在某一位置时，颈椎呈垂直排列，来自于颅顶的暴力通过枕骨髁传导至寰椎的侧块，或来自于骨盆的暴力向上传递到寰椎，轴向压缩暴力可造成寰椎的爆裂骨折。根据临床所见的损伤形式，垂直压缩产生爆裂性损伤，屈曲压缩产生前弓骨折，侧屈压缩产生单侧骨折，过伸压缩产生后弓骨折（图 11-11）。前弓和后弓是寰椎最薄弱的部分，容易发生骨折。如果压缩暴力造成的寰椎四部分骨折称为 Jefferson 骨折（图 11-12）。

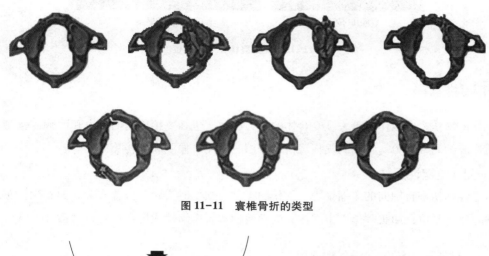

图 11-11　寰椎骨折的类型

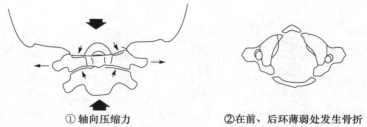

①轴向压缩力　　　　②在前、后环薄弱处发生骨折

图 11-12　Jefferson 骨折

（二） 寰椎前脱位

屈曲旋转时，由于寰椎横韧带断裂，齿状突后方失去阻挡，寰椎前移，齿突可压迫脊髓造成损伤。

（三） 寰椎关节旋转半脱位和脱位

在寰椎横韧带完整时，寰枢关节旋转超过 65°可造成双侧寰枢关节完全脱位，并出现椎管显著狭窄，存在脊髓损伤的可能。在寰椎横韧带缺失时，寰枢关节仅旋转 45°就可以造成单侧寰枢关节完全脱位。在成人或儿童，C_{1-2}旋转脱位的机制不同，成人是屈曲和旋转暴力引起，寰枢关节出现明显的旋转脱位或半脱位，常合并一侧或双侧侧块的骨折；儿童常因上呼吸道炎症等原因，出现旋转性半脱位，但常为自限性，非手术治疗可以缓解（图 11-13）。

（四） 齿状突骨折

齿状突骨折的确切损伤机理目前仍不清楚，一般多认为由颈部过屈型损伤引起，除力的方向外，韧带也起一定作用，屈曲损伤时，坚固的横韧带作用于齿状突的后部，可导致其骨折而横韧带无撕裂，这段的齿状突随屈伸活动而前后移动。这与横韧带断裂造成的半脱位不同，齿状突较少对脊髓造成危害。

NOTE

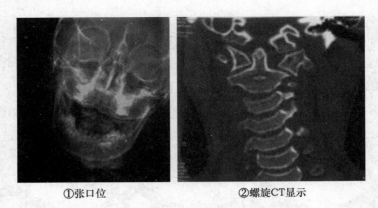

①张口位　　　　　　　　　②螺旋CT显示

图 11-13　儿童寰枢关节半脱位

二、下颈椎损伤

下颈椎损伤主要因作用于头颈复合体的暴力所致，包括直接撞击的暴力和因胸或头颈快速减速而形成的间接暴力。常见的损伤载荷有压缩、屈曲、伸展和旋转等。

（一）压缩性损伤

压缩性损伤来自轴向的压缩暴力，损伤的类型与损伤时头颈部位置有关。如头颈位于屈曲位，则导致前脱位；如头颈位于中立位，则导致楔形、压缩性或爆裂性骨折（图 11-14）。

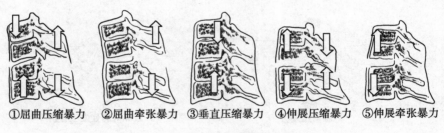

①屈曲压缩暴力　②屈曲牵张暴力　③垂直压缩暴力　④伸展压缩暴力　⑤伸展牵张暴力

图 11-14　下颈椎损伤的机制

（二）屈曲性损伤

由过度屈曲暴力产生的损伤，损伤时脊柱前方承受压缩性应力，后方产生张力性应力，两种应力单一发生或同时发生，因此可引起以下损伤：

1. 单纯的椎体楔形压缩骨折。

2. 椎体楔形压缩骨折伴有后部结构撕裂。

3. 后部结构撕裂。

4. 关节突脱位（单侧或双侧）。

（三）伸展性损伤

由过度伸展暴力产生的损伤，与过度屈曲暴力产生的损伤机制相反，损伤时脊柱后方承受压缩性应力，前方产生张力性应力，两种应力单一发生或同时发生，因此可引起以下损伤：

1. 后部结构不同类型骨折，包括单纯椎板、棘突、关节突和椎弓根的骨折。如果没有椎体移位，一般这些骨折比较稳定。如果维持侧块前移的作用消失，伸展的力矩可导致椎体的前脱位，称之为过伸性脱位，系高度不稳定，处理方法与过度屈曲性双侧关节突脱位相似。

2. 前部结构的损伤，如前纵韧带断裂或椎体前缘撕脱性骨折。

3. 椎体向后移位，即过伸性脱位或创伤性后滑脱。颈椎过伸时，椎管出现一过性狭窄，即使没有明显的骨性破坏，也可能出现严重的脊髓损伤。

（四）旋转性损伤

有旋转暴力产生的损伤，旋转暴力常与其他暴力（压缩、屈曲和伸展暴力等）共同作用造成颈椎的损伤，尤其在屈曲状态下，合并旋转暴力，常导致颈椎的严重损伤，椎体骨折脱位，韧带和关节囊断裂等，系高度不稳定，容易合并脊髓损伤。

（五）加速-减速损伤（挥鞭样损伤）

颈椎的"挥鞭"样损伤是由加速-减速所产生的惯性力所致的间接创伤，其机制与过伸性损伤相同。头颈部不受到直接暴力，导致损伤的唯一暴力是惯性力。

惯性是物体抵抗任何静止或运动位置改变的特性。汽车的突然减速使身体相对于车座前移，而汽车加速时，身体贴近座位的靠背。施加于身体上的力，即惯性力 F 的大小取决于物体的质量 m 和加速度 a，即

$$F = ma$$

惯性力的方向总是与加速度的方向相反，而头颈部的平移和旋转加速度大于躯干本身的加速度。颈部的加速-伸展应力可导致各种病理改变，包括肌肉的撕裂、椎间盘破坏、前纵韧带断裂、食管和椎动脉的牵拉，以及颈椎不稳。

三、胸腰椎损伤

本节所指的胸腰椎主要是脊柱 $T_{11} \sim L_5$ 段，该节段脊椎椎体结构特点相近，对于人体来说，胸腰椎具有运动、负荷和稳定功能，其中负荷和稳定功能尤为重要。完整的胸腰椎结构，能够抵抗一定的压应力、拉应力和扭矩。强大的暴力可导致胸腰椎结构的损伤。由于胸腰椎结构的特点（具有活动的多轴向性，结构中的骨骼组织、相关的软组织的不同组织特性），不同类型的暴力均可引起腰椎损伤，构成了临床上不同的腰椎损伤的类型。

Bohler 于 1944 年提出了胸腰椎损伤的五种机理，即屈曲，伸展、旋转、剪切和轴向载荷。经过后人的研究，比较认可的是屈曲、侧屈、压缩、屈曲旋转、屈曲分离、平移以及伸展分离等七种常见的暴力形式。

（一）屈曲暴力

弯曲力矩和轴向压缩力在椎体前部产生压缩应力，而在中柱和后柱产生张应力。从前屈旋转轴到棘突尖的距离是椎体前缘距离的 3~4 倍（图 11-15）。椎体前部在屈曲损伤时的载荷比后部结构大 3~4 倍。

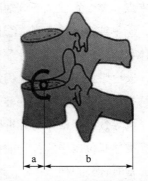

图 11-15　屈曲旋转轴的位置

因此，前屈时椎体前柱承受的压缩载荷是后部韧带张力载荷的 3~4 倍，故首先造成椎体前部压缩骨折，骨折消散了能量即削减了载荷，如暴力不是很大，往往只造成前柱的楔形压缩骨折，而中柱和后柱保持正常。由于肋骨框架的保护作用，单纯的楔形压缩骨折最常见于 $T_{11} \sim L_2$ 的椎体。$T_{11} \sim L_2$ 的椎体多发楔形压缩骨折的另一个重要原因是该节段脊柱正常的后凸生理弯曲，脊柱有自主向前屈曲的动力倾向，在受伤的时候人体自我保

护姿态常常加大了这种脊柱前屈的倾向，造成了应力的集中引起椎体前部明显骨折塌陷，而椎体后部相对完整，椎体整体形状呈现楔形改变（图11-16）。

暴力较大时，椎体前方压缩高度大于50%，同时伴有后部韧带复合体受到牵张应力而撕裂；若中柱破坏，脊柱即失去其稳定性，需手术固定。

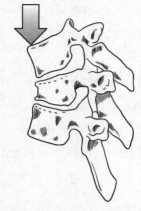
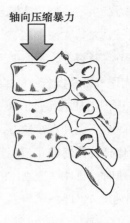

图 11-16   屈曲压缩骨折机制   图 11-17   轴向压缩骨折机制

（二）压缩暴力

在轴向压缩载荷作用下，椎体发生爆裂骨折，椎体前柱和中柱均发生破坏，中柱骨片突入椎管可造成神经损伤。后柱也有骨折但韧带结构仍保持正常。本型骨折的影像学特点是中柱破坏，并有骨片突入椎管，属于不稳定性骨折（图11-17）。

（三）侧屈暴力

当脊柱极度侧屈时在一侧椎体和后部结构产生压缩力，而在对侧产生张力。严重暴力可致中柱破坏、骨片突入椎管而损伤神经，张力侧可有小关节脱位、韧带撕裂。单纯一侧椎体前柱楔形压缩骨折时仍保持稳定，当有中柱和（或）后柱破坏则属于不稳定性骨折。

（四）屈曲分离暴力（安全带型损伤）

由Chance（1948年）首先描述，亦称Chance骨折。在交通事故的突然减速过程中，由于安全带固定着腰部，下部躯干和骨盆、上部躯干和上肢则因为惯性力量向前弹射，此时安全带已成为支点，整个脊柱位于该轴的后方而受到张应力（图11-18）。安全带型损伤常见的破坏形式有：①单纯韧带的撕裂；②韧带断裂伴有一侧或两侧小关节突的脱位和（或）骨折；③穿越椎体和（或）椎间盘的水平骨折，包括椎弓根、横突、椎板和棘突（Chance骨折）。

安全带型损伤，前柱仍保持其支点作用，椎体无前方或侧方移位、无斜形骨折线，这些表现均提示在该损伤中，旋转和压缩暴力很小或没有，一般无神经症状。当屈曲分离暴力极大时，可导致整个椎体的骨折脱位，这时后柱和中柱在张应力作用下被撕裂，整个纤维环发生破坏，椎体脱位或半脱位，前柱失去其支点作用，前纵韧带从下方椎体上剥离。该损伤极不稳定，常有神经损伤。

（五）屈曲扭转暴力

在这类损伤中，扭转和压缩暴力联合作用于前柱，而扭转和牵拉力作用于后柱和前柱。可造成广泛的韧带和骨结构破坏，小关节常发生骨折脱位。前纵韧带常自椎体上剥离而其他所有

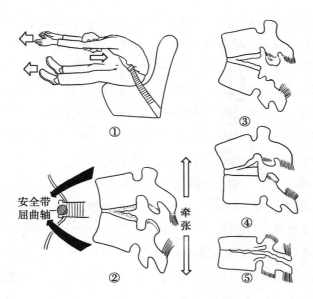

图 11-18　腰部安全带型损伤

① 损伤姿势；② 屈曲旋转轴有椎间前移至安全带处，脊柱各部分均受牵张，可致各韧带及椎
间盘分离；③ 伴关节突撕脱；④ 椎体后部撕脱骨折；⑤ Chance 骨折，横贯椎体和棘突

韧带均被撕裂，可对神经组织产生进行性损害。

（六）平移暴力（剪切暴力）

常与其他暴力相伴而极少单独出现。在不同方向的剪切作用下，椎体可发生前后或左右位
移，当位移大于 25% 时，关节突和所有的韧带（包括前纵韧带）常发生断裂。脊柱的稳定性
常被严重破坏，绝大多数有神经损伤症状。

（七）伸展分离暴力

当脊柱极度后伸时，可造成与屈曲暴力相反的损伤类型，前柱的张力性破坏，椎体的前下
方撕脱性骨折；后柱的压缩载荷，可导致关节突、椎板和棘突的骨折。神经损伤不常见。

四、骨质疏松性椎体压缩骨折

骨质疏松骨折（脆性骨折）指原发性骨质疏松症导致骨密度和骨质量下降，骨强度减低，
在日常活动中受到轻微暴力即可发生的骨折，是骨质疏松症最严重的后果。常见的骨折部位是
脊柱、髋部、桡骨远端和肱骨近端。

脊柱骨质疏松骨折的发生，预示着全身骨强度明显降低，新的脊柱骨折或非脊柱骨折的危
险性明显增加，是强化骨质疏松治疗和预防新的骨折发生的重要时期。

（一）椎体结构的生物力学

椎体主要由多孔的松质骨构成，表面为薄层皮质骨形成的骨壳。椎体终板是位于椎体和椎
间盘之间的薄层透明软骨。三种组织的解剖结构特性、材料特性以及生物力学性能对骨质疏松
椎体骨折的发生发展具有重要意义。

1. 椎体的松质骨　椎体的松质骨在脊椎载荷中起重要作用，松质骨的质量决定于它的力
学特性。诸如表面的强度和表面的弹性模量，这些又与它内部的骨小梁形状、方向、密度和结
合性等微结构以及组织层面的韧性相关。

骨质疏松发生时，骨量的降低使椎体内骨小梁的分布、结构以及生物力学性能发生变化。

实验表明，骨质疏松椎体的骨小梁更多的分布在垂直方向，用以代偿骨丢失的效应，然而垂直方向增加的骨小梁使得骨质疏松结构对侧向的"错误"负荷（剪切力）抵抗变小。严重的骨质疏松，椎体内骨小梁断裂、缺损，骨小梁变得薄而稀疏，进而发生微骨折。

2. 椎体的皮质骨　椎体表面薄层皮质骨形成的骨壳，在椎体的载荷中起重要作用，具有承重及分散应力的作用，并且通过形成封闭腔室加强松质骨的硬化效应。实验结果表明，皮质骨壳平均厚度（0.38±0.06），占整个椎体骨量的21%～39%，但是占整个椎体韧性的38%～68%。骨质疏松时，椎体骨皮质变薄提示骨强度的降低。

3. 椎体终板　有限元模型实验进行椎体内初始衰竭位置的定位，显示高危部位最初出现在松质骨，包含高危组织最多的同样是松质骨。位于皮质终板和邻近皮质终板的位置的高危组织的数量比其他区域显著增多。因此，当椎体承载压缩负荷时，接近终板和终板内的组织是初始衰竭的高危位置。骨质疏松性椎体压缩骨折早期，常见椎体明显的双凹变形，提示终板和终板内的骨组织破坏塌陷变形（图11-19）。通过终板下面的松质骨的局部分析，而不是整个椎体或者骨密度，可以提高对骨折风险的预测。

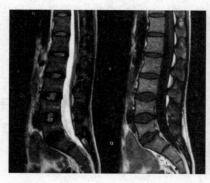 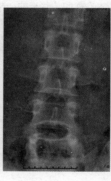 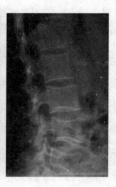

图11-19　骨质疏松性椎体双凹变形

（二）椎体负荷

1. 蠕变效应与负荷的关系　蠕变效应系指在一段时间内持续负荷的作用下所导致的持续变形。当负荷消除后，椎体内仍残存着的应力称为残余应力。而残余应变，是与残余应力相应的应变。实验结果表明非创伤性的椎体骨折可能与长期的蠕变效应有关，因为骨小梁没有充足的时间从长时间的静态和循环负荷所累计的蠕变变形中恢复过来。与循环负荷导致的疲劳效应相对应，蠕变效应通常由静态负荷引起。

2. 负荷方式　骨质疏松由多种因素产生，除了骨代谢病理因素以外，运动负荷是重要因素之一。因各种原因的长期废用可导致骨质疏松，如瘫痪，或肢体骨折患者。适当合理的运动负荷可增加骨量或减少骨丢失。

脊柱负荷方式的改变也是造成椎体骨折的重要因素。关于椎体压缩骨折的研究发现，脊柱的前屈是最容易发生骨折的负荷作用方式，由于脊柱矢状面不平衡导致椎体前部的应力集中，是骨质疏松症患者发生脊柱骨折和再次骨折的重要原因。

第四节　脊柱退行性变

许多脊柱疼痛和慢性脊柱疾患的病因主要是渐进性的退变而非急性的超负荷损伤。因此可以认为，除了创伤性等因素以外，脊柱的疾病大多与退行性变相关。

一、椎间盘退变

椎间盘退变是一系列脊柱退行性疾病的前提和基础病理过程，目前认为椎间盘退变是一个营养代谢等多因素参与的综合性疾病，往往是多种机制共同作用的结果。

（一）椎间盘组织营养代谢因素

随着年龄的增长，椎间盘组织发生明显的变化，髓核中的纤维成分逐渐增加，纤维环中的纤维网状结构也在发生着变化。髓核和纤维环中蛋白多糖含量和相关固定电荷密度减少，髓核和纤维环的含水量的减少，进而影响了组织的力学、化学及电学特性。

（二）椎间盘退变的生物力学因素

椎间盘退变进程中，椎间盘的生物力学性能发生变化，反之，生物力学的变化影响椎间盘的退变。

1. 脊柱负荷的变化　退变的椎间盘高度下降，可使小关节的转移性负荷增加，加速小关节的退变；也可使关节囊和韧带松弛，韧带静力性稳定的预应力效能减弱，导致脊柱稳定性下降，椎节间出现异常活动，椎体边缘水平状骨赘形成，关节突关节（颈椎还有钩椎关节）也可有骨赘形成。

2. 生物力学性能变化　①椎间盘属于黏弹体，有滞后性能，椎间盘退变后，降低了对水的亲和能力，以致弹性降低，逐步失去贮存能量和分布应力的能力，抗载能力也因此减弱；②髓核的剪切模量在退变时会增加 8 倍，而相关能量耗散的减弱，表明随年龄增加和退变的发生，髓核经历了从"液态"到"固态"的转变。随着椎间盘退变程度的发展，纤维环的压缩模量增加，径向渗透率减少而剪切模量中度增加；③椎间盘退变后，蠕变的力学性能发生变化，正常的椎间盘蠕变很慢，退变的椎间盘则相反，表明退变的椎间盘吸收冲击力的能力减退。

3. 负荷状态的改变使得椎间盘易于损伤　脊柱形态的变化导致脊柱负荷失衡，如脊柱侧弯时，可引起椎间盘的胶原、水分和蛋白多糖与部位相关的特异性下降，以及胶原类型的改变。在侧弯的凹侧，总胶原浓度和Ⅰ、Ⅱ型胶原比率均达其最大值。长期慢性负荷状态可引起椎间盘组织成分特性的改变。

4. 微小损伤引起椎间盘内部结构和代谢的改变　纤维环的撕裂后，椎间盘释放一些蛋白质作为炎症因子刺激软骨终板和纤维环上的神经纤维。应用弹性有限元模型对椎间盘的行为的模拟研究结果推测中，椎间盘蛋白多糖成分的丢失降低了流体静力压及椎间盘中的电势，增加了固体基质的应力，并会对液体传输产生长期的影响。

二、颈椎退变

由于颈椎解剖结构以及人体活动的特点，颈椎是整个躯体活动中灵活性最大、活动频率最高的节段，除了人体的营养代谢因素以外，颈椎容易遭受各种静力和动力因素的急、慢性损害，引起颈椎的退变。颈椎退变的起始因素是颈椎间盘退变，根据颈椎的解剖特点，临床上常划分上颈椎（C_{1-2}）和下颈椎（C_{3-7}），颈椎退变主要发生在下颈椎。下颈椎分为五个运动节段，自 C_{2-3} 至 C_{6-7}，其中运动幅度最大的是 C_{5-6}，最小是 C_{2-3}，因此临床上多见于 C_{5-6} 的退变，与之相邻的 C_{4-5}、C_{6-7} 也是退变的高发节段。颈椎退变后，主要表现为颈椎不稳定以及所引起的一系列颈椎的改变。

三、腰椎退变

与颈椎退变的发病机理相似，腰椎退变的起始因素是腰椎间盘退变。在临床上，因腰椎退变引起的一些疾病已被认识并确定了诊断标准，如腰椎间盘突出症、脊椎滑脱、脊柱侧弯、腰椎管狭窄症等，但还有一些腰椎退行性病变如椎间盘源腰痛等还缺乏统一的认识。腰椎退变后，主要表现为腰椎不稳定以及所引起的一系列腰椎的改变。

第五节　脊柱疾病

一、脊柱侧弯

脊柱侧弯是脊柱三维畸形，其表现为冠状面脊柱的弯曲，水平面上凸侧椎体向后方旋转。国际脊柱侧凸研究学会（Scoliosis Research Society，SRS）对脊柱侧弯的定义如下：应用 Cobb 法测量站立位 X 线片的脊柱弯曲，角度 > 10°称为脊柱侧弯。

在临床上，脊柱侧弯有多种分类方法，常用的一种方法将脊柱侧弯分为两大类：非结构性（功能性）脊柱侧弯、结构性（器质性）脊柱侧弯。本章节讨论的主要是结构性（器质性）脊柱侧弯中的特发性脊柱侧弯和先天性脊柱侧弯的生物力学问题，以及脊柱侧弯预防、治疗的生物力学问题。

（一）脊柱侧弯畸形

脊柱的整体是由多个椎体、多重关节（椎间"关节"、椎小关节）构成，脊柱的空间运动形式是螺旋状运动。螺旋状运动是一种沿螺旋轴的轴向移动与绕该轴的转动的叠加，这轴的方向与旋转轴是一致的。因此，当脊柱发生侧弯畸形时，呈现出三维畸形改变，冠状面上脊柱弯曲，水平面上凸侧椎体向后方旋转。

如果脊柱侧弯发生在胸椎段，凸侧椎体向后方旋转，肋骨也随之隆起，严重者呈"剃刀背"畸形。凸侧胸腔变窄，凹侧肋骨向前方移位；凸侧肋间隙变宽，凹侧肋间隙变狭窄。

在正常生理状态下，椎体两侧的应力负荷是相同的，当脊柱侧弯时，弯曲段的脊柱凹侧所受的压力增大，而脊柱凸侧受到的应力是张应力。在这种病理性的应力下，脊柱结构发生病理性改变，椎体发生侧方楔形变（椎体凹侧高度降低），椎间盘的凹侧因受压缩而变薄，凸侧因受牵引而变厚，脊柱结构改变导致脊柱侧弯凹侧

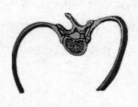
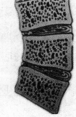

①椎骨和肋骨　　②椎间盘

图 11-20　脊柱侧弯改变

的应力集中，进一步加重脊柱侧弯的畸形（图 11-20）。

（二）　生长发育

脊柱侧弯的发生发展与脊柱生长有密切关系，脊柱侧弯患者年龄越小，脊柱侧弯加重的可能性越大。脊椎的发育不平衡也是脊柱侧弯发生的重要因素，椎体是软骨内化骨，附件是膜内化骨，这两者发育的不平衡，导致椎体生长较快，后侧的附件生长较慢。

（三）　治疗脊柱侧弯的生物力学原理

1. 影像学诊断在脊柱侧弯畸形的应用

（1）X 线照片　检查脊柱的侧弯畸形常采取全脊柱正侧位的 X 线照片检查，以确定侧弯的类型、侧弯的程度，排除脊椎滑脱等情况。术前进行脊柱侧弯矫正照片，可以帮助决定手术的方式、融合的节段等。

（2）CT 重建　CT 检查能够了解脊椎骨性形态和畸形。

（3）MRI　MRI 检查能够清楚地显示椎管内的异常，了解脊髓神经受压变性的情况，发现脊髓和椎管内的病变，如脊髓空洞症、脊髓肿瘤等。

2. 非手术治疗

非手术或手术治疗的方法均靠外力矫正畸形，这种机械外力矫正脊柱畸形的方法，包括在矢状面上水平的外力、分散的外力、侧曲和屈伸的运动和水平面上的运动。用支具治疗脊柱侧弯，通常要提供三方面的力量。在侧弯的顶点为一作用点，其上、下有反作用点。这样试图在正面和矢状面上控制侧弯。但在临床的实际治疗中，只能对轻度的脊柱侧弯起到矫正作用或延缓发展的作用；对较为严重的脊柱侧弯，则难以在三维空间矫正畸形。

目前常用的支具类型：

（1）Milwaukee 支具　常用的胸腰髂骨型矫形支具。

（2）腋下矫形支具　此类支具上方在腋下，下方贴附于骨盆之上。

（3）SpinCor 矫形带　是一种动力性支具，既能防止侧弯加重，又能让小儿正常运动。设计分两部分，第一部分为锚定点，包括骨盆点，大腿带和交叉带；矫正部分为一短上衣和矫正带。基本原理是：对右侧胸段的侧弯，施加外力在胸和肩部，使侧弯变直；对左侧的胸腰段侧弯，外力来于骨盆；对左腰侧弯，来于骨盆的外力使躯干右移；对右胸段侧弯和左腰段侧弯，肩和骨盆的外力在水平方向使侧弯变直。

3. 手术治疗　在 1960 年前，骨科治疗脊柱侧弯手术方法多采取后路脊柱融合术，Harrington 器械的应用标志着骨科治疗脊柱侧弯方面的革命性进展。其后，脊柱矫形的器械不断改进，提高了脊柱矫形、融合、固定的临床效果。

脊柱矫形器械可分为两大类：①前侧器械，主要有 Dwyer、Zielke、TSRH、ISOLA、Kaneda、Halm-Zielke。②后侧器械，其发展演变分为三代：第一代为 Harrington 器械；第二代为 Luque 和它的变型如 Harri-Luque 器械和 Harri-Wisconsion 器械等；第三代为 Cotrel Doubousset、TSRH、ISOLA 和 Moss-Miami 等。

治疗脊柱侧弯的器械的基本原理是通过器械对脊柱畸形施加矫形的外力，使畸形在不同程度上得到纠正。后路器械从第一代发展到第三代，矫形固定的原理从二维矫形向三维矫形演变；根据 Denis 三柱理论分析，从脊柱的单纯后柱固定向三柱固定演变。

（1）脊柱侧弯二维矫形原理　应用 Harrington 器械矫形的基本操作方法，是在凹侧进行轴向撑开，凸侧进行轴向加压，该器械仅固定于上下两点，对畸形仅在二维空间产生矫正力（图11-21）。

（2）脊柱侧弯三维矫形原理　第三代的脊柱后侧器械具有三维矫形原理，包括去旋转技术、间接去旋转三维矫形技术。

①去旋转技术：操作时将固定棒按照矢状面理想曲度预弯并置于侧凸范围内，然后将固定棒旋转90°，使脊柱冠状面的畸形转向矢状面，此时，固定棒在冠状面上成一直线，在纠正冠状面畸形的同时重建矢状面曲度。

②共平面排列技术（vertebral coplanar alignment，VCA）：是一种间接去旋转三维矫形技术，操作时，术中在凸侧椎弓根钉尾部安装带槽孔的套管，将一棒插入套管槽孔的尾端并始终保持原位，通过将另一棒向下方分离，同时达到椎体横向移位的复位和去旋转，在此过程中通过在套管尾端间保持分离，获得并维持正常胸椎后凸。

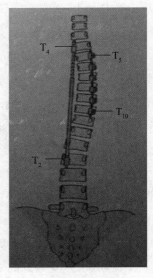

图11-21　脊柱侧弯二维
矫形原理

二、脊柱不稳定

（一）脊柱不稳定的概念

稳定与不稳定是反映结构状态的一个力学概念，Pope和Panjabi认为不稳定在力学上是指一个力学实体失去了最佳的平衡状态，脊柱不稳定是指由于维持脊柱稳定的结构损伤，致使运动节段的刚性丢失。节段不稳定是指对所加的载荷的异常反应，以运动节段超出正常活动范围为特点。从临床的角度观察，脊柱不稳定不应局限于力学范畴，还应包括由此引发的脊柱疼痛及一系列相应的临床表现，并且这种不稳定具有加重畸形并使神经结构受损的潜在可能性。

目前，学者们对脊柱不稳定的定义描述尚不统一，但是有三个共同点：①脊柱不稳发生于脊柱失去在生理载荷下控制异常活动的能力；②脊柱不稳意味着这些异常的活动将导致进一步的损伤；③脊柱不稳意味着脊柱无法实现保护神经结构的基本功能。

（二）脊柱稳定系统

脊柱作为人体的支柱，从生物力学方面分析，主要是承受和传递重力负荷，缓冲震荡的作用，在脊柱周围的韧带和肌肉协调下，脊柱具有相应的稳定性和灵活性。

Panjabi认为脊柱的稳定系统由三部分构成。①被动子系统（passive subsystem）或称内源性稳定系统：由椎骨、椎间盘、脊柱韧带构成；②主动子系统（active subsystem）或称外源性稳定系统：有脊柱周围的肌肉、肌腱、内压组成；③神经子系统（neural subsystem）：神经子系统控制被动子系统和主动子系统，使它们协调起来，实现脊柱稳定。

如果三个子系统中的任何一部分的破坏，则可能引起以下结果：①立即从其他系统中得到补偿，恢复脊柱的正常功能；②导致一个或多个子系统的长期适应性反应，虽然恢复了脊柱的正常功能，但改变了脊柱稳定系统的状态；③产生一个或多个子系统的损伤，造成脊柱功能的丧失。

　　目前，多数生物力学研究是在离体状态下进行，研究多集中在内源性稳定系统，而对外源性稳定系统以及涉及协调功能的研究尚有待深入。近年来，随着计算机技术和数字骨科的不断进步，有限元分析法在脊柱生物力学研究领域中已得到日益广泛的应用，进一步推动着脊柱生物力学研究的发展。

（三）脊柱不稳定的原因

1. 外伤性　如脊椎骨折、脱位等。

2. 退变性　脊柱退变，尤其椎间盘退变是引起脊柱不稳定的重要原因。椎间盘退变发生后，纤维环和髓核脱水、体积变小及弹性降低，椎间隙变窄，小关节载荷增高，椎体周围以及后关节韧带松弛，受累椎体滑移或旋转，致使脊柱不稳。

3. 峡部性　脊椎峡部不连或疲劳骨折不愈合而致脊椎滑脱。

4. 医源性　由于各种原因手术切除关节突、椎板等，因结构的改变造成脊柱不稳定；脊柱融合内固定手术，引起相邻节段的应力集中造成脊柱不稳定。

5. 破坏性　如脊柱结核、肿瘤、感染等致脊柱结构破坏，从而发生不稳定。

（四）脊柱不稳定的生物力学因素

1. 异常位移　脊柱不稳定的基本力学现象，是在生理载荷下，脊柱某部分的异常位移，位移可能是平移、旋转或者是二者的某种组合，类似的生理载荷，可以是力、力矩，或二者的某种组合。

　　（1）平动引起的位移　研究一个运动段，下脊椎固定，生理载荷加在上脊椎上，同时测量位移，如果脊椎运动段是不稳定的，上脊椎平移，比承受同样生理载荷的稳定运动段的平移要大。如双侧关节面断裂错位后 C_5 对 C_6 的向前位移。

　　（2）旋转引起的位移　不稳定脊椎与稳定脊椎在承受同样的生理力矩时，前者比后者有更大的旋转运动。如脊柱发生单侧关节面错位和椎间盘的部分断裂，当此脊柱承受轴向力矩时，上脊柱将会有围绕靠近完整关节面的轴向旋转。

2. 移位和髓核侵占　不稳定的运动段，可以用两个一样的方块（脊柱）和圆孔（脊髓腔）来代表，在理想的脊椎排列时，脊髓腔空间最大，方块之间的任何相对位移，结果都使脊髓可占用的空间减少（图 11-22）。

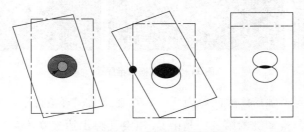

图 11-22　移位和髓核侵占

3. 韧带与脊柱稳定性　韧带提供静力性的稳定作用，脊柱周围的韧带维持脊椎固有的平移和旋转稳定性。韧带的作用与韧带的生物力学性质、解剖位置、载荷状况、韧带的张力相关。假设全部韧带是由同一种材料制成的，则韧带的抗载荷能力与韧带的横截面积成比例，当运动段承受生理载荷时，横截面积大的韧带，将提供比较大的稳定性和比较小的位移。纤维环比棘突间韧带的横截面积大，因而提供的稳定性更大。

NOTE

脊柱韧带所处的不同的解剖位置上，承受不同的载荷能力，对不同方向的稳定性的作用不同，如棘突间韧带对弯曲旋转稳定性有显著作用，但对前后方向的平移稳定性作用较小。韧带的张力对脊柱稳定性也很重要，它起到一种预应力的作用，当脊柱退变等原因引起韧带的松弛（或断裂），则会减弱韧带维持稳定的作用。

4. 肌肉与脊柱稳定性　肌肉的收缩提供动力性的稳定作用，增强脊柱的稳定性及承受作用于躯干的外力，脊柱的运动及不同姿势需要肌肉和肌群的外源性支持。当肌力不平衡、肌肉劳损或肌肉瘫痪时可引起脊柱的畸形和不稳定。临床上，通过合理的脊柱功能锻炼，增强相关肌群的力量，将有助于增强脊柱的稳定性。

（五）脊柱不稳定的临床问题

脊柱的稳定系统的破坏引起脊柱生物力学失衡，影响脊柱的正常生理功能，可导致一系列脊柱不稳定的临床问题，往往是颈、背、腰痛的重要原因。在脊柱结构里，颈椎、胸椎下段、腰椎受脊柱不稳定的影响尤为突出。

1. 颈椎不稳　颈椎不稳是指各种原因导致颈椎结构功能减退，在生理载荷下出现过度和异常活动，引起相应临床表现和潜在颈椎进行性畸形及神经损害。从生物力学方面分析，按颈椎移位方向可分为前屈不稳、后伸不稳、侧方不稳和轴向旋转不稳；前两种多见下颈椎，后两种多见上颈椎；按解剖部位可分为枕颈不稳、寰枢椎不稳和下颈椎不稳。

（1）寰枢椎不稳　寰枢椎是构成头颅旋转运动的重要结构，其稳定性主要依赖于本身骨性结构的完整性及位于齿状突后方的横韧带和翼状韧带的连续性。枕寰椎解剖结构较为薄弱，活动范围大，外力造成骨折或韧带断裂而引起寰枢椎半脱位、脱位。此外，肌肉痉挛、骨质疏松、韧带松弛、炎症等原因，均可造成寰枢椎不稳，如少儿的寰枢椎半脱位（图11-23）。

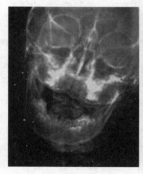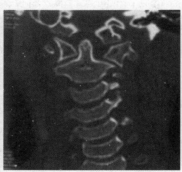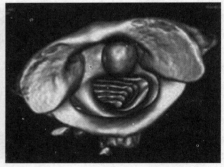

图 11-23　寰枢椎半脱位

寰枢椎不稳是引起上颈部疼痛的原因之一，在临床上，寰枢椎不稳常被认为是眩晕的重要原因。在解剖学上，椎动脉的第三段是由 C_2 横突孔穿出后经寰椎后弓上面的椎动脉沟走行，然后向上行至枕骨大孔内，有 4~6 个弯曲。尤其在枢椎横突孔的内侧及上方的弯曲及在寰椎横突孔上方、侧块外侧弯曲达 90° 或呈锐角。当寰枢椎不稳时，头颈的活动可使椎动脉或受到牵拉或发生扭曲和受压，从而造成椎动脉的痉挛、狭窄甚至闭塞，引起椎-基底动脉供血不全症状，如头痛、眩晕等。对于寰枢椎不稳引起的眩晕的治疗原则应该针对病因纠正颈椎的不稳定因素，消除椎动脉通路在寰枢椎上的异常因素，以改善供血，缓解临床症状。

（2）下颈椎不稳　下颈椎的稳定性取决于完整的椎体结构和椎间盘，同时依赖于韧带、肌肉、关节囊、筋膜等的协同作用，其中任何环节遭受破坏都可导致脊柱不稳定。影响颈椎的稳定性的主要因素有退行性变、外伤劳损、脊柱感染和肿瘤、先天性、颈部手术等。下颈椎不稳主要表现为前屈不稳、后伸不稳。

2. 上胸椎不稳　胸椎（$T_1 \sim T_{10}$）段，由于肋骨胸廓的协同作用，显著地增加了脊柱结构的横向大小（x、z平面），这样就增加了惯性矩，因此增加了矢状面和额状面内对弯曲的抵抗能力，具有较强的稳定性。

3. 下胸椎和腰椎不稳　下胸椎（$T_{11} \sim T_{12}$）的肋骨为游离肋，不具有肋骨胸廓的协同作用，其稳定性机制与腰椎大致相同。多种因素均可引起腰椎不稳，随着人口老龄化，腰椎退变性因素引起的腰椎不稳尤为突出，其病理基础是椎间盘退变。由于椎间盘退变，椎间高度减低，椎体间载荷分布紊乱，小关节突载荷增加而发生退变，椎体间的韧带、关节囊松弛，椎体间的不稳范围增大，常表现为关节突向性（tropism）不稳定与旋转不稳定等病理改变，引起腰椎退变性脊柱侧凸（degenerative scoliosis）、退变性腰椎滑脱（图 11-24）。

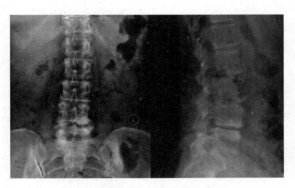

图 11-24　腰椎退变性不稳

小结

本章主要讲解脊柱结构和脊柱运动的生物力学特征。首先基于解剖结构对脊柱整体的力学特性以及生物学功能进行了系统的讲解。并进一步阐述了脊柱运动学主要针对脊柱运动形式和规律进行研究。脊椎运动学的理论为人们研究脊椎生物力学、疾病诊断等提供了有力的工具，但也应该清楚地认识到脊椎运动学中依然存在着许多有待解决的问题，如年龄、职业、疾病等与脊椎运动功能变化的确切关系等。通过本章的学习，学生能够了解到脊柱运动生物力学有助于脊柱临床问题的分析、疾病的处理、X 线片的评价，也有学会了运用脊柱功能单位（FSU）进行观察和分析，对脊柱稳定性、脊柱创伤、脊柱畸形、脊柱融合及其他外科方法的理解。并学会用脊椎生物力学的原理分析、理解脊椎创伤、脊椎退变等脊椎疾病的病理改变过程及治疗方法中的生物力学问题。

复习思考题

1. 请简要回答椎骨、椎间盘以及脊柱韧带的生物力学特点？

2. 请简要叙述枕-寰-枢椎复合体的运动特点以及颈胸腰脊柱的运动特点？

3. 请结合临床实践阐述骶髂关节的生物力学与腰骶痛、下腰痛的关系。

4. 请选取一临床脊柱疾病，简述其中椎骨、椎间盘和韧带的生物力学生理和致病特点。

5. 脊柱临床不稳定的概念？脊柱临床不稳定的生物力学因素？

6. 脊柱侧弯的生物力学定义？如何从脊柱侧弯三维畸形的特点理解脊柱侧弯治疗中的生物力学原理？

第十二章　骨科材料生物力学

　　生物材料学是应用生物学和工程学的原理，对生物材料、生物所特有的功能，定向地组建成具有特定性状的生物新品种的综合性的科学技术。生物材料包括金属材料（如碱金属及其合金等）、无机材料（生物活性陶瓷，羟基磷灰石等）和有机材料三大类。有机材料中主要是高分子集合物材料，高分子材料通常按材料属性分为合成高分子材料（聚氨酯、聚酯、聚乳酸、聚乙醇酸、乳酸乙醇酸共聚物及其他医用合成塑料和橡胶等）、天然高分子材料（如胶原、丝蛋白、纤维素、壳聚糖等）；根据材料的用途，这些材料又可以分为生物惰性、生物活性或生物降解材料，高分子聚合物中，根据降解产物能否被机体代谢和吸收，降解型高分子又可分为生物可吸收性和生物不可吸收性。根据材料与血液接触后对血液成分、性能的影响状态则分为血液相容性和血液不相容性聚合物。根据材料对机体细胞的亲和性和反应情况，可分为生物相容性和生物不相容性聚合物等。骨科的发展与材料发展密切相关，骨科生物力学研究的侧重点为材料的力学性质及临床力学特点，充分理解各种材料的来源构成的力学性质，才能合理的应用于临床。

第一节　生物材料基本力学性能

一、分类与性能

　　生物材料是生物组织相容性材料或生物医学材料的简称，通常指人体植入材料。国际标准化组织（ISO）1987 年对生物材料的定义，是指"以医疗为目的，用于和活组织接触以形成功能的无生命材料"，包括具有生物相容性的材料。

　　（一）分类

　　生物材料的分类有多种方法，按其化学性质，骨外科应用的生物材料可分为三类，即医用金属材料、医用高分子材料和医用无机非金属材料。另有一类是复合材料，它是由两种或两种以上不同的组分或相所组成的材料。而根据生物材料与活体骨组织之间的结合方式，可以将其分成两大类：可降解骨生物材料和不可降解骨生物材料。如根据来源与用途，它包括金属、陶瓷、植骨材料、聚合材料、组织工程等，本节将按此进行讨论。

　　（二）性能

　　1. 生物相容性　生物相容性是指生物材料绝对不能引起机体局部乃至全身的炎症反应，绝对不能具有抗原性和细胞毒性，是骨组织甚至所有组织工程支架的首要标准。在体外实验中，细胞应能在支架表面或其内部迁移、增殖和分化，并能够黏附于其上。在体内实验中，支

NOTE

架亦不能引起免疫排斥反应及炎症反应，以免影响组织再生和切口愈合，不被机体排斥。若生物材料不引起明显的临床反应，能耐受宿主各系统的作用而能够保持相对稳定、不被破坏和产生排斥，则被称为生物相容性良好。

2. 生物可降解性 对于可降解骨生物材料而言，在一定时间后会逐步降解，由新生的机体组织取代。它仅仅是为机体骨缺损修复提供有利条件的模板，并不是作为一种永久的体内植入物，因而它应当具有良好的生物可降解性。

生物可降解材料其降解机制主要包括：①水解：材料与水分子之间相互作用，化学键断裂，小分子链不断脱落，如聚酯类、聚酰胺类以此种方式进行降解。②酶解：人体内产生的一些酶对包括胶原蛋白、聚多糖及合成蛋白类等材料进行降解。③氧化降解：材料进入体内后引发炎症，炎细胞产生的氧化剂扩散到植入物内部进行降解。④物理降解：是外力作用下植入物的摩擦引起的降解，降解产物溶于周围体液后排出体外。

3. 力学性能

生物材料应该具有与缺损部位相当甚至更强的力学性能，需要所使用的生物材料与相邻组织的力学性能相匹配，还必须足够坚韧，这样才能满足手术植入过程中的局部力学需要。与生物材料有关的力学性能指标主要有弹性模量、屈服强度、疲劳强度、塑性变形和硬度等。

（1）**弹性模量** 又称杨氏模量，指对弹性体施加一个外力，弹性体所发生的形变，即应力除以应变。以下是常用材料的弹性模量（表 12-1）。

表 12-1 常用材料的弹性模量

生物材料类型	弹性模量（MPa）	生物材料类型	弹性模量（MPa）
聚乙烯	410~1240	纯钛	107000
PMMA	3000~10000	钛合金	110000
不锈钢	200000	钴铬合金	220000

（2）**屈服强度** 指应变超过弹性区 0.2% 时的应力值，称为条件屈服极限或屈服强度，大于此极限的外力作用，将会使零件永久失效，无法恢复。

（3）**疲劳强度** 金属材料在无限多次交变载荷作用下而不破坏的最大应力称为疲劳强度或疲劳极限，通常情况下载荷的交变次数为一千万次，这大约是髋关节假体 10 年内所承受的周期性载荷。

（4）**塑性变形** 当应力超过材料的弹性极限，则产生的变形在外力去除后不能全部恢复，而残留一部分变形，材料不能恢复到原来的形状，这种残留的变形是不可逆的塑性变形。

（5）**硬度** 指材料表面抵抗局部硬物压入其表面的能力，包括抵抗局部塑性变形、压裂和划痕的能力。

4. 生物材料的界面应力 界面应力有三种形式：压应力、张应力和剪应力。张应力和剪应力有使界面破坏的趋势，张应力使界面分离，剪应力则使界面错位，因而它们需界面存在结合力来抗衡。如果界面结合力太低，一旦超出骨的耐受生理程度，就会发生骨吸收、坏死或骨折，继而导致植入物松动，进一步加剧则脱落。骨界面不仅存在咬合的机械固定力，还存在着骨组织与涂层梯度的化学（键）力，等离子喷涂的梯度复合材料植入人体骨组织后可获得良好的界面骨结合。生物材料植入能否获得良好内固定的稳定性是防止内固定松动的重要因素，植入物/骨界面间持续的微动是引起骨吸收的原因，当这种微动应力大于骨生长耐受限度时，骨组织不能长入界面，为纤维所包绕，结合强度明显减少。骨在应力刺激下能激活细胞环/磷酸腺苷含量，使骨中钙盐产生某种动力学影响，沉积在植入材料周围，达到坚强的骨性结合。

二、金属

金属与合金具有良好的机械性能，容易加工和成型，常用于替代或修补某些硬组织，特别是支撑强度较大的身体部位，如牙齿、骨头等。目前临床应用的金属植入材料主要包括：①不锈钢：不锈钢为铁基合金，根据其微结构可分为四类，其中第三类 316L 型为最好的不锈钢合金，即超低碳铬钼奥氏体不锈钢，价廉且易加工，一直作为器具材料而广泛使用，比重约为人体骨骼的 2 倍。不锈钢具有较好的机械性质，但同钴基合金相比有较大的局部腐蚀敏感性，适合于作为暂时性的内植物如接骨板、骨螺钉、髓内钉等。②钴基合金：钴基合金是钴基奥氏体合金，从耐腐蚀性和机械性能综合评价，它是目前医用金属材料中最优良的材料之一，已列入 ISO 国际标准，其耐腐蚀性能比不锈钢高 40 倍，但机械性能方面低于不锈钢，且加工困难、价格较贵，多被选择为永久性植入材料如人工关节。③钛合金：钛合金较不锈钢和钴基合金而言，质轻，组织相容性良好，生物界面结合牢固，在人体内惰性和抗腐蚀性极高，是理想的植入材料，缺点是耐磨损性差。在医用金属材料领域，钛及其合金凭其优良的综合性能，成为人工关节及骨创伤系列产品、脊柱矫形内固定器材等医用内植物产品的首选材料。④镍钛记忆合金：镍钛记忆合金具有形状记忆效应，重量轻、耐腐蚀、耐磨、耐疲劳，具有良好的生物相容性及低生物蜕变性、植入人体安全可靠，方便。镍钛记忆合金对温度具有形状记忆功能且具有超弹性双重功能，在低温下（0~5℃）可随意变形，温度升高至 40~45℃时，可恢复至设定时的形状，同时产生适当的形状恢复力量。利用记忆合金随温度改变产生的恢复力，可以使骨折端牢固固定，在骨折端产生动态、持续性的压应力，从而使骨折端获得足够的稳定性，且压应力不随骨折线的吸收而消失。可用于骨外科矫形和固定等，如临床最常见髌骨爪用于髌骨骨折复位内固定。

1. 金属的刚度　是金属抵抗变形的能力，即外在负荷大小与弹性变形大小之间的关系，金属的基础刚度也即是其弹性模量。根据物理学的原理，内植物的刚度取决于其弹性模量的大小和内植物的形态及直径。比如纯钛的弹性模量大约是不锈钢材料的一半，因而在相同的载荷下，其变形程度应为不锈钢的 2 倍（图 12-1）。

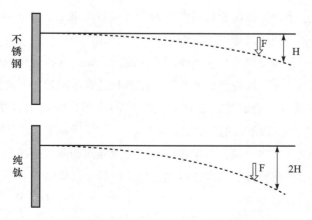

图 12-1　相同载荷不锈钢与纯钛变形程度的比较

2. 金属的强度　强度是指材料在不发生形变的情况下对抗外负荷的能力，它决定了内植物所能承受载荷的大小。强度决定了材料所能承受应力（指单位面积上的压力）的最大值，超过该值则可引起材料变形。材料的尺寸比材料的强度更为重要，例如纯钛的强度大概比不锈钢低10%，但通过增加内植物的横截面可以消除材料强度的差别。

3. 金属的韧性　是反映在金属发生断裂之前可被塑形的程度。一般来说，铁合金和高级冷加工纯钛的强度较高，韧性要低于不锈钢。因此纯钛在其断裂前的表现不明显，这就要求外科医生必须有足够的经验以把握术中的操作。

三、陶瓷

生物陶瓷按照其在生理环境中发生的生物化学反应被分为三种类型：惰性生物陶瓷，表面活性生物陶瓷及可吸收性生物陶瓷。①惰性生物陶瓷主要为氧化物结构陶瓷，其耐腐蚀性好，强度较高，摩擦系数和磨损率低，可以长期置于生理环境中保持化学稳定。缺点主要是不具有生物活性，同组织的结合是依靠植入体不平整表面所形成的机械嵌合。这类陶瓷材料具有稳定的分子结构及较强的分子间力，具有较高的机械强度和耐磨度。由于具有高的断裂韧性、强度、硬度和耐磨性等优良性能，常作为抗摩擦性能更好的人工关节假体。②表面活性生物陶瓷，生物表面活性陶瓷通常含有羟基，还可以做成多孔性，生物组织可长入并与其表面发生牢固的键合，它可以作为多种物质的外壳或填充骨缺损。生物活性陶瓷具有骨传导性，可以作为一个支架，在其表面进行成骨。这类陶瓷在生理环境中将发生化学反应，形成一层覆盖其表面的羟基磷灰石层，使其表面和周围组织形成化学性键合，如羟基磷灰石陶瓷及生物玻璃陶瓷等。③可吸收性生物陶瓷，目前广泛应用的生物降解陶瓷为β-磷酸三钙，是磷酸钙的一种高温相。β-磷酸三钙的最大优势就是生物相容性好。完全可吸收生物陶瓷植入人体内后，起着空间构架和临时填充作用，它们可以被逐步降解和吸收，最终被新形成的骨组织所替换。β-磷酸三钙陶瓷更类似于人骨和天然牙的性质和结构，并且依靠从体液中补充钙和磷酸根离子等形成新骨。可在骨骼接合界面产生分解，吸收和析出等反应，实现牢固地结合。

由陶瓷制备的生物材料基本上或极少出现塑性变形，通常会以脆性状态失效。脆性断裂多源自于晶体面的裂纹，裂纹通常是由于晶粒之间的剪切应力形成的。在静态应力作用下，原有裂纹的尖端会出现应力腐蚀，从而导致临界裂纹进一步发展，最终导致了陶瓷断裂，这种断裂称为陶瓷的疲劳。在陶瓷中通常发生的是静态疲劳，它与载荷作用的时间长短，循环作用的次数以及载荷速度有关。通过降低陶瓷材料的表面应力可以有效防止临界裂纹向临界尺寸发展，从而有效防止陶瓷假体在使用过程中出现断裂。

陶瓷具有很高的弹性模量以及很强的耐磨和耐腐蚀性能，这些优异的性能使得其常常用于制成人工股骨头和髋臼假体。陶瓷假体的长期摩擦系数随着时间延伸而逐渐下降，并逐渐接近正常人工关节的摩擦系数。据测算陶瓷假体关节面的磨损比金属聚乙烯关节面的磨损低约90%。不同的磨损机制产生出不同的陶瓷磨损颗粒，在正常活动下，假体产生很小的碎屑。而当陶瓷股骨头与臼杯之间发生轻度分离撞击时，会产生晶间和晶内的断裂，从而生成较大的磨损颗粒。因此手术中必须将假体安放在正确的位置，以避免过度磨损。

四、植骨材料

目前临床常用的植骨材料包括自体骨、同种异体骨以及人工合成骨移植材料。使用自体骨移植效果可靠，无排斥反应，但自体骨在获取和应用方面有较多不利因素，如需要进行额外的手术操作取骨，获取骨量有限，而且取骨后相关并发症的发生率较高。自体松质骨较自体皮质骨拥有更好的成骨能力，其多孔结构利于营养物质播散及微血管吻合重建，使得自体松质骨能与周围组织快速整合。自体皮质骨移植物在植骨早期能提供更好的力学支撑，基本无骨诱导及骨传导能力，但其上存活的成骨细胞可以提供一定的成骨能力。同种异体骨是很好的骨传导性材料，可提供骨替代支架，但新骨的爬行替代过程较慢，存在较高的骨不愈合率，还可能会传播疾病及引起排异反应。

人工合成骨移植材料目前已应用于骨科临床植骨中。理想的人工骨材料应当满足以下几个要求：①植入人体内不会引起免疫排斥反应。②术中易于修整而与不同形状的骨质缺损相匹配。③材料本身能够提供一定的机械强度支持。④植入物应具有骨诱导和骨传导功能，促使血管及间充质细胞迅速长入材料而成骨。同时在新骨形成过程中，人工合成骨移植材料应逐渐被改建和吸收。

作为骨移植替代品的人工骨按照组成成分可分为羟基磷灰石人工合成骨、硫酸钙人工合成骨、生物活性玻璃、骨水泥等，使用时人工骨的形态多为粉末状、颗粒状及可注射式人工骨。

羟基磷灰石人工骨已被确定为骨诱导生长因子及成骨细胞的良好载体。这种骨移植替代材料的抗压强度比较好，具有很高的弹性模量，其泊松比为0.27，与骨的泊松比较为接近，但其抗剪切和抗扭曲的能力比较弱。羟基磷灰石人工骨与骨中矿物质成分相似，具有良好的组织相容性和骨传导性，植入人体后与骨组织直接相连接，无纤维组织界面。

医用硫酸钙人工骨是治疗骨缺损的良好材料，已广泛地应用于骨缺损填充以及脊柱创伤、矫形及退变等脊柱融合的手术治疗中。作为填充骨缺损的植入物医用硫酸钙人工骨有许多优点：稳定，易于获得，吸收速度与新骨的生长速度相当，适合于修补大块的骨缺损。医用硫酸钙人工骨所产生的骨组织在质量上与自体骨比较相似，其机械力学稳定（抗压缩强度约为50MPa），生成骨组织的应力强度和自体骨填塞强度无差异。医用硫酸钙人工骨在填充于骨缺损后防止软组织长入，为骨细胞及血管长入充当支架作用。医用硫酸钙人工骨粉末可与固化液调匀后注射使用，常用于椎体后凸成型术中，在人体内数分钟后固化，10分钟以后其强度即可超过松质骨，固化时放热为30℃，完全固化以后其强度介于松质骨和皮质骨之间。生物力学研究表明，伤椎内注入硫酸钙人工骨后能完全恢复椎体的强度及部分刚度。能使病变椎体达到即刻稳定，无毒无热损害，X线下显影良好，13周左右达到生物降解，吸收速度与新骨的生长速度一致。降解时局部形成的微酸性生态环境有利于成骨细胞的长入，具有比较好的骨传导性和成骨诱导性。

生物活性玻璃：生物活性玻璃主要成分为二氧化硅、氧化钙、氧化钠以及磷酸盐等。有良好的组织相容性、骨传导性，最早由Hench等制作。生物活性玻璃表面含有水化剂，在人体组织液的作用下，其界面发生一系列的反应，形成一层与人体骨骼无机盐相似的碳酸羟基磷灰石，与骨中矿物质成分比较接近，并能与人体硬组织或软组织达到紧密结合，在体内被缓慢吸收。用玻璃基生物材料修复骨组织缺损长期以来一直是生物材料专家和骨科医师不断探索的领域，用于填充骨缺损已经取得了很好的临床效果，可制备为多孔及无孔形态。生物玻璃的弹性模量在30~35GPa，与皮质骨接近。生物活性玻璃的无定形结构影响了其机械强度和韧性，其抗张强度在 40~60MPa 之间，因而不适合用于负重部位。

纳米材料人工骨：是一种活性多孔状纳米复合材料，模仿了天然骨的成分和微结构特征，具有骨传导性能，其主要用途是修复骨缺损时作为细胞外支架材料和骨折的固定材料。纳米材料由尺寸小于 100nm 的超微颗粒所构成，当物质的结构单元小到纳米级后，其性质就会发生显著的变化，出现新的理化特性和生物学效应：表面效应，小尺寸效应和宏观量子隧道效应，即所谓的纳米效应。这些效应使得材料具有许多优异性能和全新的功能，研究发现其颗粒越小，材料的扭转模量，拉伸模量及拉伸强度就越高，抗疲劳能力也越高。纳米材料人工骨植入人体后，能与宿主骨胶原蛋白末端的氨基或羟基结合而形成具有生物活性的化学结合界面，从而使该材料本身具备与骨键合的能力。纳米材料人工骨具有与天然松质骨相类似的三维孔洞网络结构，形成多孔状的骨基质材料、孔隙率达 90% 左右。由于其比表面积（表面积/体积）的增大而且具有良好的细胞亲和性，有利于微小血管、纤维结缔组织的长入以及细胞营养和代谢产物的输送，从而引导成骨细胞的贴壁、生长和迁移，促进新骨的沉积。

五、骨水泥

骨水泥是一种适用于外科植入用的，以聚甲基丙烯酸甲酯为主要材料的自凝树脂。它是 20 世纪 20 年代中期发明的，最早用于牙齿固定，直到 20 世纪 50 年代，才将其应用于关节假体固定。骨水泥有以下两种：第一种为"面团状"骨水泥，这主要是早期产品；第二种为"低黏度"骨水泥，适用于骨水泥枪，它能很好地嵌入骨小梁间隙之间，达到稳定假体的目的。

（一）概述

骨水泥是由聚合粉剂和单体液体两部分组成。粉剂主要成分为甲基丙烯酸甲酯（PMMA）-苯乙烯共聚物（MMA/S）以及适量的引发剂过氧化二苯甲酰（BPO）组成。液体为甲基丙烯酸甲酯单体（MMA），加入适量的促进剂 N, N-二甲基对甲苯胺（DMPT）。MMA 为无色液体，有刺鼻的气味，具有易挥发性、易燃性、亲脂性以及细胞毒性。

骨水泥聚合时容易成形，固化后相当坚固，有很强的固着力。它可将人工假体牢固地固定在骨组织上；但它不是真正的黏合剂，不能与表面光滑的人工假体黏合，仅在骨与假体之间起到填充锚固作用，避免骨与假体之间发生移动，并将假体所承受的应力均匀地传递到骨组织上，使单位面积承受的应力均衡，避免应力集中。

骨水泥在人工关节置换、填补骨缺损等临床应用中起着非常重要的作用，但由于它本身的理化特性引起的副作用，又使骨外科医生忧虑重重。因此，骨水泥问世 60 多年来，经历了用与不用，肯定与否定，兴盛与衰落的曲折发展过程。然而随着骨水泥的研究不断深入，骨水泥生物力学试验、新型骨水泥材料、骨水泥改性、骨水泥使用方法以及骨水泥使用装置等方面均已取得重大进展，使我们有理由相信，骨水泥材料及其应用将会达到令人满意的境地。

（二）骨水泥技术与发展

1. 第一代骨水泥充填技术　自 1958 年应用骨水泥固定人工髋关节开始，到 1973 年骨水泥枪问世的这段时间，骨水泥固定人工关节均用手工操作，即为第一代骨水泥充填技术，调制骨水泥与粘固人工关节假体均用手工操作，用一般方法冲洗和吸引骨髓腔，对其处理不够重视，对假体未作任何相应改进，又称为传统骨水泥粘固技术。

第一代骨水泥充填技术特点：①低黏稠度的骨水泥；②手搅拌骨水泥；③指压法填入髓腔；④不重视髓腔冲洗（其结果充填不均匀，厚薄不一；充填不充分，出现中断，骨与假体之间无骨水泥充填；注入压力不够，骨水泥与骨相嵌不充分；冲洗不彻底，血液碎屑混入骨水泥中）；⑤假体是铸造的，假体内侧缘有锐角，可以切割骨水泥，未用合金材料。

2. 第二代骨水泥充填技术 自1973年骨水泥枪问世后，到20世纪80年代后期，对骨髓腔冲洗开始重视，应用骨水泥枪充填骨水泥，即为第二代骨水泥充填技术。搅拌骨水泥仍然用手工方法操作。对骨髓腔应用脉冲冲洗，清理较干净。髓腔远端使用髓腔栓，以利加压。用骨水泥枪将浆状骨水泥由深到浅的注入髓腔，假体置入后保持加压至骨水泥固化为止。

第二代骨水泥充填技术特点：①低黏稠度骨水泥；②手搅拌骨水泥；③髓腔远端使用髓腔栓子（骨质、生物栓子等）；④水泥枪加压注入；⑤假体由高级合金锻造而成，假体内侧缘呈圆形，多数有颈领。

3. 第三代骨水泥充填技术 第三代骨水泥充填技术是在保持第二代技术的基础上，继续改进，其特点：①低黏稠度骨水泥（流动性好，细沙期骨水泥更深入骨组织间隙而与其交织）；②脉冲加压冲洗髓腔；③应用髓腔栓子；④采用中置器（使假体柄下2/3始终位于髓腔正中，其四周留下的空隙被骨水泥填满后形成骨水泥层，厚度均匀）真空离心搅拌；⑤骨水泥枪加压注入。

第三代充填技术与前两代相比优点是：①由于应用真空泵搅拌骨水泥是在真空状态下进行，能排出混入骨水泥内部的气体，提高了机械性能。②由于应用中置定位技术，使假体柄位于髓腔中央，充填的骨水泥在其四周更为均匀，致密，提高了骨水泥对假体的锚固能力以及骨水泥的抗疲劳性能。

（三）骨水泥的力学特性

1. 骨水泥的短期强度 通过实验研究得到骨水泥短期强度值为：抗张强度：35.3MPa；切变强度：42.2MPa；耐压强度：93.0MPa；弯曲强度：64.2MPa；弹性模量：2552MPa。但这些数值是根据大量样本得出的平均值，单个骨水泥的特性根据其使用时间、环境、孔隙率等相差很大。从强度数值中可以看出，骨水泥的抗张能力弱，耐压能力强，弯曲弹性模量低。因此尽可能地使骨水泥承受压力，应该由皮质骨来支持骨水泥使其承受压力并限制张力。

2. 骨水泥的长期强度 骨水泥在关节置换中可以长期起作用，有研究表明：从术后15~20年患者体内取出的骨水泥样品的弯曲弹性模量和1年期的相同；加上关节置换在长期使用方面获得的成功，这些结果增强了临床使用的信心，即骨水泥在患者体内即使长期存在也会起作用。

3. 骨水泥的蠕变 蠕变被定义为骨水泥样品在持续负重状态下，随着时间出现张力改变。聚合物在体温下能发生显著的蠕变，这一重要特性使它们在骨中具有很高的适应性。所以在使用或评价骨水泥型假体时，一定要考虑到骨水泥的蠕变。针对骨水泥的蠕变进行了一系列的实验得出的结论是：所有的PMMA骨水泥均发生蠕变；蠕变可以使骨水泥向任意方向移动；随着骨水泥使用时间的增加蠕变速率降低；蠕变速率受骨水泥周围环境影响；蠕变速率随温度的升高而加快；蠕变速率随压力增加而加快。

4. 骨水泥的应力松弛 应力松弛是指在持续的受压情况下出现畸形，应力随时间发生改变。和蠕变一样，在体温下应力松弛对聚合物重要，对金属不重要。骨水泥应力松弛的发生与引起蠕变的聚合物内部分子松弛的过程相似。应力松弛在压力、剪力和张力下都可发生，但是它最容易发生于骨水泥的高张力情况下。

5. 骨水泥疲劳　疲劳是指以低于单次施用即可导致材料破坏的负重力量，反复作用产生的效应。很多金属有耐疲劳限度，即临界应力水平，低于这个应力水平无论如何重复施压均不会破坏材料。聚合物没有这个限度，只要达到足够负重循环次数，无论每次负载力量有多大均会破坏材料。因此，骨水泥型关节置换后若干年将不可避免地发生疲劳性失败。疲劳性失败开始于高张应力集中点，如果条件适宜，骨水泥的张应力可以很快发生应力松弛，这种应力松弛是患者体内骨水泥的一种自我保护状态。

6. 骨水泥的回缩　在聚合过程中，很多单体分子结合成较短的聚合体分子。分子之间的相互接近不可避免地导致骨水泥体积缩减。单体聚合过程中，约有 21% 容积收缩。标准骨水泥混合时，单体的量大约是总量的 1/3，因此从理论上讲，单体由于聚合而引起的最大容积的回缩率大约为 7%。但由于骨水泥中存在孔隙，体积缩减达不到上述比例。在机体内骨水泥体积的缩减主要由骨水泥吸水来补偿。

（四）临床应用

骨水泥在骨科临床中起着非常重要的作用。目前主要用于关节置换及翻修，填补骨缺损，含抗生素骨水泥珠链治疗骨与软组织感染等，骨水泥还用于椎体压缩骨折椎体成形术，骨质疏松患者骨折后钉道强化。

六、聚合材料

医用聚合材料具有良好的物理-机械性能、较好的生物相容性及较简便的生产、加工成型等特性，在医用材料中占有重要地位。20 世纪 80 年代以来，虽然已经有数十种聚合物被提出作为可降解的生物材料，但能够满足临床所需的力学性能、加工性能以及生物降解性，得到医药管理部门批准，并真正在临床上得到应用的迄今只有很少几种。其中以聚羟基乙酸（PGA）、聚乳酸（PLA）、聚己内酯及其共聚物尤为重要。可降解高分子材料可以制成棒、针、螺钉和接骨板等，受聚合材料降解速度限制，固定材料在愈合期间不能承受较大的应力。目前临床上聚合材料因其临床愈合所需时间较长，骨折断端应力大，不适于长骨干骨折固定。它多用于固定骨折愈合相对较快的骨骼，也可用于关节镜下膝交叉韧带的损伤后重建及半月板损伤的修复，同时在骨组织工程学领域也是一种很有前景的细胞培养支架材料。生物可降解材料作为内固定材料有其独特的优点，在手术操作过程中不易损伤软组织，即使在加压情况下也不会损伤松质骨。可降解高分子材料在所固定的骨组织愈合之前能够保持足够的强度，其机械强度可随其在人体中的降解吸收而逐渐衰减，从而使得骨折断端得到正常的应力刺激，消除了金属材料存在的应力遮挡、化学腐蚀等弊端。另外可降解高分子材料的可吸收性使得患者避免第二次手术取出植入物，亦不影响 MR 或 CT 等影像学复查。

1. 羟基乙酸　羟基乙酸是人体在新陈代谢的过程中产生的，羟基乙酸的聚合物就形成聚羟基乙酸（PGA）。高分子量的聚羟基乙酸是丙交酯及乙交酯通过开环聚合而得到的，对于分子量达到 10000 以上的聚羟基乙酸，其强度完全可以达到可吸收缝线的临床使用要求，但此时还难以满足骨折的内固定强度要求。在聚羟基乙酸平均分子量达到了 20000~145000 后，聚合物可以拉成纤维状，并且可以使聚合物的分子排列具有方向性，从而增加了聚羟基乙酸的强度。聚羟基乙酸是一种具有良好生物降解性和生物相容性的生物高分子材料。作为医用生物可吸收高分子材料聚羟基乙酸是目前生物降解高分子材料中研究最活跃的领域，它是生物可降解高分子材料中结构最简单的一个，同时也是体内可吸收高分子材料中最早商品化的一个，但用作可吸收固定物比如内固定板、棒、螺钉、针等时，其力学强度不够坚强。1984 年，Tormala 首先引入了熔融的自增强技术。经过自增强后的聚羟基乙酸（SR-PGA）其力学强度大幅度提高，一般为聚羟基乙酸母体强度的 2~3 倍或者更多，从而使得其在临床中的应用更加广泛。自增强物一般是由定向加固单元组成的一些聚合物材料所制成的复合结构材料如人造纤维、动物纤维或者黏合基质等，它们都具有相同的化学结构。通过这种技术，将坚固的纤维状聚合物单元胶合成大型的内植物，从而增加了结晶性聚羟基乙酸内植物的强度，生产出了力学强度较之前更高的内植物器械。

2. 聚乳酸　聚乳酸（PLA）是一种无毒、可以完全生物降解的聚合材料，它具有较好的化学惰性、易加工性及生物相容性，而被广泛应用于骨折内固定材料、手术缝线以及药物控释等许多方面。PLA 包括 PLLA、PDLA、D, L-PLA 3 种形态。PLLA 和 PDLA 是部分结晶高分子，因力学强度比较好，而常用作医用缝线、外科矫形材料以及组织工程支架材料。D, L-PLA 是非结晶高分子，主要用于药物控释载体。高分子量 PLA 可以用熔融或者溶液纺丝制成临床应用手术缝线，在聚合物中加入少量的骨胶原、低分子量 PLA 及其他各种无机盐可使缝合线更加柔韧。另外在缝线中掺入非类固醇类抗炎药物能够抑制局部炎症以及异物排斥反应，缝合局部产生的各种大细胞反应，如纤维细胞、组织细胞及毛细血管等组织反应，会随着时间的推移而逐渐减弱。对 PLA 在人体内长期植入后进行研究发现，非晶态 PLA 的降解速度和生物力学行为较为符合生物降解内固定装置的需要。然而由于 PLA 的绝对力学强度不够高，所以还不太适合用于较大负荷处的骨折内固定。研究证实，PLA 更适用于负荷较小的部位骨折的内固定。典型的可降解内植物装置是由 PGA 纤维增强的 PLA 基质材料所制成的，其性能、时间的依从性可通过调节其中 D-旋光体和 L-旋光体的比例来进行调整。同时 PLA 在用于韧带和肌腱损伤的修复也表现出其独有的优越性。

3. 聚己内酯　聚己内酯（PCL）是由己内酯在引发剂的存在下在本体或者溶液中开环聚合而得到的高分子聚物，是一种生物相容性较好的可降解材料，同时具有优良的药物通过性能，可以作为体内内植入材料以及药物的缓释胶囊。由于其分子链比较规整而且柔顺性比较强，因而具有比聚乙交酯及聚丙交酯更好的疏水性，在体内降解较慢，在体内完全降解需2~3年，是内植物材料的理想选择。PCL 材料初始强度为 30MPa，接近或稍高于 PLA 和 PGA 的水平。由于 PCL 应力屏蔽作用比不锈钢小，力学强度也较小，而且有一定的柔韧性，一般用于非承重部位，应用到负重骨常会导致骨不连接。因为 PCL 降解速度较慢，所以力学性能维持时间较长，这也是 PCL 的一个特点。通过不同的加工工艺以及与不同的可生物降解材料聚合后，能得到不同特性的材料，从而满足生物医学工程的不同要求。

七、组织工程

组织工程（tissue engineering）是指利用生命科学及工程学的原理及方法，构建及培育活组织，研制出生物替代物来修复及重建组织器官的结构，从而维持或者改善组织器官功能。

骨组织工程包括 3 个基本生物学要素：支架材料、种子细胞以及成骨因子。生物支架材料是骨组织工程的核心，骨组织工程研究的重要环节是研制能够作为细胞移植及引导新骨生长的生物支架材料，以此作为细胞外基质的替代物。

在骨与软骨组织工程领域，制造出具有良好力学性能与生物活性的支架一直是一个巨大的挑战。目前，提高骨组织工程支架力学性能的方法主要有两种：一是能够制造出与天然骨及软骨结构相当的仿生支架；二是使用纳米尺寸的化学表面活性剂来增加复合材料界面之间的键合以有效地提高生物材料的生物力学性能。通过对现有的多孔骨组织工程支架与天然骨之间的力学特性相对比后发现，现有的多孔材料力学性能与人体天然密质骨以及松质骨之间相比还存在着不小的差距，如何构建出高孔隙率而且具有足够力学强度的骨组织工程支架一直都是本领域的难点。另外，如何满足个体化的需求也是对骨组织工程领域的挑战，如在年轻人群中，骨折后 6~8 周通常可以开始承重，大约 1 年后骨折部位的力学性能可以恢复至伤前水平。而老年个体恢复相对缓慢，骨组织工程材料的力学性能应有足够的时间让支架从植入至机体修复完成始终发挥完善的功能。

支架的力学特性是决定组织工程内植物在体内作用是否成功的重要因素。在骨和软骨的替代过程中，压力、剪切力、扭转力对新生组织的顺利形成都十分重要。能够达到机体骨强度的支架结构通常是由无弹性的刚性材料制成，这可能导致支架材料内部发生微小骨折，最终阻止该处新骨形成。对于软骨组织，支架的力学特性对于软骨细胞的存活以及防止纤维化、裂隙形成等有着决定性的作用，其重要性在膝关节自体软骨细胞移植中得到了很好的证明（图 12-2）。因为这一部位主要是压应力的作用，并且得到周围关节软骨的良好保护。而对于较大的缺损和髌股关节面缺损，由于其承受的巨大剪切应力超过组织工程支架所能承受的极限，软骨移植物无法与机体组织充分融合，从而形成较高的失败率。

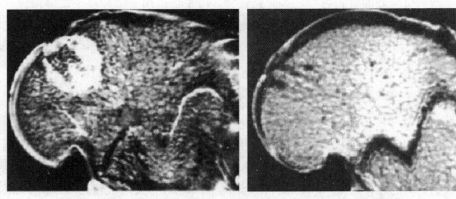

图 12-2　骨软骨移植术后 12 周与术后 1 周相比较 MRI 信号明显改善

优良的骨组织工程支架材料应当具备适当的孔隙率、孔径以及孔隙连同率，同时应具有与再生骨组织相匹配的降解速度和一定的骨诱导特性。如要修复负重部位骨缺损，还必须具备一定的机械强度来满足部分承重的需要。从目前应用的各种生物支架材料来看，单独的某一种生物材料均无法较好满足上述需要。生物来源的异体脱钙骨基质虽然具有较好的孔隙率和骨诱导特性，但其机械强度较低。而人工合成的高聚物如 PLGA 则不具有骨诱导作用，而且机械强度较低。生物陶瓷类材料抗折断及抗冲击性能远远不能满足人工骨的高负荷机械强度要求，而且其疲劳强度低、脆性较大。珊瑚类材料则机械强度差、体内降解比较缓慢。因此，近年来生物支架材料的研发一直是组织工程学领域的研究热点。目前虽然单一生物支架材料存在有各种问题而难以达到理想的标准，但是多种支架材料复合后则有利于更好地发挥各自的优点。有学者将羟基磷灰石和β-TCP复合后制备负重骨的支架，其相应的机械强度得到大大提高，甚至能达到松质骨需要的最高压缩强度，其黏附性也较之前提高了70%，同时其原有的孔隙率也得到较好的保留。生物玻璃具有很好的生物活性及成骨能力，但是其韧性不够，脆性太大。将α-羟酸聚合物和生物活性玻璃按照一定比例混合制备后的骨组织工程支架则韧性大大提高，其降解速率可以通过调节两种材料的比例来实现与骨组织再生速率一致，而且生物活性玻璃的骨诱导活性得以保留。

3D打印技术近年也逐渐被引入到骨组织工程领域中来。3D打印学名是"快速成型技术"，于19世纪80年代诞生于美国，也被称为"增材制造技术"，它先将设计好的物体转化为三维设计图，再采用分层加工、叠加成形的方式逐层增加材料来制造真实物体，可以加工内部结构十分复杂的物体。3D打印不再需要传统的刀具、夹具和机床就可以打造出任意形状的制件，其工作原理与传统打印机原理相似，只不过3D打印机不使用纸和墨。目前可以用作3D打印的原材料有很多，包括树脂、塑料、陶瓷以及金属等等，甚至于还包括细胞培养液。用于3D打印的打印机种类多种多样，根据目前的应用可以将其分为喷塑3D打印机、粉剂3D打印机和生物3D打印机。

在骨科学领域，可以将3D打印技术与逆向工程技术及人体骨骼解剖学结合起来，基于离散-堆积成型原理，在计算机控制下打印出实体的三维模型，根据得到的模型指导手术及模拟手术。它先将骨折部位的扫描数据经相应软件转换后直接输入快速成型机，即能打印出骨折部位骨骼的实体三维模型。凭借模型术者在术前能更加直观地体会到患者骨骼结构的空间特征，从而能准确掌握复杂骨折，并能预先决定植入物的型号及确定手术方案，为达到术后骨折处良好的生物力学稳定性保驾护航。比如在肱骨近端骨折中，在螺钉深达软骨下骨时可以获得最大生物力学稳定性。术前手术者可以在三维模型上进行模拟测量，准确掌握肱骨头的尺寸大小，在实际手术时就能选用理想长度的螺钉，达到最佳生物力学效果。在复杂骨盆及髋臼骨折手术中，术中进行内固定物的选择和塑形将导致手术时间明显延长。在实物模型上可以进行长度测量及内植物的个体化塑形，这样能缩短手术时间，而且还能大大提高内植物的贴合率，从而取得良好生物力学效果。同时，通过三维模型还可以更加明确地了解骨盆及髋臼的破坏程度及移位程度，从而决定手术入路、复位方式、固定方案的选择、术中风险的评估及手术效果的预后等。

快速成型技术同基于CT、MRI扫描数据的三维重建技术相结合，从外形仿生能够实现填充骨质局部缺损的个性化假体制造，从而更加适合骨组织工程支架的需要。近来研究得比较多的是利用快速成型技术来打印生物支架材料，采用该方法可以做到仿生骨骼的大体外形与人体一致，从而适应局部的生物力学需要。同时在微细结构方面可以直接制造出骨骼内部的仿生微结构，打印出可控孔隙结构的细胞载体框架，并能够实现孔隙之间完全贯通以及孔隙梯度结构的成型，以适应种子细胞的生长需要。另外不同组织的孔隙率还不太一样，传统的加工方法很难做到。通过使用此方法，能够根据孔隙率及微孔的大小需要，在调整支架材料粉末颗粒大小的时候通过改变切层的网格填充方式来达到所需的孔隙率及微孔大小，从而也更精确地模拟体内的微观生物力学环境。

小结

生物材料是材料科学的一个重要分支。近 30 年来，生物材料发展迅猛，从金属、陶瓷等无机材料到塑料、硅胶等有机材料，从高强度的合金到柔软的人造纤维、人造血管等，涵盖了几乎材料科学的所有领域。本节对骨科临床常用生物材料的生物力学特点进行了概述。

不同的生物材料具有不同的生物力学及生物学特点，因而决定了其用途各异。金属与合金具有良好的机械性能，因而常用于支撑强度较大的身体部位。陶瓷具有很高的弹性模量以及很强的耐磨和耐腐蚀性能，使得其常用于制成人工股骨头和髋臼假体。聚合材料因其临床愈合所需时间较长，骨折断端应力大，多用于固定骨折愈合相对较快的骨骼。骨组织工程材料和 3D 打印技术的应用则弥补了个体在治疗过程中的个性化骨组织需求。

第二节　骨折固定材料力学

一、外固定力学材料

（一）夹板

1. 生物力学原理　夹板外固定的特色在于其由多种材料构成的几何体所具有的生物力学效应，符合弹性固定的准则，能够依据骨的生理特性充分发挥骨折治疗的作用。夹板外固定的力学效应分为外固定力与内部稳定因素，外固定力由布带约束力、夹板的弹性固定力和纸垫的效应力构成，内部因素则包括肌肉的收缩力、软组织的束缚力和骨折端之间的啮合力。

（1）**布带的约束力**　布带的约束力是指用于捆扎夹板的布带对夹板的约束力，是夹板固定力的直接来源。在布带约束力的作用下，骨折远近端可与夹板联结成为一个整体。

布带对夹板的约束力依靠布带的张力来维持，其大小决定着夹板固定的稳定性及并发症的发生率。根据中医的治疗经验，一般情况下，800g 左右张力最合适，在这种情况下的布带约束力既能固定骨折端，又不致引起并发症。夹板的固定力与布带约束力成正比，当布带过松时，约束力不足，不能产生足够的固定力，常常会造成骨折的再移位。当大于上述最适合夹板固定力时，夹板对皮肤及软组织的压力迅速增高，超过皮肤与软组织的生理承受能力，从而出现皮肤压疮、缺血性肌挛缩等并发症而影响治疗。

在骨折固定过程中，布带的约束力随伤肢周径的大小而变化，肌肉收缩时，伤肢周径增加，约束力也随之增大；伤肢肌肉松弛时，其周径减小，约束力也随之减小。由于约束力随肢体周径变化，而肢体周径随伤后时间推移有规律性的变化，因此，约束力亦随时间推移而按规律变化。在受伤后 12~96 小时内，由于外伤性反应及复位时的继发损伤，初期静脉回流受阻，以及疼痛引起的肌肉痉挛，使肢体的周径增加。而布带的弹性较小，势必造成布带的张力增大，使约束力急剧增高。伤后 1 周左右，由于外伤性反应减轻，疼痛性肌挛缓解，以及静脉回流改善和肌肉的轻度萎缩，使伤肢周径减小，布带变松，因而约束力逐渐下降。由于约束力在治疗过程中随时间而变化，在治疗早期 12~96 小时内必须密切观察布带的松紧度，及时调整，以免因伤肢周径迅速增大，约束力急剧增加，超过生理适应能力，形成恶性循环，最终产生皮肤压疮、缺血性肌挛缩等并发症。固定 4~5 天后，随着伤肢周径的缩小，约束力逐渐下降，布带松动，因而需及时调整，防止骨折的再移位。骨折固定 2 周后，伤肢周径的变化较小，但由于功能活动量的增加，亦可使布带松动而降低约束力，因而在固定中后期还需加强对病人的管理，保持适当的布带约束力直至骨折愈合。

（2）夹板的弹性固定力　夹板的固定力来源于布带的约束力。实验测定说明，常用的柳木及竹木夹板具有一定的弹性和韧性，在固定所需约束力范围内，夹板形变不会过大，因而能发挥其预想的固定作用。夹板的弹性在预防骨折的再移位和纠正残余畸形上起着重要作用，骨折复位固定后，在布带约束力的作用下，利用夹板的弹性恢复力，在骨折端产生一个持续的固定力，保持骨折的对位对线，当功能锻炼时，肢体周径随肌肉的收缩与松弛而发生有规律的改变。当肌肉收缩时，肢体周径变粗，夹板依靠其本身的弹性"中和"肌肉膨胀所带来的过大挤压力，将肌肉的动能转化成夹板的弹性势能，当肌肉松弛时，肢体周径变小，夹板恢复形变，将储存的能量释放出来，形成纠正残余侧方移位和维持骨折对位对线的弹性回位力。

夹板局部外固定治疗骨干骨折是利用夹板来恢复骨干的杠杆作用，因此夹板同时必须具有一定的刚度，固定后才能使夹板与骨折远近端组成几何不变结构，形成一个新的平衡体系，保持骨折端的相对稳定。如果刚度不足，则固定后夹板会发生较大的弯曲变形，骨折端则不能达到相对稳定，可使骨折端间产生较大剪应力，造成骨折畸形愈合或迟延愈合，甚至导致骨不连接的后果。如果刚性过大，固定时夹板不易与肢体充分接触，而且在固定和功能锻炼过程中夹板不易产生适当的变形，不能充分利用夹板的弹性力来维持固定及纠正残余畸形。夹板的刚度过大，还会增加皮肤压疮的发生率。

（3）纸压垫的效应力　效应力是压垫作用到骨折端的力，它是纠正和防止成角或侧方移位的直接作用力。它来源于布带的约束力和夹板的弹性固定力。骨折在整复固定后，常因骨折远端肢体重力的影响和骨折远、近端的肌肉牵拉力的作用而发生再移位。由于骨折部位、骨折类型及骨折局部软组织损伤的程度不同，骨折发生再移位的倾向力也各有不同，因此，必须应用大小相等、方向相反的外力来抵消骨折端移位的倾向力；夹板的固定力是接近均匀分布的，不能直接有效地对抗骨折的移位倾向力。在夹板下加纸压垫，改变了夹板固定力均匀分布的状况，使纸压垫处的作用力高于其他部位。使效应力的大小随纸压垫的大小及厚薄而改变，纸压垫越厚则效应力越大，相反，纸压垫越薄则效应力越小。同样厚度的纸压垫其效应力值随面积而改变。由于约束力的大小必须控制在一定范围，所以要改变效应力的大小常通过调整纸压垫的厚度和大小来实现。由于皮肤所能承受的压力有限，因此纸压垫的厚度及大小要适当，既保证固定的需要，又要防止压疮的发生。由于效应力的作用点较集中，有很强的针对性，其对骨折端的作用取决于纸压垫的位置，如果纸压垫放置的位置适当，位于骨折移位方向的对应部位时，则效应力能对抗骨折的移位倾向力，起稳定骨折及纠正残余畸形的作用。如果纸压垫位置不当，效应力不但不能对抗骨折的移位倾向力，还有可能起相反的作用，使骨折出现再移位。因此，在应用夹板局部外固定治疗骨干骨折时，必须认真分析其病理变化，才能针对骨折的移位倾向放置相应的纸压垫，起到固定骨折和纠正残余畸形的效果。

（4）肌肉收缩的内在动力　肢体骨折后，骨折移位是被动的，而肌肉收缩活动是主动的。

肌肉收缩可能引起已经整复的骨折断端发生再移位，这是消极的方面。而肌肉的收缩活动又是不能制止的，所以我们必须在适应其生理机能的基础上通过应用夹板局部外固定疗法加以控制，不固定关节或只限制引起骨折移位的某一方向的关节活动，这样经过处理后，断端的力学环境发生变化，原本不平衡的肌肉牵拉力可转变成一种稳定固定的内在动力，有利于发挥肌肉在维持骨折固定中的作用，保持骨折对位。

临床治疗过程中，应当鼓励病人在骨折固定后进行功能锻炼，受伤肢体在进行功能锻炼时，肌肉收缩，肢体变粗，产生施加于纸垫和夹板的压力，同时纸垫和夹板也给肢体一个反作用力，因此，肌肉收缩的程度越大，相应的反作用力越显著，抵消了功能活动而增加的骨折移位倾向力，因而成角及侧方移位不会增大。经过临床调查表明，人体内凡是没有肌肉附着的骨发生骨折，虽然骨折易于整复，但固定困难，且不易愈合。

另一方面，肢体功能锻炼，肌肉不断收缩，有助于肢体静脉血回流加速，防止肌肉萎缩，促进骨折修复。

（5）软组织在骨干骨折复位固定中的作用　在正常情况下，骨干在肢体的运动中起杠杆作用；经脉具有运行气血，营养四肢百骸的功能；韧带肌腱则具有连接关节、主司运动的作用；肌肉除作为肢体运动的动力外，还能像墙体一样包裹骨干及经脉，起保护的作用；皮肤筋膜较坚韧，覆盖在肢体的表面，使肢体形成一个密闭的筒状结构。骨干骨折时，利用肢体的这种筒状结构，在肢体外用夹板固定，加强了肌肉的"夹板"作用，使骨折端保持稳定固定。由于"筋有束骨"作用，骨折后骨折端之间靠肌肉及筋腱的作用互相靠近，牵引复位时，通过这些组织的牵拉及联结作用可帮助骨折复位。例如，股骨干骨折时，骨折虽然较多重叠移位且有成角畸形，但骨折端由于软组织的作用仍保持互相靠拢，只要恰当应用骨牵引，便能使骨折大致复位，加上夹板及纸压垫的应用，就可以取得满意的复位和固定效果，这就是利用筋束骨作用整复固定骨干骨折的一个典型例子。

（6）骨折端的啮合力　骨组织由有机物及无机盐两大部分构成，骨折时骨折端常为锯齿状，故整复后骨折端间互相啮合，产生啮合力，对稳定骨折端有一定的作用。因此，在治疗骨折时应注意保护骨折端的骨锯齿。如果反复整复或整复过于粗暴，将细小的骨锯齿磨平，啮合力减弱，骨折趋于不稳定，易于发生再移位。因此，必须指出：为保持骨折端整复后的稳定，采取轻柔的手法是必要的，适当的过牵后再整复是很有利于保护这种啮合力的。由于骨组织成分的比例不同，同一类型的骨折在不同的年龄其啮合力大小也不同，年轻人骨中相对有机成分多而无机盐少，骨折后折端的锯齿较多，故啮合力较大。相反，老年人骨中有机成分少而无机盐较多，骨折后折端的锯齿粗而少，故啮合力较小，这是老年人骨干骨折不稳定的原因。

（7）必要的牵引力　必要的牵引力是对抗骨折重叠移位和短缩畸形的固定力。对于不稳定性骨折或骨折部软组织厚、肌张力强、肢体重力大，单纯使用夹板不能防止和矫正移位的倾向时，需要利用牵引来加以对抗。有骨牵引、皮牵引，还有利用肢体本身重量的悬吊牵引等。目前采用的是等张牵引，而非静态的等长牵引，即在牵引的同时，鼓励病人积极地进行有节制的功能锻炼，在肌肉收缩与舒张活动时，牵引力和肌张力能较好地达到动态平衡，防止因过牵所造成的骨端分离或因牵引重量不足致使断端又重叠移位。由于骨折部位、骨折类型、骨折部软组织损伤程度的不同，骨折端再移位的方向和倾向力也各不相同；因而，局部外固定形式应随之而异。但局部外固定的原则是相同的，即对动制动，以力抗力，以外固定装置的杠杆来对应肢体内部骨折断端移位的杠杆。夹板的固定力是外力通过内力而起作用。加上肌肉的"血泵"作用，使静脉回流得到改善，促进了患肢的血液循环，有利于骨折的愈合。可见，肌肉收缩的内在动力既可以加强外固定的固定作用，又可促进患肢的血液循环，促进骨折愈合，但若活动不当，也可促进骨折的再移位。因此，功能活动必须根据骨折部位特点、骨折的类型和部位的特殊要求，在医务人员的指导下进行，应以不影响骨折的固定为前提，进行有利于骨折固定的活动，这样才能充分利用肌肉收缩活动产生的内在动力，达到骨折愈合与功能恢复齐头并进的目的。

综上所述，应用小夹板纸压垫的外固定治疗骨干骨折之所以取得良好的疗效是有其力学基础的，通过布带对夹板的约束力，夹板对肢体的固定力，纸压垫对骨折端防止和纠正成角畸形和侧方移位的效应力，软组织对骨干的"夹板"作用，协同肌肉收缩活动时产生的内在动力，使由于肢体骨折所致的不平衡得到恢复。用外固定装置的杠杆来对应肢体内部的杠杆；通过外固定装置把肌肉收缩活动造成骨折移位的不利因素转变为稳定骨折、矫正残余畸形以及对骨折端施加生理应力促进骨折愈合的有利因素。同时注意保护骨折端的啮合力，控制肢体重力对骨折端的不良影响。这样，就可以在不固定关节的情况下有效地固定骨折，为病人早期主动的功能锻炼创造良好的条件，既促进了骨折的愈合，又有利于功能的尽早恢复，成为独具特色的中国传统骨折疗法。

2. 夹板材料　夹板的局部外固定是中国传统医学治疗骨折的特色，具有完整的理论体系和治疗原则。因地域或取材不同，有南北两派之分，南派以杉树皮小夹板为代表，北派以柳木夹板为代表，两者各具特色。

（1）柳木夹板　夹板作为一种外固定器材，必须具有一定的弹性和刚度，其弹性及刚度的大小直接影响到其固定的疗效，合适的弹性和刚度是外固定器材的必备条件。人们通过加载检查以及描绘卸载时的应力-应变曲线和一定压力下随时间变化的材料反应方法证实了柳木夹板具有和人体骨骼、肌腱、肌肉类似的黏弹性。但因为柳木作为一种木材，其机械性质与木材的组成、纹理走向、生长条件、温度、湿度、树龄、癖病有很大关系，其机械性质具有不稳定性，从而导致其弹性模量波动范围较大。

（2）杉树皮夹板　杉树皮具有弹性、韧性和塑性，可就地取材，简便而价廉，为我国南方特别是广东传统的正骨外固定材料。早在 20 世纪 80 年代，人们就通过实验测得杉树皮夹板的弹性模量约为 $101053kg/cm^2$，其弹性模量接近于竹板和柳木板，是符合外固定器取材要求的外固定材料。杉树皮小夹板有足够的支持力，完全能起到四肢骨折的外固定支架作用和维持折端骨位的压力。通过长期的临床实践，人们发现杉树皮小夹板具有如下优点：①具有一定的弹性和韧性，对已复位的骨折可起到良好的固定作用；②质地较柔韧，板的头尾容易压软，可避免紧压摩擦肢体，不易产生压迫性溃疡；③简易、轻便、柔韧，不妨碍肢体进行适当的功能锻炼；④制作简单方便，不受环境限制，不需特殊设备；⑤材料来源容易，费用低廉。但由于杉皮板本身密度不完全均匀，其纤维大致为纵行排列，若选材制作不好，容易发生纵裂，其可塑性稍差，且若库存时间过长，或经雨水浸渍，容易变脆、发霉等而影响到其临床应用。

（3）纸压垫　纸压垫是夹板局部外固定系统的重要组成部分，纸压垫的放置将有效地改变夹板固定力的均匀分布状态，大大提高纸压垫放置部位的效应力值。作为一种结构材料，纸压垫具有黏弹性，并且其弹性模量并非为一常数，而是随着应力的变化而变化。因此，针对骨折移位的倾向，合理地放置纸压垫，将能起到固定骨折和纠正残余畸形的效果。

（4）布带　布带的约束力是夹板固定力的直接来源，通过实验测定，布带在拉伸载荷作用下其应变大致可分为三个阶段：①弹性阶段；②非线性阶段；③强化阶段。此外，布带具有和纸压垫、夹板类似的蠕变性能，其第一天的蠕变率最大，以后则渐趋平缓。

（二）石膏托（管型）

已经应用于临床 100 多年历史的石膏绷带，由于具有一定的支撑和矫形作用，临床应用广泛。近来出现的高分子石膏绷带，其固化速度、牢固程度和舒适性也明显优于传统石膏绷带，固化时间短，骨折愈合良好，强度大，是传统石膏的 20 倍，透 X 线，便于拍片复查，轻便，拆除时无粉尘，遇水不软化，便于皮肤护理。有研究报道，应用骨科新型外固定材料-树脂绷带可在伤肢上制作管型石膏，对骨折或损伤起制动作用，具有质量轻，透气性好，可塑性强，不怕水，患者使用时可洗澡等特点（图 12-3）。相较木制夹板而言，石膏绷带的塑形性能较高，能按任何体形制成合适的固定模型。设备不复杂，技术操作简单，能在 10~20 分钟内完成操作，凝固后不变形，不移位，应用后容易照顾。然而与木制夹板相比，石膏

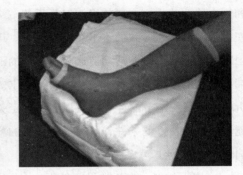

图 12-3　高分子石膏管型的示意图

绷带较坚硬，缺少弹性，凝固后亦不能根据需要随意改变形状或松紧度。当肢体的肿胀加剧或消退，它无弹性可以适应。也正因此，术后石膏固定容易发生太紧或太松的现象。在很多情况下需要切开、解除或更换石膏固定。

用石膏制动十分强调软组织的完整性，并且要符合三点原则才能起到比较满意的效果，石膏管型要求三点固定，可以通过用简单的方法塑造未干的管型石膏来实现。这三点中的两点是用手做到的，但是二力单独作用不能稳定骨折，必须提供第三个力。这第三个力是通过覆盖肢体的近端处的管型的某处来提供，这样，在软组织的对侧为三点固定的中间力点，同侧的骨干上下两端各为一个力点。当骨折具有复位后的内在稳定性，石膏管型才能符合三点固定原则。

这种外夹板样作用可使骨折断端达到解剖对线，其在肢体静止时和功能活动（肌肉收缩）时的作用机制亦与夹板作用类似，在活动中或仅有断肢肌肉收缩的情况下，可能会加大断端的活动，但同时和骨的软组织相抵的石膏管型的环形压力也同样影响着固定的稳定性，肌肉和皮肤作为不可压缩介质，其上的加压有助于抵消肌肉收缩造成的不稳定倾向，在骨折愈合的早期阶段，150N 的轴向载荷，可因骨折类型的不同而导致 1~4mm 轴向位移，旋转和角位移分别为 1° 和 3°，随着骨痂刚度的增加，外力下的位移逐步降低，8 周以后，位移只有 0.5mm。由于病人活动的减少，治疗期间肌肉会发生萎缩，导致软组织上压力的减小，由此，石膏绷带必须适应这些变化以保持稳定。

（三）骨牵引

骨牵引又称为直接牵引，是利用钢针或牵引钳穿过骨质，使牵引力直接通过骨骼而抵达

损伤部位，并起到复位、固定和休息的作用。它可以作为骨折复位的手段，也可以作为治疗的最终方案。其基本原理是利用牵引力和反牵引力，作用于骨折部位，使骨折两端往相反的方向移动以纠正重叠移位，达到和维持复位，进而促使骨折愈合。骨牵引可分为滑动牵引和固定牵引两大类，主要区别在于：牵引力和反牵引力的来源以及牵引对骨折端的作用。滑动牵引的牵引力来自悬垂的重量，而以身体体重为反牵引力，在骨折早期对骨折端起到牵开的作用，可以纠正不稳定骨折因肌肉挛缩造成的重叠畸形，亦可维持稳定骨折的对位，滑动牵引常需根据牵引的部位、骨折类型、移位程度、身体体重决定悬垂的重量，其特点是在骨折中后期因肿胀消退，肌张力下降容易造成过度牵引，使骨折端分离，不利于骨折愈合，应在做适当检查后酌情减轻重量。固定牵引下牵引力和反牵引力均存在于牵引装置内，以保持该患肢的长度不变。但其与固定牵引不同的是，滑动牵引既可用来复位骨折，也可用于维持对位，而固定牵引必须先整复骨折，才能用来维持复位的长度，但它的优点是不会出现过度牵引。

常见骨牵引方式包括：颅骨牵引、尺骨鹰嘴牵引、股骨下端牵引、胫骨结节牵引、跟骨牵引、肋骨牵引，另外牵引疗法尚有皮肤牵引、布托牵引。临床需根据患者年龄、体质、骨折的部位和类型、肌肉发达的程度和软组织损伤情况的不同，可分别选用。牵引重量可根据缩短移位程度和患者体质而定，而且随时调整，牵引重量不宜太过与不及。牵引力太重，易使骨折端发生分离，造成骨折延缓愈合和不愈合；牵引力不足，则达不到复位固定的目的。

（四）外固定支架

骨外固定支架是目前治疗骨折较广泛采用的方法之一，它是指在骨折远近端经皮穿针（或钢钉），再用金属、塑料等材料制成的杆或框架结构加以连接，使骨折端得到固定的疗法。自1840 年 Malgaigne 开始，一百多年来人们陆续研究和应用，第二次世界大战期间曾被广泛应用于处理火器性骨折。但碍于当时外固定支架结构自身的缺陷，对骨折固定缺乏稳定性，以及针道感染等问题，外固定疗法的发展在战后停滞不前。20 世纪 50 年代以来，随着工业化程度的提高，复杂伤增多，骨外固定支架又重新受到重视，特别是近 30 年来生物力学的发展，使外固定支架的研制和应用技术日臻完善，现已成为治疗骨折的标准方法之一，并拓广到用于截骨矫形和一些骨病治疗。

目前外固定疗法已大量应用于临床，对多发性骨折、有严重软组织损伤的开放性骨折、感染性骨折、骨不连与感染性骨不连的治疗特别有价值。外固定器的发展也促进了关节切除融合术、截骨矫形术和肢体延长术疗效的提高。

1. 外固定支架材料　管-杆系统的外固定支架通常由三部分组成，分别为固定针、管/杆以及夹钳。固定针有不锈钢制、钛制或羟基磷灰石涂层。羟基磷灰石涂层的固定针可以在骨骼内获得良好把持力，允许早期骨长入，避免松动。为预防钉道感染，抗生素或其他物质涂层的固定针将可能会相继出现。管/杆在材料选择方面需要有足够的刚度和强度，目前临床应用的管/杆多为不锈钢管和碳纤维杆，应临床需要，尚有补充的预塑形、弯曲形碳纤维杆，在一些固定困难的部位如腕关节，还设计有"T"形联合固定模块。夹钳是组合式外固定支架系统的主要组成部分，用于连接管/杆和固定针。

2. 生物力学原理　外固定支架属动态性，允许骨折断端接触，在对固定器加载时，骨应

NOTE

力降低。当骨痂有足够刚度并能支持一定载荷时,将使骨、螺钉界面的载荷明显降低,外固定支架的强度应控制在一定范围内,不充分稳定将导致延迟愈合或针道松动,太过坚强又因应力遮挡同样导致延迟愈合或不愈合。外固定支架刚度越高,固定越坚强,应力遮挡作用越大,将明显减少骨折断端的应力刺激。应力遮挡与外固定时间成正比,时间越长,骨折部位力学强度包括抗弯强度下降越明显。因此,临床运用外固定支架,需要随着病程的进展,逐渐进行稳定固定状态下的动力化。

3. 影响稳定性的几个因素   ①固定针与骨折端的距离(x):越近越坚强;②置入每个骨折块的固定针的间距(y):越大越坚强;③外连接杆与骨骼的距离(z):越近越坚强;④外连接杆的数量:双杆比单杠坚强;⑤外固定支架的构型(强度从低到高):单边<V 形<双边或三角形(图 12-4);⑥骨折的类型:骨折的稳定性均将影响固定坚强度。在相似外固定支架构造及负荷水平下,骨折纵向不稳定较纵向稳定骨折的活动更大。

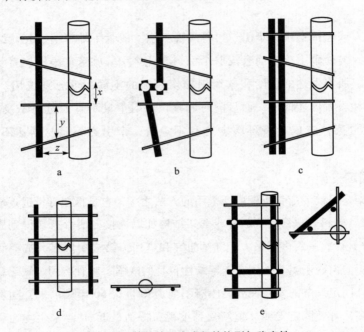

图 12-4   管状外固定支架的构型与稳定性

4. 临床生物力学效应   骨折固定的刚度和稳定性可由上述因素在一个很大的范围里调节。这个技术是唯一的一种允许医生不但可以在术前,而且可以在术中和术后按需调节稳定性的技术,不过调节也是有限制的。从生物学角度看,不提倡增加钉子的直径和数量以获得最大的稳定性,因为这样的处理往往会损伤骨折愈合区的血供,降低骨骼生物修复能力。

固定下骨折断端的位移由外力的大小、方向和使用外固定支架的刚度所决定。对于很多日常活动来说,由力和力矩产生的载荷是复杂的,并会随运动方式如走路和爬楼梯的不同而改变。另外,外固定支架的排列变化很多。这么多因素导致骨折断端的移动在三维空间变化很大。有文献研究报道,4 例 5mm 螺钉的单边外固定支架固定的胫骨骨折病人,在轴向载荷(300N)下可有 1~3mm 的断端位移,最大的位移在轴向移动后出现在内外侧方向(剪切)以及螺钉平面上(前后方向的剪切)。骨折断端轴向和剪切位移的比率由外固定支架的刚度和排列所决定。随外固定支架的类型不同,报告的骨折断端位移最高达 5mm。螺钉直径为 6mm,末端 3 个螺钉的坚强固定器,其位移最小。

5. 生物力学特点

（1）实现固定稳定　对于骨折愈合，固定稳定是提高疗效的必要条件。所谓固定稳定是指若忽略骨折端的相对微小位移，骨折远近端与固定装置形成几何不变体系，即保持骨折远近端整复后的相对几何位置不变。良好的固定装置应是既构成几何不变体系，又没有或较少有多余联系。此外，在实现固定稳定上还应注意骨针的有效长度、刚度、穿针部位及针的缩紧程度等。

（2）防止功能替代　作为生物材料的骨，无论在其几何形式、空间结构还是强度及密度分配上，都是与应力状态相适应的。骨的功能适应性不仅表现在几何形式和力学性质上，也体现在骨组织的成分上。因此，在骨组织修复和塑形过程中，必须使断端得到适应的力学环境，否则重建的骨组织可能是脆弱的，不能适应正常功能的需要。所以在骨折治疗过程中应尽量减少功能替代，这就要求在保持固定稳定的前提下，减少不必要的多余联系，注意针径、针的刚度选择。

（3）使骨折断端获得生理应力　我们把可加快骨折断端愈合速度、提高愈合质量的断面应力称为生理应力。生理应力分为恒定的和间断性的。对目前使用的骨外固定支架，恒定生理应力是由器械给予的，它可增加断端摩擦力，增强固定稳定性，缩小新生骨细胞的爬行距离；而间断性生理应力多是功能活动得到的，它可促进局部血液循环，产生压电和动电效应，激发新生骨细胞增长，对加速断面愈合、提高愈合质量颇为有益。

（4）操作灵活、整固兼得　整体结构稳定性好，具有全方位刚度和强度，而各构件间具有相对独立性，便于拆卸和组装，同时具有整复和固定功能。

二、内固定力学材料

目前主要的骨折内固定方式分为髓内固定系统和髓外固定系统。髓外固定系统属于偏心固定，包括各种类型的钢板、螺钉、钢针和钢丝等；髓内固定系统属于中心固定，主要包括髓内钉系列。在固定力学功能上，两者均根据不同情况提供绝对或相对稳定固定。

（一）髓外固定系统

1. 钢针及钢丝　不锈钢丝是最简单的内固定物。临床常用于髌骨、尺骨鹰嘴、内踝等处骨折，一般放置在骨折的张力侧。单独使用此种方法，其强度和稳定性不足，故常与克氏针联合使用。该疗法的力学特点是：改变作用力对骨折端的效应，使骨折端得到有利于愈合的间断性生理应力，变不利因素为有利因素。

另一种钢丝内固定是克氏针和斯氏针，它们可以在小块骨骨折的治疗中作为临时固定用，当单独应用时应辅以支架或石膏外固定，少数情况下也可作永久性固定。如股骨颈骨折固定，以平行的克氏针通过张力带区以对骨折端起压紧作用，而交叉的克氏针可阻止骨折断端的分离。钢针往往联合钢丝使用，结合"8"字扎法或环扎法，典型方式如运用双克氏针配合钢丝环扎法固定尺骨鹰嘴骨折，能对尺骨鹰嘴骨折起到稳定的固定作用。

2. 螺钉　螺钉是内固定系统中不可或缺的重要组成部分，既可以单独使用，亦可与其他固定器械配合使用，如用于钢板内固定，螺钉可使钢板与骨表面紧密结合，增强钢板与骨之间的摩擦力，从而防止骨折端的切向移位；单独使用螺钉也可起到加压作用。影响螺钉把持力的内在因素主要有：螺纹径、螺纹结构及螺纹长度；外在因素有：骨质量、骨的类型、螺钉旋入的方位及扭矩（图12-5）。螺钉固有的把持力是螺纹径与置入骨骼内的螺纹长度的乘积（把持力=螺纹径×旋入的螺纹长度）。当螺钉用于两骨块间加压固定时，螺纹常是以拉力钉的模式作用的。在这种固定中，螺钉的螺帽侧在骨皮质内是可以自由滑行（可用螺帽一侧无螺纹的螺钉或扩大近侧骨折块的孔径，需在螺帽下放一个垫圈以加强固定）。骨块之间的把持力是由螺纹旋入的扭矩决定的，把持力可转化为摩擦力，进而阻止骨块间滑动。控制螺钉置入的扭矩（用最大扭矩限制性螺丝刀）对防止螺钉滑丝及螺帽断裂是非常重要的。

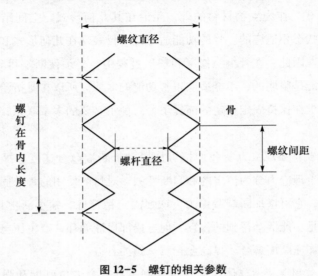

图 12-5　螺钉的相关参数

（1）不同的螺钉或同种螺钉根据固定需要表现为不同的生物力学功能　见表12-2。

表 12-2　各种不同类型的螺钉及其生物力学功能

螺钉类型	生物力学功能	临床应用举例
钢板螺钉	产生加压力和摩擦力，将钢板固定于骨皮质上	DCP、LC-DCP
拉力螺钉	在骨折块之间产生加压作用	结合钢板使用，亦可单独使用
位置螺钉	维持骨折块之间的解剖对位但不加压，即不用滑动孔	C型踝关节骨折（下胫腓骨螺钉）、C型肱骨远端骨折且关节面缺损时
锁定钉	用在 LCP/LISS，钉帽带有螺纹，与钢板孔对应的反向螺纹相匹配，具有角稳定性	骨质疏松患者应用 LCP/LISS
交锁钉	用于髓内钉固定，维持骨的长度、对线、可防止旋转移位	肱骨、股骨、胫骨交锁髓内钉
锚钉	作为钢丝或坚强缝线的固定点	肱骨近端骨折张力带固定的锚钉
推拉螺钉	作为牵开/加压方法复位骨折时的临时固定点	用于加压器
复位螺钉	通过钢板孔将骨折块拉向钢板并作临时复位固定	应用微创技术将粉碎骨折复位到 LCP
阻挡钉	将螺钉作为支点来改变髓内钉的方向	胫骨远端骨折髓内钉固定

（2）螺钉及其置入过程的力学分析　为使我们在临床上合理选择螺钉，我们需要深入研究螺钉的相关力学特性，才能更好地了解螺钉的用途。当将螺钉顺时针方向旋转，其螺纹沿着骨质滑动，就会产生轴向作用力。螺纹的倾斜度，即螺距，必须足够小，以便螺钉对骨骼具有足够的把持力，避免螺钉松动（图12-6）；同时，螺距又必须足够大，以便在可以接受的旋转圈数后能将螺钉完全置入。为了增加螺钉每旋转一圈时的前进距离，可以应用双螺杆螺钉。螺钉在被置入过程中与骨质之间可产生摩擦力，其产生的热量有可能引起骨坏死，继发螺钉松

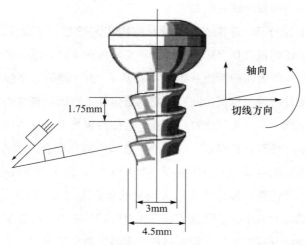

图 12-6　皮质骨螺钉

动，因此螺钉或钝钻头在置入骨骼时，需避免类似情况发生。

螺钉置入过程中可产生两个作用力，一个是沿螺纹的周径（即切线方向），另一个是沿螺钉的轴（即轴向）。前者由置入螺钉的扭矩产生，后者则是在螺钉螺纹沿着骨内的螺纹滑动时产生。有研究试验，拧紧普通 4.5mm 皮质骨螺钉时的扭力可以分为三个部分：即 50% 用于克服顶帽界面的摩擦力；40% 转化为轴向作用力；另外 10% 用于克服螺纹的摩擦力。有实验证明，针对拧紧螺钉可以施加的最大扭力，经过钢板孔置入的螺钉几乎是不经钢板螺钉的 2 倍，原因是不经钢板螺钉的顶帽下皮质更容易失效。

对于标准的 4.5mm 皮质骨螺钉，所施加的扭力和产生的轴向作用力之间的关系大约为 670N／（N·m），其置入时所产生的加压力仅作用于附近小范围骨面上，所以单纯一枚螺钉加压固定并不能很好地对抗骨折块围绕螺钉的旋转，即骨折块间的扭力，这时往往需要第二枚螺钉加强固定。在术中，如果可能，最好第二枚螺钉能远离第一枚螺钉，并置于不同方向，这时的固定力矩等于 2 枚螺钉之间的距离加上 2 倍单枚螺钉的力矩。

（3）置入螺钉的方向与力量　对于传统钢板，螺钉相对于钢板长轴的倾斜角度是可以调整的，根据不同情况可提供最佳的加压效果，或者避开骨折粉碎部分，以及避免经过远端存在骨折线的皮质部分。当螺钉置入远端皮质时，螺钉的倾斜方向基本上也就固定了。另外有一种结构称为锁定头螺钉，其钉帽的椎状螺纹可以与锁定钢板螺纹形成自锁，此设计不仅提供了角稳定性，而且在一定程度上可以保护骨质和螺钉的螺纹，也正是因为自锁设计，拧紧这种锁定头螺钉时必须使用限力改锥以免螺钉帽被卡住，而使用普通螺钉时，限力改锥并无多大用处，因为在不同个体之间以及不同的解剖部位，骨质和骨骼的厚度会有差异。为使骨折端之间承受的压力均匀分布，术者需要严格掌握螺钉的方向和部位。当我们考虑轴向负荷对螺钉的剪切力时，则必须在骨折线与纵轴线夹角的中分线方向置入螺钉；而当联合钢板固定时，由于钢板分担了绝大部分的纵轴应力，此时螺钉可与骨折线垂直置入。

研究试验表明，拧紧一颗标准 4.5mm 螺钉可以产生 2000~3000N 的轴向加压力，轴向加压力会由于骨的黏弹性和生物重建过程而逐渐衰减。但是在骨干上还能保持 50% 的力，这种力大概持续 6 周。过去很多医生通过反复多次拧紧螺钉以期得到最大的轴向加压力，然而事实证明，当过分置入螺钉时，螺钉头可在一个力矩不变的情况下旋转直至滑丝，更有可能超过了螺钉所能承受的最大剪切力而发生螺钉断裂。

3. 钢板　早期骨折治疗 AO 原则提倡绝对稳定固定的理念，并设计出一系列骨折治疗器械，其中传统的动力加压钢板（DCP）是一类广泛应用的内固定方法，多用单侧形式，通过螺钉紧固在骨骼上，钢板与骨表面的摩擦系数在 0.2~0.4。由于螺钉的坚强紧固使钢板与骨面间的正压力很高，从而使骨折端与钢板之间有较高的稳定性。然而经典的钢板固定技术要求严格遵守骨折块间加压的原则，以此获得绝对稳定性，这使得钢板下方皮质的血运遭受破坏，继而引起骨重塑减慢，并最终导致延迟愈合、内固定失效和骨折不愈合。随着 AO 对骨折治疗理念的深入认识，又设计出有限接触动力加压钢板（LC-DCP），此类型钢板由 Perren 在 1990 年引入，由于其生物力学功能优势，现已成为钢板固定的金标准（表 12-3）。与 DCP 相比，此型钢板和骨面的接触面积大大减小，这降低了对骨膜血管网的影响，改善了骨皮质的血运。其钢板下表面的设计使其强度分布更均匀，钢板塑形更容易，避免了钢板折弯。随着微创固定技术及理念的推广，AO 设计出独具一格的锁定钢板，其核心的改变是螺钉帽和钢板之间有相对合的螺纹，这就产生了独特的生物力学特性。最初的锁定钢板，如点接触（PC-Fix）和微创固定系统（LISS）都是角稳定装置，通过提供角稳定性的固定螺钉，可以使应力沿整个内植物更均匀地分布，而不会将应力集中在某一个骨-螺钉界面。然而因其设计上的先天缺陷，即只有锁定孔，最初的锁定钢板只能用作内固定架而提供桥接功能。根据临床医生应用钢板方法的不同，与最初锁定钢板的设计（LISS）相比，LCP 有很多改进。其最大的改变在于：LCP 和有些专用钢板有结合孔，可以在同一钉孔有选择地使用普通螺钉或锁定螺钉。结合孔有动力加压的部分用于置入普通螺钉，还有带螺纹的部分用于置入锁定钉。LCP 集合了很多生物力学用途：既可以用作内置固定架，也可以发挥普通钢板的 5 种生物力学功能，还可以用作复位工具。针对许多特殊部位，研发出很多特殊的钢板。这些钢板统称为解剖型钢板，对应于不同解剖部位，其中一些钢板还能进行动力加压。

表 12-3　各种钢板功能和生物力学效应

钢板功能	生物力学效应	应用举例
加压	用在骨折端产生加压力，提供绝对稳定性	简单横行，短斜型骨折
保护	中和弯曲应力和旋转应力以保护拉力螺钉	简单斜行骨折
支撑	钢板沿与异常作用力轴线 90° 方向提供固定作用力以对抗轴向负荷	胫骨平台骨折
张力带	置于骨折的张力侧，将张力转化成对侧皮质的压力	股骨干骨折
桥接	钢板固定在 2 个主要骨折块，维持长度、对位对线、旋转，并提供相对稳定性，骨折端架空	长骨粉碎骨折

（1）加压　横断型或短斜型的骨干骨折，通常难以置入拉力螺钉。此时可用加压接骨板来固定。接骨板固定在骨折一端后，张力器放在另一端，暂时将两个骨折断端拉在一起并形成断端加压（图 12-7）；然后用螺钉将另一断端固定在接骨板上，这样可获得大于 1000N 的压力。也有不用张力器实现断端加压的接骨板。这种接骨板有个特殊设计的孔，孔内有一个可以使螺钉头滑入的斜面。当螺钉插入骨中，螺钉就会向皮质骨移动，由此螺钉孔的斜面被轴向推动，就像具有张力器一样，接骨板通过轴向移动在两个断端之间产生

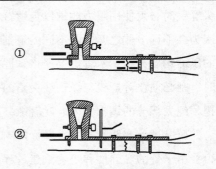

图 12-7　张力器对骨折断端的加压

一个轴向加压力。

（2）保护　通常用在拉力螺钉固定的骨折块，以保护螺钉不被外力折断。单纯运用螺钉对长骨骨折进行固定时，螺钉极易受到扭矩和弯曲应力的影响，发生松动或者断裂。为了平衡各个螺钉所受应力，对拉力螺钉起保护作用，可将钢板与拉力螺钉结合使用，因此作为保护作用时，钢板常取较长的长度以产生更强的保护作用。

（3）支撑　支撑钢板是指为了对抗轴向负荷，沿与畸形轴线成90°方向施加作用力的固定工具。支撑钢板不仅可以单独应用发挥支撑作用，同时也可以配合拉力螺钉固定，当干骺端/骨骺部位的剪切或劈裂骨折，而拉力螺钉固定难以承受经骨折端的剪切应力情况下，此时应尽量发挥支撑钢板的支撑作用，然而与具体骨折部位解剖形状不相匹配的钢板，其力学特性在很大程度限制了钢板对骨骼的作用力，使之难以起到支撑作用，在众多专家学者的不懈努力下，具有解剖形态的钢板应运而生，并发挥了举足轻重的作用，如锁定加压钢板，由于螺钉锁定特性，螺钉方向稳定，提供了良好的角稳定性，可作为支撑钢板运用于干骺端和关节周围。

（4）抗滑　抗滑钢板是支撑钢板的一种特殊类型，这种钢板用于斜行骨折以防止骨折断端的滑动及继发的短缩畸形。最基本的防滑钢板是单孔抗滑钢板，其既可以是缩短1/3的管型钢板也可以是垫圈，这种钢板与其螺钉被固定在斜行骨折的尖部的中心位置上，该项技术中钻孔需产生加压作用，可以附加一个拉力螺钉来发挥断端间的加压作用。这种螺钉既可穿过钢板置入也可以单独置入。

（5）桥接　对复杂的粉碎性骨折，考虑到骨折的生物学改变，为进一步减小软组织损伤，可以应用桥接钢板，为保护骨和周围软组织的血液供应没有被过多地破坏，尽量对骨折进行间接复位，通过微创技术应用桥接钢板，恢复骨折的长度、轴线和旋转对线。桥接钢板作为弹性固定的一种方式，其生物学反应是促进骨痂快速形成并桥接骨折端，既不过多破坏血运，又使固定强度最大化。目前AO原则推荐选择长钢板，少用螺钉，以增加力臂，只固定两端的主要骨折块，分散弯曲作用力。

（6）张力带　骨很少只受轴向力，在承受外力和肌肉活动时，弯曲和扭转力矩可同时发生。骨折以后，单纯的轴向压力可使断端加压而无需外加固定。可是张力可导致断端移位。弯曲力矩作用在骨上会在凸侧产生张力而在凹侧产生压力。折断的骨在承受弯矩时，必须对抗张力而让骨折面形成压力。当断端复位后，需要用植入物对抗张力，而骨折表面必须能承受压力。钢板要发挥张力带作用，必须满足四个条件：①发生骨折的骨骼必须为偏心受力，如股骨；②钢板必须放置在张力侧（凸出侧）；③钢板必须能够承受牵张作用力；④钢板对侧皮质必须能够承受加压作用力。如果钢板放在压力侧，则不能中和张力，内固定会在承受负荷时失效。

但内固定钢板是一种不对称器材，单侧钢板在加压固定中，由于载荷状态的改变，常不能起到预期的效果。例如，预弯钢板尽管在体外可做得很有效，但在体内手术时，或者出于螺孔位置不当，或螺丝钉的角度不当，或由于骨的蠕变特性等都会使预弯或预应力失效，或者使骨断面承受偏心压缩状态等。

从生物力学观点看，钢板内固定治疗骨折，尚存在功能替代、偏心受力、疲劳断裂等不足。目前所用钢板的刚度比皮质骨刚度大10倍左右，加压钢板固定后，钢板替代了骨应承受的载荷。钢板固定部位以内的骨质长期不经受应有的力刺激即产生"功能替代"，使骨的重建受到影响，引起骨质疏松、萎缩，取出钢板有发生再骨折的可能。

另外，临床有时也发现钢板断裂、塑性变形、螺钉固定不牢、螺钉被拔出或断裂等，这些现象多见于应力集中的螺丝孔口处。为了避免钢板使用中的弊端，近年来有不少人提出改进并研制出新的抗扭、抗弯性能强的内固定材料。如钛合金，含玻璃纤维或碳纤维的复合材料，其刚度比普通钢板小或接近骨的刚度，又有足够的强度；还有制成不同于普通等截面钢板的变截面钢板，加厚受力大的部位。如国内学者报道的梯形自动加压钢板，其纵截面为梯形，中间厚，两端薄，位于中央部一侧有一自动加压孔。由于两侧弹性较大，可减少功能替代。另外，空心不锈钢钢板，不仅质量轻，而且轴压缩刚度与骨相似，扭转及弯曲刚度比骨强，故有利于骨折固定，并使钢板下的骨承受更多载荷，以减少骨质疏松。为了避免功能替代，骨折一旦愈合，须尽早取出钢板，以使患肢在控制日常活动中逐渐承受载荷，使骨骼按正常功能状态塑形和重建。但需注意的是：取出钢板后，局部应给予短期适当保护。目前人们关心的是生物降解材料的应用，即开始有较大的刚度，随着骨折断面的愈合，承载能力的增强，固定物刚度逐渐减小，它既能保持固定稳定，又较少功能替代。为防止偏心受力的发生，有时用预弯钢板，即将钢板中部（相当骨折部位）隆起，钢板隆起部与骨面距离 1~2mm，这样的钢板放在骨上，使对侧断端比同侧具有较大的压力，而使骨折端受力较均匀，从而避免钢板对侧出现张口现象。

（二）髓内固定系统

1. 髓内钉的类型

（1）Küntscher 钉（紧密接触，扩髓，不锁定）　常规的 Küntscher 钉是一种在预应力下插入长骨的有纵向槽的管型钉，通常为增加骨和钉界面的接触面积，在距离骨折远端和近端 20mm 处进行扩髓，以此增加骨和钉之间的摩擦，进而减少骨折断端的移动，仅可用于相对简单的骨干中段骨折。然而扩髓过程本身也存在一些生物学上的缺点，尤其是过分扩髓，这主要体现在扩髓有引起髓腔压力和温度增高的危险，从而造成骨坏死。

（2）通用髓内钉（紧密接触，扩髓，锁定）　Küntscher 钉仅能有效防止成角位移和横向位移，但对扭转变形或沿着纵轴的拉伸移位抵抗力较差，通用髓内钉解决了这一问题，由 Grosse 和 Kempf 最早引入在髓内钉上附加锁定螺丝钉，这一设计，不仅增加了髓内钉的力学稳定性，同时还扩大了髓内钉的适应证，包括更近端和更远端的长骨骨折以及复杂不稳定的骨折等。

（3）既不扩髓也不锁定的髓内钉　虽说既不扩髓也不锁定的髓内钉内置物感染率低，但其生物力学特性决定了内置物最终发生松动的可能性较高，因为这些内置物很细，其远近端不能锁定，后期会出现纵向和旋转不稳定，尤其是对于复杂的骨折，临床常需要附加如石膏类的外固定，这也导致其在临床上应用不广泛。

（4）不扩髓但锁定的髓内钉（非扩髓实心针）　实心可锁定的小直径髓内钉也有广泛用途。由于无纵向槽沟，使得内植物的抗扭转强度明显增强，但同时也使其适应髓腔形状的能力降低。为使内植物失效的危险降到最低限度，小直径的髓内钉必须要有足够的强度，而钛合金 Ti-6Al-7Nb 相比不锈钢材料，可以满足低刚度和高疲劳强度的要求，而且横截面为实心的髓内钉其抗折弯强度也不会明显增加，相比管状髓内钉，它却有生物学上的优势。有动物实验显示，与内有死腔的管状髓内钉相比，实心髓内钉的感染率相对较低。除此之外，中空髓内钉可使用导针，这可使髓内钉的插入更容易。

2. 髓内钉的力学特性

（1）钉的直径　相同情况下，钉直径越大则强度越大，但两者并不呈线性关系，长管状骨的髓腔有一狭窄中央区称为狭部。扩髓技术在突破髓腔最狭窄区的限制后，可允许使用较大直径的髓内钉。钉壁的厚度同样影响钉的强度。钉直径的改变可以通过改变壁的厚度来保持原有的强度。例如，直径 12mm 的髓内钉其厚壁为 1.2mm，而直径为 14mm 和 16mm 的髓内钉可将其壁厚减少至 1.0mm，而强度保持不变。

（2）工作长度　工作长度是指髓内钉在承受扭转和弯曲力时没有骨支撑的那一部分。目前已知的是，少量运动有助于骨痂形成，而过度运动会导致骨折延迟愈合。如果超过了促进骨痂形成的微动量的允许限度，便会发生延迟愈合。

在运用交锁髓内钉来治疗粉碎性骨干骨折时，骨-髓内钉系统在承受弯曲和扭转负荷时会使骨折端发生相对运动。工作长度在不同的应力-应变情况下不同。在弯曲时，主要骨折端与针靠近，在骨折远近端间有一段距离没有骨支撑，在这一区域钉自身弯曲而且不靠骨针复合体结构，即弯曲时髓内钉的工作长度接近于两骨折端间距，当骨愈合时此间距减少。在扭转时骨与钉之间不稳定，因为在插入的髓内钉和骨髓腔内面会存在间隙，摩擦接触很少，因此对于带锁髓内钉来讲，其工作长度在旋转时是远近端两个锁钉尖之间的距离，而且总是比弯曲时更长。用四点弯曲公式推导，弯曲时骨折端之间的运动与骨折长度的平方成正比。弯曲工作长度的增加明显增加了骨折断端之间的运动，也增加了延迟愈合发生的可能性。用带锁钉时，工作长度被定义为远近端锁钉之间的距离。通过扭转负荷公式计算，在髓内钉承受扭转力时，骨折断端的运动范围直接和工作长度成正比。这对于不带锁髓内钉来说，就变成了摩擦和骨钉界面的问题了，不带锁髓内钉并不能有效抵抗扭转，因此也就不能用于粉碎性和旋转不稳定骨折。

（3）纵向弯曲度　不同长管状骨具有不同的解剖弧度。早期的髓内钉都是直的，因此与正常的有生理弧度的股骨干之间明显不相匹配。只有使用硬杆扩髓器和细直径髓内钉，直的髓内钉才有可能插入髓腔，这在一定程度上影响了固定的效果。完整的股骨干的弯曲弧度只能通过把骨质破裂成 2 个或多个碎块儿才能变小，这样才能在髓内创造一个比较直的通道。前弓弯曲股骨干髓内钉的引入及可弯曲扩髓器的使用，使髓内钉与正常股骨干的生理弯曲得到了较好的匹配。最现代的股骨髓内钉设计的弧度一般小于股骨干的平均弧度，从而使髓内钉和股骨干之间仍有轻微不匹配，这实际上改进了骨干髓腔之间的摩擦固定。有一部分骨折端的横移、旋转和成角移位是由骨与髓内钉之间的摩擦接触控制的，摩擦部位包括进针部位、骨干的骨内膜表面以及钉尖插入处的松质骨。摩擦稳定对于不带锁髓内钉来说比带锁髓内钉更重要。

3. 髓内钉置入髓腔过程的生物力学效应　近年来，由于髓内钉的增粗并要求与骨质紧贴以增加髓内钉固定的稳定程度，而较多地应用髓腔钻头，给骨内营养血管造成明显的损伤。另外，在进行髓内钉固定手术时，高速钻头的摩擦或锤入髓内钉过快，均可导致髓腔内温度升高及压力上升。一般可增高 3~4℃，继而引起组织的热力烧伤及骨质硬化，而骨内压可升到 53~107kPa，甚至可高达 200kPa。在这种情况下，髓腔内容物很容易通过骨折间隙进入邻近的软组织及静脉系统，进而引起肺栓塞或脑栓塞。不管使用何种类型髓内钉，都要求有足够摩擦力以

NOTE

实现骨折端固定稳定。在应用髓内钉固定的同时，可以结合生物因素刺激骨愈合。因为在一定范围内，断端应力能加速受损骨组织的修复。由于骨的力电性质，电效应和力环境对骨组织的重建和修复的影响可能有其内在联系，这样骨折端获得间断性生理应力刺激或利用髓内钉及其他方式对骨折部位施行电场刺激均可促进骨折愈合。

4. 髓内钉的锁定选择（静力与动力） 通用髓内钉设计上不同于 Küntscher 钉的地方在于其近端有静力和动力锁钉孔，远端有两个静力锁钉孔。因此，近端锁定的选择有静力和动力两种方式，临床上动力锁定较静力锁定常见。对于相对稳定的骨折，其远端一般有 2 枚静力锁定钉，分别用于固定骨折块在与长骨纵轴垂直的两个方向上的移动，近端则用 2 枚动力锁定钉进行滑动固定，这样可使骨折块在沿长骨纵轴的方向上产生移动，通过生理负重使骨折端间加压，类似于加压钢板的作用，但不如加压钢板产生的加压力。对于复杂的粉碎性骨折或近长骨干骺端的骨折，由于粉碎性骨折区骨皮质无法提供相对稳定的支撑作用，故需要运用髓内钉做静力锁定，使其起到类似于支撑钢板的作用。静力锁定要求对近端同样进行稳定固定，控制旋转、弯曲和轴向负荷，而且不允许骨折块沿纵轴移动，在骨折的初期对粉碎区进行绝对的应力保护。这样将使骨折在愈合的初期得不到应力刺激，可能会影响骨折修复出现延迟愈合或不愈合。这时髓内钉则必须进行静力锁定动力化，通过从近端骨折块上除去交锁钉而使静态模式转为动态模式。

第三节 人工关节

人工关节置换已历经百余年发展。探索期曾以各种材料制作人工关节，到目前为止，只有一部分金属（不锈钢、钛和钛基合金、钴基合金）、高分子聚乙烯、陶瓷和骨水泥在应用，尤其是高交联分子聚乙烯和氧化锆陶瓷材料正逐渐被重视。随着生物力学的研究和人工关节材料的进展，人工关节置换进入了快速发展时代，无论其适应证、临床疗效及生存期都有新发展。

然而所有人工假体材料均有其一定优点及尚未克服的不足。如金属的电解、疲劳、磨损、腐蚀、松动等；塑料材料的老化、脆变；骨水泥的毒性反应；陶瓷材料无塑性、质脆、易折也使其应用范围受到限制。这些在一定程度上限制了人工关节的进一步发展。人们仍在不断地探索新的优质材料。

当关节病变或损伤导致严重疼痛及功能障碍，可以采用人工关节置换来解决，如果选用材料和形状不同于原有关节，其应力分布会发生改变。这种改变可引起一些严重力学问题，导致置入物失败或发生严重的生物反应。

正常关节运动时摩擦力很小，且几乎在任何情况下关节都保持最大接触面。在软骨与骨交界处产生的剪力减少，关节组合的位置也最佳。而目前用于人工关节假体关节面间的润滑、摩擦及关节应力等方面与正常关节不同，关节置换后的摩擦阻力较高，但关节置换后与正常关节受力一样，自然关节的形态塑造决定于关节软骨及其软骨下骨的顺应性，全关节置换后则没有这种顺应性。正常关节可以吸收震荡，人工关节则不具有这种特性。与活组织比较，这些较无弹性的材料对全关节置换后的使用寿命具有深远的影响，并产生一系列临床问题。

假体需要牢固固定在骨骼上。假体活动时可能发生脱位、半脱位或者与骨骼只有有限的接触，产生局部的应力集中，侵蚀覆盖着的骨骼。用骨水泥来固定人工关节和骨骼已很成功。骨水泥的作用是将假体与骨交错嵌插在一起，而不是黏附。如果嵌插得完全，假体就被固定。

全关节置换的机械效果取决于被置换物及其机械特点。为了解释此问题，本节的要点是以介绍髋、膝关节置换为主，说明全关节置换的成功主要在于对被置换关节生物力学及材料的了解和假体置换后对骨骼的效应。

一、人工髋关节

人工髋关节置换早在 1880 年就利用关节周围组织做成新关节面以减轻疼痛。后陆续应用了金箔、筋膜、橡胶、皮肤、猪膀胱进行隔开型关节成形术。这些尝试虽然没有成功，但对人工关节置换的概念和其应用的可行性进行了探讨。1891 年，德国的 Cluck 医生用象牙股骨头与髋臼首先进行了全髋关节置换术。美国 Smith Petersen 医生从牙科使用的钴铬钼合金材料受到启发，这种合金在体内组织相容性较好，并提出在病变关节内插入人工替代物重建关节结构，对推动人工全髋关节置换术的发展起到了重大作用。

1958 年英国 Charnley 医生首次将聚甲基丙烯酸甲酯（骨水泥）用于人工假体固定，使不同质地的假体与骨组织之间得以匹配。并根据"低摩擦"原则，将高分子聚乙烯材料引入人工关节，使得相对小的金属股骨头和聚乙烯髋臼进行旋转摩擦设计的出现。Charnley 也被尊崇为人工全髋关节置换之父。

（一）全髋关节置换后的应力分布

全髋关节置换后的应力分布形式有以下三种：第一，由关节面产生的剪力已不容忽视，而且产生转矩，能松动与骨相连的假体。第二，假体和骨间接触面的大小和位置对于发生应力的大小和类型有决定性作用。第三，组成置换物的材料有不同的弹性系数（表 12-4），能改变所产生应力和应变之间的关系。

表 12-4 相关人体组织与生物材料的弹性模量

材料	弹性模量（GPa）	材料	弹性模量（GPa）
关节软骨	0.01~0.17	钛合金	110
天然橡胶	0.025~0.1	氧化锆陶瓷	200
高分子聚乙烯	0.5	不锈钢	205
骨水泥	3.0	钴铬钼合金	230
骨	10~30	氧化铝陶瓷	350

假如置换的髋关节假体是股骨头和髋臼间的完全接触，则关节面发生的正常力仍然同样是压力形式，放射出来进入髋臼假体并集中在股骨头内。由于假体不如骨那样顺应，髋臼部件对分布给它传递应力的能力也较小。与正常骨性髋臼相比，在杯上方的压应力大于正常，而在杯内侧的压应力则小于正常。

假如股骨头部件接触髋臼部件的中部，髋臼就不承受重大弯曲力，但是由髋关节运动产生的关节合力更多地趋向于作用在髋臼部件的边缘而促使它弯曲（图 12-8①）。在髋臼部件内产生的应变能促使松动。假如力通过小的中心接触面传递（股骨头的直径小于髋臼的直径），由于力相同，但接触面减少，表面压应力就增加（图 12-8②）；杯内的应力形式和完全接触者相似，但所受的力更大。假如力通过位于球形头周边的马蹄形环状接触面传递，那么在接触面上产生的局部应力也增加；趋于髋臼部件中心顶部的弯曲力减少甚或颠倒（图 12-8③）。

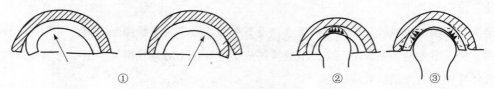

①   ②   ③

图 12-8   头臼接触与应力

不论是表面的局部接触应力或杯内的全部应力，对假体的效应不能单纯看作是静止的和不变的。因为关节力之大小有间歇性改变，而且所产生的向量也随着关节的运动不断改变其位置，在材料内发生的应力和应变的大小及形式也在不断变化。在假体设计时要考虑的另一个问题是植入材料、骨水泥和骨的疲劳寿命。

（二） 髋臼假体的应力分布及关节剪力

除关节以外，髋臼也承受和传递关节面产生的剪力。低摩擦的假体不像正常关节软骨覆盖着的关节那样几乎没有摩擦阻力，摩擦系数要比正常关节大 40～50 倍。此摩擦阻力在关节间隙产生剪力，虽然这些剪力比已经存在的压力小得多，但在考虑关节置换的机械效用时，必须包括它们。髋臼部件上的剪力影响邻近关节材料的接触应力及整个材料的应力分布形式。

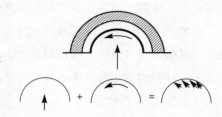

图 12-9   关节面的摩擦（剪）力改变运动方向

由于邻近关节面的剪力垂直于压力，这种剪力能改变合应力的角度，而此合应力决定运动的方向（图 12-9）。受压的材料在一个方向必然变形而产生张应力和应变（图 12-10）。如果剪力够大时，在运动方向受压的材料就向剪力方向移动。

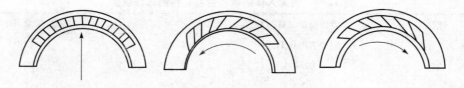

图 12-10   一个方向受压产生应变

经过一段时间后再测量用过的聚乙烯髋臼部件，可以发现材料表面已变形。此变形发生很慢，可以称作"蠕变"或"冷流动"。此现象只见于能塑形或可变形的材料。压力最大的部位变薄，压应力最小的部位积聚，如果材料不是那样能够变形，或者力作用的速度够快，则张应变使材料折断而不是单纯变形。一些多酯和陶瓷髋臼部件的折断就是如此。

髋臼关节表面的应力分布依赖于自身刚度特性，刚度的大小由聚乙烯衬垫的厚度和是否有金属壳决定。厚的聚乙烯衬垫能更好地分配应力，减少峰值量。在有限容积内，聚乙

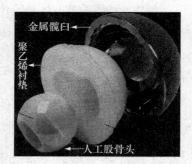

金属髋臼
聚乙烯衬垫
人工股骨头

图 12-11   带金属外壳的髋臼假体

烯髋臼壁的最佳厚度为5~7mm。由于聚乙烯内衬被金属外壳加强，部分解决了聚乙烯的蠕变问题（图12-11）。髋关节所承受的力在聚乙烯衬垫与股骨头接触时传入，髋臼在足跟触地时接触应力最大，髋臼的前上边缘是高应力集中区域，从衬垫开始，应力就通过金属壳和骨水泥被分配到骨。

（三）　髋臼的骨水泥和软骨下骨质之间的应力

关节置换在髋臼部件的应力分布形式，有三种效应：①髋臼可能有机械性破坏。到目前为止，髋臼部件发生的应变并没有成为常见的临床问题；②假体置换不如正常关节那样能吸收能量。全关节置换使更多的能量传递到周围骨床；③最重要的或许是传递到周围骨水泥及骨之间的力的变化。

围绕髋的部件周围，在骨水泥和骨之间产生的应力显然来自关节面的压力和剪力，而在它们通过髋臼部件的传递过程中发生了变化。一般来说，关节力主要作用在内上方，这里的骨水泥和骨主要承受压应力（图12-12）。可是因为交界面的内侧和外侧与主要力（压力）传递的方向平行，所以承受的是剪力（图12-13）。

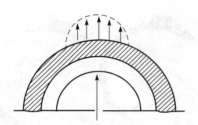

图12-12　骨-骨水泥之间的内上方主要承受压应力

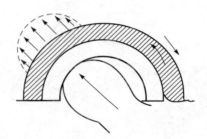

图12-13　骨-骨水泥交界面的内侧和外侧承受剪力

髋臼假体内面应尽可能光滑以减少摩擦带来的剪力。骨水泥固定型假体外层骨水泥厚度均匀保持在3mm左右以使骨水泥应力均匀（图12-14）。假体边缘的一圈突起，对其下方骨水泥起加压作用。聚乙烯髋臼假体的外层再加一层金属杯以替代软骨下骨对聚乙烯的支撑功能，减低聚乙烯髋臼的应

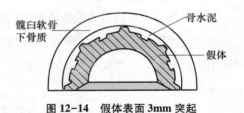

图12-14　假体表面3mm突起

力，同时能很好地将应力分配到骨水泥和软骨下骨质。但金属壳使骨水泥和界面应力集中在固定物的边缘，导致应力遮挡区域下的骨吸收，远期容易引起松动。

非骨水泥固定型假体金属外壳表面为多孔结构，利于骨的长入来增强假体的固定及稳定性。要求金属-骨界面密切接触，孔径100~400μm及孔隙率30%左右较合适，涂层厚度0.8~2mm。有些假体预涂磷酸钙（羟基磷灰石、磷酸三钙）等骨传导材料，也为了增强假体与骨床的连接。临床上采用假体紧压配合、旋入型假体的旋转置入或螺钉固定来保持骨长入前假体的稳定。

集中在上方的力愈大，外侧和内侧的剪力也愈大。由于压力是间歇性的，因而产生的剪应力也随之改变。只要假体表面保持低的摩擦阻力，分布到骨水泥和骨之间的剪力就很小，这就要求选择界面摩擦阻力尽可能低的假体。

一般来说，作用在软骨下骨的力的方向和大小与作用在骨水泥的相似。有两种改变骨内应

力的因素：第一，是力的类型和传递力的骨水泥接触面积的关系。骨和髋臼部件之间没有骨水泥的地方产生的剪力不传递给骨。即使有骨水泥的地方，也是依靠它与骨质的交错嵌插才传递剪力。所以在骨-骨水泥的交界面，把压力分布在软骨下骨面积虽然等于或大于骨水泥的面积，可是分布在这个地方的剪力可以较小。因此，在此交界面可能产生相当大的应力集中。其次，参与软骨下骨和骨水泥之间产生应力的因素是软骨下骨本身的结构。由于骨松质是多孔的，所累及骨的总面积小于髋臼杯和骨水泥交界的外周面积。因此小梁骨引起的应力可能大于相邻骨水泥的应力。而且每个小梁骨排列的方向不一定都适合对抗新应力的分布形式。应力的类型在很大程度上取决于小梁骨的方向与所传递的力之间的关系。

所以很容易理解为什么全髋关节置换髋臼一侧的机械性破坏通常发生在骨和骨水泥之间。外科医生可用下列方法限制髋臼骨和骨水泥之间的应力大小：保证骨水泥和小梁骨的接触比与骨盆内侧皮质的接触更重要（图12-15），在整个髋臼内放入尽可能多的骨水泥并与尽可能多的小梁骨接触，但须注意植入髋臼时不要过分挤压，以免骨水泥分布不均（图12-16）。

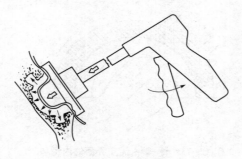

图 12-15　髋臼骨水泥加压器

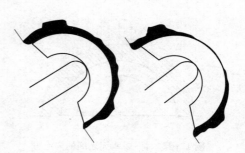

图 12-16　骨水泥分布

（四）　股骨假体的应力分布

股骨假体关节面的压力给假体产生压应力，不过应力和应力的分布可能改变。就关节面存在的局部应力而论，力的大小和全部接触面对应力的影响和在髋臼的因素相同。在股骨假体的颈和柄，由球形头基底处的偏心压力所产生的应力，和正常股骨颈和粗隆区一样，主要是压应力和弯应力。

股骨假体任何几何形状的变化，都可以使其应力分布形式及材料参数发生改变。如将柄的长度从 100mm 增加到 130mm，则其所受应力增加31％。股骨假体置入髓腔后，股骨内侧的应变明显降低；颈干角增大时，应力水平降低；颈干角减小时，应力水平增加。颈长38mm 时，应力水平最低，颈长 50mm 时，应力水平最高。因此维持一定的颈的长度或设计更外翻的假体，能减少弯应力。这样在柄内产生的压应力形式就更为均匀（图12-17）。可以有效地降低柄内侧的压应力和外侧的张应力。柄内应力的大小也取决于柄的横截面积及材料分布与中位轴的关系。特别是在内侧（受压），横截面的材料愈多，单位体积的应力越小，因为全部应力被分布到一个较大的范围。中位轴内侧的横切面愈大，压应力愈小而外侧张应力愈高（图12-18）。

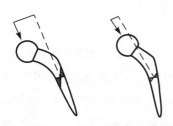

图 12-17　假体股骨颈的外翻

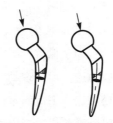

图 12-18　股骨部件柄的横截面积

应力根据复合结构中各个组件的几何形状和材料特性不同，其峰值一定会出现；一般出现在结构的凹下处、锐的拐角或有洞的地方，就是应力集中所在。角度锐小的柄如同应力集中器，承受间歇的负荷可使假体疲劳，在张力侧及压力侧都产生大的应力。材料内发生的应变和抵抗破坏的能力最终都决定于这些因素以及部件材料的特性（弹性模量、极限应力及疲劳强度）。

（五）　固定后股骨-假体继发的应力

股骨-假体结构是一种复合结构，由不同弹性模量和几何形态的个体用骨水泥结合而成。其应力分布根据不同个体的表面间结合特性和弹性模量比来决定。这就是复合立方体上的"负荷分担"现象，只有两个被黏合为一体才会出现负荷分担现象。假体插入骨以后，外力将沿着接触界面产生张力、压缩及剪切应力（图 12-19）。剪切应力的大小超过压缩应力，负荷传导就会以压缩应力占优。轴向刚度越强，承载的负荷越大，弹性模量越高，所承受的应力越大。但如果假体的弹性模量太小，又因与界面结合性能差和界面微动，增加磨损碎屑，所以假体刚度必须适当。

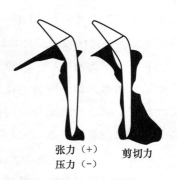

张力（+）　　剪切力
压力（-）

图 12-19　柄-骨水泥界面的张力、压力和剪切应力分布情况

股骨假体插入股骨髓腔后，重力改由股骨和假体承传。股骨部件承受的应力来自压缩和弯曲。假体内的弯应力最具有侵害性。弯曲在外侧产生张应力。由于负荷是间歇性的，这种张应力能导致并延伸裂痕造成断裂。

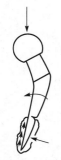

图 12-20　应力集中导致假体柄的疲劳断裂

若假体沿其柄的固定不好，从股骨头传递的压应力就集中于柄，因为除了柄端以外，并没有从骨或周围骨水泥来的对抗力。这种情况下，柄内发生应力集中，结果是张力疲劳而断裂（图 12-20）。如果柄组件近侧 1/3 处未得到很好支持，最大张应力区离坚强固定很短距离，柄组件将在此断裂。如仅仅柄组件远端固定牢固，则断裂更容易发生在最远侧水平，柄组件承受悬臂梁力。

压力负荷在骨与柄之间传导是通过两者接触面的剪切应力所实现。这些剪切应力必须与外来的负荷力保持平衡。但这些剪切应力并不是平均分配，而是集中在柄的近、远两侧。柄的弯曲应力从柄传导到骨组织是通过两者接触面间应力的大小来评估，这些应力也同样是主要集中在近远两侧。如果柄很长，柄与骨接触面应力峰值并不会因此减小。很长的柄负荷只是将传导分离得更远些。由柄所承担负荷的百分比越高，通过远段传导的负荷就越大。这些由柄

NOTE

和骨共同承担的负荷本都是由骨单独来承担的。在负荷分担情况下，柄对骨就会出现应力遮挡，假体柄周围的骨会发生适应性吸收。

假体颈领设计有利于保持骨组织的轴向载荷，将身体重量有效传递给近端股骨和骨水泥，减少近端股骨因应力遮挡而出现的骨质疏松，同时减少假体折弯应力及远端骨水泥的压力。但颈领结构能阻止松动假体下沉而获得二期稳定的效果，相反以坐落在股骨距上的颈领为支点，松动假体柄端在股骨髓腔内出现内外摆动现象；且不能封闭关节液流通途径，阻止磨损碎屑进入柄体远端，这些都加快了假体的失败。且术中要达到假体领与股骨距的均匀紧密接触十分困难，因此现在主张放弃颈领设计。

（六）围绕股骨假体的骨水泥和骨内的应力

股骨近端的骨和骨水泥内产生的应力，有赖于假体的形状、大小、位置、部位、方向以及假体与其周围的骨水泥和骨之间的接触面。假体所承受的弯矩的力小部分由关节剪力提供，大部分来自压力。因此，假体的设计和植入方式就显得特别重要。例如，将股骨假体柄内侧缘增宽可降低周围骨水泥层内部的应力。增宽假体柄的外侧缘，使周围骨水泥受到压应力而不是张应力。这对于骨水泥来说是极有利的，因为骨水泥最终压强度比张强度来得高。低摩擦的假体与高摩擦的假体比较，其关节面的剪力和压力要小得多。

手术中扩大髓腔时，假如铰去了小梁骨，就只有骨水泥对抗产生的关节力，所以外科医生要尽量地多保留小梁骨。骨水泥也必须够多，能达到假体端以下，保证力量能分布到最大的面积。减少骨水泥和骨的接触面就增加了剩余面积的应力。临床手术中髓腔挫较假体略大，以保证有至少 2~3mm 厚的骨水泥充填在假体和髓腔中间的缝隙，骨水泥正在硬固时，要避免任何活动，因为力从假体传递到骨水泥只是发生在接触面高的地方。术中假体远端 1~2cm 处放置骨水泥栓（图 12-21），使用的骨水泥量必须充分，待骨水泥枪退至髓腔上端开口处，改用加压装置压紧骨水泥（图 12-22），以保证胶泥尽可能广泛完全进入骨内膜小梁骨中。这一点在维持骨和骨水泥界面对抗剪力方面特别重要。没有足够的镶嵌，沿着骨干的小梁骨对抗的剪力就很少，假体柄端及其下方的骨水泥被迫对抗全部关节力而导致应力集中及假体松动。

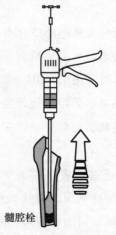

髓腔栓

图 12-21　安放髓腔栓和注入骨水泥

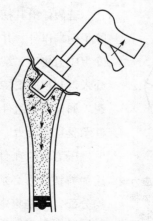

图 12-22　骨水泥加压装置

另一方面，试图过度压挤骨水泥，就足以增加注入压力和温度而引起小梁骨坏死，最后导致骨质吸收而由纤维组织所代替，成为类似铰掉小梁骨的情况，这种纤维组织实际上没有抵抗活动和假体松动的能力。

在骨和骨水泥复合体内发生的应力主要是压力，而且内侧最大。最理想的是保留围绕假体柄整个界面的骨和骨水泥，以便将这些压应力尽可能分散得广阔些。要防止假体的松动，弯矩就必须被主要由近端内侧及远端外侧的骨及骨水泥之间产生的力抵消。这些地方产生的压力能够通过交界面传递。但是近端外侧及远端内侧的张力不能传递，只能分离这些地方的接触面。减少假体的内翻角度或缩短其颈的长度，可以减少弯矩，却增加传递给假体干的压缩分力。这样就增加骨水泥区域、颈环周围和假体尖端产生的压力，同样也增加沿着假体柄的剪力。

骨水泥柄与骨水泥有分离倾向，通过使柄的表面粗糙、增加预涂，或者使柄的外形与解剖外形近似来帮助得到一个持久的柄与骨水泥连接，以推迟分离的发生，但当界面连接时，连接界面会同时产生压缩和剪切力，其剪切力会影响骨水泥-骨界面而导致松动的发生。通过对骨水泥蠕变和应力松弛的研究，假体柄与骨水泥界面在受力情况下分离几乎不可避免。为抵消分离所发生的副作用，通常把柄设计为直的锥形并采用抛光的骨水泥型假体（图 12-23）。当界面不连接或足够光滑时，没有摩擦而发生滑动，这样就只有压缩应力允许柄的下沉（<2mm）来获得后期的稳定（图 12-24）。

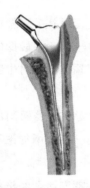

图 12-23　表面经抛光处理的骨
　　　　　水泥固定型假体

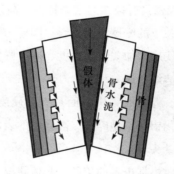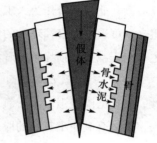

图 12-24　高抛光表面将剪切力转化为正压力

非骨水泥假体设计要求柄体能很好地充填髓腔、紧密嵌插，以达到良好的初始固定效果。非骨水泥固定型股骨柄多较骨水泥型粗大，它与骨的连接情况很大程度依赖于贴合精度和范围，并可让骨长入预涂层的位置。

采用骨水泥固定股骨假体，骨水泥技术的改进明显减少了股骨柄假体的松动发生率，同时允许股骨假体下沉而获得二期稳定的效果，减少了髋关节磨损碎屑通过假体柄周围间隙进入股骨髓腔，进而造成柄体远端骨溶解现象。但骨水泥技术对髋臼假体的松动并没有带来大的改变。髋臼假体松动率是股骨柄假体的 3～5 倍。相反，非骨水泥型髋臼假体可避免骨水泥型假体容易产生术后骨水泥破裂和假体松动的缺陷。表面多孔层覆盖的髋臼假体的术后效果要好于骨水泥固定型假体，骨组织长入在髋臼侧要明显高于股骨侧。结合了上述两种固定方式提出了髋关节杂交式固定，即股骨柄假体采用骨水泥固定，髋臼假体采用非骨水泥固定。

（七）　人工髋关节设计的相关问题

1. 人工关节摩擦界面选择　人工关节的接触界面是假体最重要的功能部分。低摩擦性、

NOTE

低磨损性是界面材料重要的功能指标。目前使用较多的摩擦界面组合包括金属-金属、金属-聚乙烯、陶瓷-聚乙烯、陶瓷-陶瓷等。其中，陶瓷-陶瓷界面是体外磨损率最低的摩擦界面。

（1）金属和超高分子聚乙烯界面　是目前临床应用最多、最广的关节组合，临床采用的均为钴铬钼合金和聚乙烯配对，具有低摩擦和较好的生物相容性等优点。但聚乙烯抗磨损性能较差，数亿的磨损颗粒是造成骨溶解和松动的主要原因，也影响了假体远期寿命。高交联超高分子聚乙烯具有高度耐磨损性、低摩擦系数、高冲击强度、高硬度、低密度、易装配、生物相容性好和生物稳定性高等特点，可明显提高抗磨损和抗老化性能。

（2）金属-金属界面　金属对金属全髋置换术比金属-聚乙烯摩擦界面要早10余年。但由于早期金属制作工艺欠佳，其磨损颗粒及骨溶解导致的假体松动使绝大多数研究转向了金属对聚乙烯。直到20世纪80年代末，由于聚乙烯的高磨损率导致骨溶解和远期松动被逐渐认识，特别是年轻、高活动量患者的高失败率，金属对金属界面才重新得到重视。与金属对聚乙烯相比，金属对金属假体的磨损性能与材料性能、表面处理、摩擦间隙和润滑关系更密切。其润滑机制主要为混合润滑，润滑液膜的厚度决定了其磨损率。由于磨损率低，金属对金属组合可允许更大的股骨头和更薄的金属臼杯，且增加股骨头直径并不引起明显的容积磨损率上升。此外，金属对金属组合自抛光特性，可将各种原因导致的表面刮痕在正常运动中重新抛光。

（3）陶瓷-陶瓷界面　陶瓷具有极佳的耐磨特性、高亲水性和周围组织对其磨损颗粒的低反应性，非常适合作为人工关节的摩擦界面材料。陶瓷-陶瓷界面是目前已知摩擦最低的关节组合，可通过大直径球头的使用增加关节活动度、减少脱位率，陶瓷磨损颗粒的相对生物惰性也有利于减少磨损导致的骨溶解反应。

（4）陶瓷-聚乙烯界面　陶瓷股骨头表面具有高硬度、高表面光洁度和耐表面刮痕等特性。氧化锆陶瓷强度高于氧化铝，不易碎裂，高强度的表面不易出现刮痕，不会增加聚乙烯磨损，更适合制作小直径的股骨头。

临床上摩擦界面的选择要根据患者的年龄、身体状况、活动水平、预期寿命和经济状况而决定。对于年龄大于60岁、活动量不大的患者，金属对聚乙烯仍属首选。选用金属对金属或陶瓷对陶瓷则明显增加个人和社会的经济负担。而对于年轻患者，由于活动量大、预期寿命长，应优先考虑更耐磨损的陶瓷对陶瓷和金属对金属假体，以期获得较佳的远期效果。选择金属对金属摩擦界面时，还必须排除对金属过敏和肾功能损害的患者。此外，重视安装质量和术后控制适量运动所产生的作用可能远远超过优良假体摩擦界面的选择。

2. 人工髋关节固定界面的比较研究　人工关节假体固定方式有骨水泥固定和非骨水泥固定。导致假体失败的常见原因包括磨损、感染、固定不良等，引起摩擦颗粒迁移、骨溶解、假体松动等病理改变，最终导致假体固定界面的松动。

（1）骨-金属假体界面　非骨水泥固定的界面分为骨-金属假体界面和骨-羟基磷灰石-金属界面，其初始稳定性主要依靠假体表面和骨床的匹配度，后期稳定性主要依靠假体与骨床的"愈合"效果。骨-金属假体界面的愈合方式与骨折愈合相似。

非骨水泥假体的早期失败原因多由界面初始稳定性不足和感染导致，晚期失败则主要包括生物学因素和力学因素导致界面的骨丢失和溶解。生物学因素主要为磨损颗粒引起的骨溶解，力学因素则继发于应力遮挡及骨适应性改建，其他还有年龄老化及自身疾病等。这些因素既可单独存在，也可合并存在，互为因果。骨-金属假体界面的稳定性是决定假体寿命的重要因素，主要通过早期提高骨-金属界面骨整合、中远期减少应力遮挡和骨溶解反应三方面控制。

（2）骨-骨水泥-假体界面　骨水泥的作用机制是通过假体和骨之间的骨水泥大块充填以及骨水泥和骨床之间的微观交锁而达到界面的机械稳定。骨水泥固定的人工关节是评价其他新型假体置换术的金标准。因此，骨水泥固定目前仍然是较好的人工关节固定方式，特别适合老年、严重骨质疏松患者。骨水泥的弹性模量很低有利于应力自假体向骨逐步传递。

（3）骨-羟基磷灰石-假体界面　现代非骨水泥假体引进了羟基磷灰石（HA）涂层以提高界面骨愈合。羟基磷灰石是骨组织的无机成分，具有诱导成骨作用，促进假体-骨界面的骨整合。HA涂层技术是非骨水泥假体的重大进展。羟基磷灰石涂层的形成方法、涂层厚度、范围均对骨整合有影响。一般认为50~75μm厚度的涂层最佳。虽然HA涂层能增加假体的稳定性，但也存在涂层脱落和吸收、崩解等问题。为使骨组织长入假体表面，有两个前提，即假体与假体植入床的紧密接触和稳固的最初固定。

（4）骨-假体界面的临床选择　患者是选择假体固定方式的第一要素，医师对不同技术的熟悉程度也是选择的重要原因。目前，生物型假体主要用于年轻、骨质条件较好的患者或翻修病例。目前推荐选择环形涂层以利于界面封闭效果，初次置换术选择近段或部分涂层更有利于应力的传导，而全长涂层主要用于翻修术。骨水泥固定目前仍是最常用和最可靠的假体固定方式。骨-骨水泥-金属界面的较好初始稳定性，有利于早期活动。但较大的活动量和应力水平可明显增加骨水泥的疲劳损害，且骨水泥应用明显增加翻修难度。

二、人工膝关节

近年人工膝关节得到了迅猛发展。由于内固定材料的不断推陈出新、假体的设计更符合人体生物力学、外科技术和麻醉方法的发展，人工膝关节在更多疾病及更大年龄范围中得到推广应用。目前全球每年人工膝关节置换例数已超过人工髋关节置换术。

同髋关节一样，人工膝关节也经历了一个较长时期的发展过程。大致可分为三个阶段：①早期探索阶段（1860~1950年）：19世纪中叶提出通过修整病变膝关节面达到改善功能的设想，进行所谓"隔膜型"的膝关节成形术，人们相继尝试用自体筋膜、猪膀胱、自体皮肤、肌肉、脂肪组织，甚至卵巢囊肿壁等生物材料以及尼龙、玻璃等合成材料作为内置材料，术后初期效果还可以，但后期常因排斥反应、继发感染或关节再强直而失败。②初步形成阶段（1950~1970年）：这段时期膝关节假体发展主要表现在两方面，即完全限制型（铰链式）假体和非限制型或半限制型（非铰链式）假体。限于当时对材料、膝关节力学知识等方面知识的匮乏，非限制型及半限制型假体发展速度明显滞后于限制型假体。③成熟阶段（1970年以后）：进入20世纪70年代，随着材料和生物力学等相关学科的飞速发展，人工膝关节置换术迎来了发展的黄金时期。这一时期，无论假体设计、手术器械更新与技术提高，还是手术适应证、治疗效果等方面都有明显进步。人们除了继续对铰链假体进行结构改进外，逐步将注意力更多地放在非限制型假体的研发上，并取得了重大突破。1969年英国Gunston研制的多中心型膝假体（图12-25），第一次将膝关节功能解剖和生物力学原理应用于假体设计，也是第一个采用骨水泥型金属-高分子聚乙烯材料组合的假体。这是人工膝关节发展史上的一个重要里程碑，Gunston是公认的现代人工膝假体创始人。

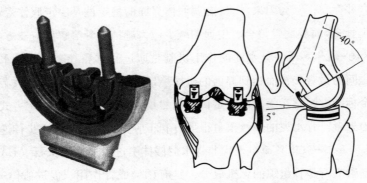

图 12-25 多中心型膝假体

自此之后，全膝置换（total knee replacement，TKR）就有了一个广泛的内涵，指包括股骨、胫骨和髌-股负重面，以及全膝关节表面和韧带的全力学置换。而今天 TKR 的概念通常包括：股骨部件、胫骨托、固定于胫骨托的超高分子量聚乙烯及髌骨部件。

（一）膝关节假体分型及力学特点

膝关节假体的设计有以下几个主要的生物力学要求：适当的功能（运动学、活动度和限制性）；将较大的关节负荷安全有效地向周围骨组织传递；假体牢固永久固定；以及长期耐磨损。假体设计者通过选择假体的形状和制造材料努力去达到这些目标。

膝关节假体既要获得适当的活动度，又要保持关节的稳定性并减小磨损。然而至今尚未有一种人工膝关节能完全达到上述要求，包括新型的人工膝关节亦只能在上述各要求之间寻找折中。

1. 完全限制型假体　即最简单的单轴假体，仅有屈、伸的铰链型人工膝，可完全代替交叉韧带、侧副韧带功能，是个自身稳定的膝关节假体。目前已有多种完全限制型膝关节假体应用于临床。完全限制型假体有一个铰链，只允许伸屈单向运动（图 12-26）。这个铰链使股骨部件和胫骨部件的关系恒定，内外翻的角度和两个部件之间的前后位置在制作时都已定型。外科医生插入假体时，只能把全套假体当作一个整体来改变它的对线。

限制性假体由于术后膝关节只限于单一平面活动，极易引起假体-骨水泥-骨组织界面应力异常集中，中、远期假体松动、下沉、感染等并发症发生率很高。这类假体现已极少用于初次膝关节置换术患者，仅适用在人工膝关节再次置换术、骨肿瘤切除重建术，或有严重骨质缺损，膝周软组织破坏、关节稳定差等病例。

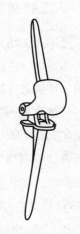

图 12-26　完全限制型假体

一个运动着的铰链型膝关节假体，在承受负荷时，其前后方向的剪力较大，由铰链传递这些剪力加上正常的关节力，而正常的关节力至少相当于体重 3~4 倍；步行时这个力更大。由于体重中心相对地位于膝关节的内侧，步行时产生弯矩，所以加大了这一力量。因此在铰链内侧的上方和外侧的下方承受的压应力最大（图 12-27）。

压力是由股骨部件和螺栓上面的中央部分之间传递，而胫骨部件和螺栓之间传递的压力由螺栓下面的周围部位向内侧和外侧传递，因此最大的表面应力是在两个转换区。在那里的部件与螺栓接触，由股骨-螺栓接触，改变为胫骨-螺栓接触。在螺栓上这些应力集中的地方很可能显出磨损。磨损的形态是向着螺栓两端的槽沟。螺柱内压应力的分布使材料发生剪应变，这种剪应变由于反复周期性的负荷能导致疲劳断裂。设置时，使两个部件和螺栓沿着铰链的全长接触，并增大螺栓的直径，就可以减低这种应力。

除铰链以外，假体其他部分（柄、骨水泥、骨）发生的力学效应和全髋关节置换术后发生在股骨柄上的原理相同。作用在膝关节主要的力与假体柄以及股骨、胫骨的长轴平行。因此假体柄的弯应力极小，如果部件的柄是金属的，则很少由此处折断。假体传给骨干的力，主要是沿着骨长轴在骨和骨水泥间产生剪应力，如果有些力能由铰链和股骨远端及胫骨近端之间的直接接触来传递，这些剪应力就可以减少。这种情况和全髋关节置换的股骨部件近似。

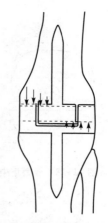

图 12-27　铰链型假体受力情况

如果骨水泥是在假体柄环和骨之间，就可能发生断裂。断裂的原因或由于骨水泥折断，或由于靠近铰链轴的接触处有骨质吸收，后者因压应力太大，前者因剪应力使沿着骨干一侧的骨水泥界面折断。

安装这种假体后，发生松动的最常见的原因是扭力。步行时，整个下肢承受扭力。铰链限制了旋转，因而在与股骨干或胫骨干长轴垂直的平面上产生扭力，随后又产生剪应力。由于铰链阻止内外旋，因此在假体柄和周围的骨水泥及小梁骨之间产生很大的旋转剪应力，这些在交界面发生的剪应力比平行于骨干的剪应力大，因为假体周围的面积小于其纵向的面积。因此在这个平面上的剪应力最大，并且全部传递给骨-骨水泥的交界面。

2. 非限制型假体

（1）常规非限制型假体　很多患者的膝关节面适合假体置换，但韧带仍然完整，原则上只应当置入两个不连接的部件就能取得膝关节的稳定，其稳定程度取决于两个因素：①安置假体部件时韧带的紧张度；②假体部件本身的表面形态。

膝关节和髋关节置换假体一样，常用的材料是金属对聚乙烯。使用的虽是超高分子聚乙烯，但也必须使金属和塑料间的交界面达到最大范围，以免超过聚乙烯的弹性限度而引起蠕变或冷流动和形变。

在髋关节的活动范围内，无论什么姿势，都占有最大的接触面。膝关节既有滑动，又有转动，所以关节不能总是全部或最大地接触。如果设计的股骨部件和胫骨部件的半径完全相同，就能在有限的屈曲范围内提供最大的接触面。虽有这种设计，实际上却不能旋转或内收、外展。在这种情况下，所有的侧方运动和旋转均被胫骨部件的假体壁限制，因此由内收、外展或旋转所发生的力在胫骨部件的壁上很大，特别是在带槽的壁上没有很大的接触面时，这个力量就更大。胫骨部件的壁大多由聚乙烯制成，其屈服强度比金属性股骨部件的屈服强度低。除冷流以外，超过材料极限强度的单一外力也能使聚乙烯断裂，低于极限强度的外力反复作用亦能造成疲劳断裂（图 12-28）。

把胫骨部件做得非常平坦，容许活动自由，膝关节还能滑动，但是却会造成应力集中（图 12-29）。把维持关节稳定的作用，完全转嫁给韧带，韧带过度伸拉，随后失去稳定性，产生更多的滑动，最后导致半脱位或脱位。

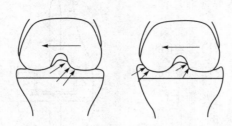

图 12-28 应力集中导致材料的冷流或断裂

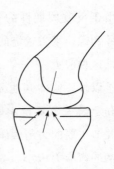

**图 12-29 雪橇样的胫骨部件
导致在聚乙烯内应力集中**

对膝关节假体设计的要求，就是单从关节面的外形而论，也比髋关节的要求更严格、更困难。在关节面几何形状的塑形和韧带的紧张度之间必须有很精确的平衡，以免由于接触面小引起的高应力或由于改变整个外形引起的运动限制，造成韧带稳定性或假体材料的失效。

不仅设计膝关节的形状和最大的接触面很难，就是外科医生估计韧带的功能长度插入大小合适的假体，并保持韧带的位置，使之和假体分担负荷亦非易事。

由于这些假体是不受约束的，外科医生可以用不同的方法改变其对线，从而明显地改变力的大小、类型和在膝关节上的分布。未经矫正的膝内翻或外侧副韧带松弛都能增加内侧关节面的压力。弯矩增加关节内侧材料的压应力，并使关节外侧韧带的张力亦增大，这就可以减少或抵消外侧正常关节的总压力，如果弯矩够大，外侧副韧带则产生张力。

与此相反，膝外翻完全改变了弯矩，所以在外侧关节面产生高压力，而内侧副韧带则受到张力。

韧带的长度和强度可能由于疾病使之变得不能完全矫正。如类风湿关节炎，膝内侧副韧带可能很好，而外侧副韧带却短而弱，保留这种状况也许比过度矫正成内翻更好，要完全矫正对线不正几乎是不可能的。

这些成角因素与韧带紧张度和强度之间的精确平衡，每个病例各不相同。改变了大小和分布的力通过关节时不一定产生压力或张应力，但根据关节面本身与垂直线形成的全部角度，它可能产生较大的剪力和应力。在这种情况下，应力取决于全部接触面积和关节面的倾斜度。

另有一个因素乃是应力取决于膝关节内、外两侧相应的关节面是否同时接触，如果不同时接触，则首先接触的那一侧承受全部应力，另外一侧不承受应力，这种情况是否存在，取决于假体的内侧部件和外侧的是分开的还是连接在一起的。假若内、外部件是分开的，外科医生的安装操作就再重要不过了。

（2）单（半）部人工膝 单（半）部乃指一侧膝关节内或外部的股骨与胫骨同时作人工置换，是由单髁置换发展而来，多用于重度膝关节单室病变而关节室另一侧间隙及髌股关节基本正常的患者。其缺点是：只置换半部，不能阻止另半部的关节的疾病发展，同时手术技术难度大；局部聚乙烯承受应力相对较高，容易假体磨损和松动。

人工股骨均以金属为材料，模拟解剖多中心形状。人工胫骨初期由全聚乙烯制成，但后来多改为金属底座上置关节面较为平坦的固定聚乙烯制成，这种形似雪橇人工膝平坦，加之聚乙烯材料的冷流变特性，关节可获得高度活动自由度，但也带来了关节不稳定的隐患。雪橇及平台与膝关节的主动和被动稳定结构协同起作用，其人工胫假体提供的稳定性不如人的自然膝平坦，故要求周围软组织要有高度的完整性。此类人工膝轴向负荷经假体传导，骨界面负荷较小，故只需较小的髁部固着结构。

单（半）部人工膝的一个重要发展是金属底座上放置活动聚乙烯垫，即活动聚乙烯半月板。其原理为增加关节面匹配度，以降低接触应力集中，减少聚乙烯磨损可能；同时用活动聚乙烯半月板，模拟自然膝的旋转、移位，可降低人工胫部件固着处的剪力负荷，减少界面松动机会。

3. 半限制型假体　半限制型假体的发展，是指在保持一些非韧带性约束，而膝关节假体在几个面上还能旋转，从而减少骨-骨水泥界面的扭力，主要由关节面的匹配程度及人工胫髁间凸起调控关节稳定性。

半限制型假体既不靠交叉韧带维持稳定，又要保证相当自由的转动，铰链型假体办不到。目前，比较成型的半限制型假体设计是用胫骨部件的特殊构造（髁间凸起），在前后方向控制股骨部件活动。聚乙烯的胫骨部件上设置各种唇突和凸缘，试图用此控制股骨部件，则在周缘和髁间窝发生应力集中，并且容易促使聚乙烯超过其弹性限度，这可导致冷流动、磨损，最终失去稳定。

由于被置换的胫骨平台的外形体积的限制和需要保持大的胫-股接触面以及减少关节面的压应力，所以只能使用有限的聚乙烯。聚乙烯胫骨部件上宽大的唇，能维持关节稳定，但它集中压应力、弯应力和剪应力，使应力通过假体传给骨-骨水泥的界面，这些力在胫骨横断面上的分布并不均匀，故假体有下沉的趋向，或在压力集中处向下倾斜。根据患者术前状况和假体设计，可以通过改变假体部件手术安装的倾斜角度来减少应力分布的不均匀，这种倾斜可以是前后向或内外向。膝关节的运动都可看成是旋转运动，在胫骨部件上安装一些短柄插入胫骨干，便可减少这些运动。

短柄的效果很像全髋关节置换中在髋臼窝内钻一些孔，并用骨水泥填充的效果，可以增加总的接触面，短柄还可以使接触面尽可能远离旋转中心，增长力臂，产生大的对抗扭力，在交界面用很小的力就可以抵抗旋转。虽然在聚乙烯胫骨部件下面加用横栓确实能改善这一情况，但迄今为止问题还没有完全解决。维持膝关节运动稳定和减少骨-骨水泥界面的失效，二者之间继续存在着权衡调整。

全膝关节置换比全髋关节置换的机械要求更为复杂，不能把全髋关节置换的设计直接应用于全膝关节置换。现在的临床经验证实了这一点，其他大关节，特别是肩关节、肘关节、腕关节和踝关节的置换也有类似的情况，几乎其他关节的置换，均已有成品可供骨科学界使用，效果优劣各有不同。

4. 髌股关节假体及力学分析　如果髌骨的形态正常且软骨层被破坏严重时，就需要髌骨置换。人工髌骨关节面可分为穹顶形、圆锥形或高斯曲线形（图 12-30）。

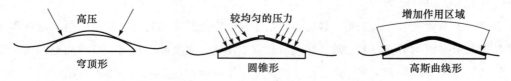

图 12-30　三种髌骨表面重建类型设计的截面图

穿顶形在髁置换中应用最多但有以下几个缺点：①两侧的塑料较薄，可发生部件完全变形和下方骨小梁的压缩、断裂，尤其见于高度屈曲活动时。②如果股骨髁间两侧翼为解剖形态（以容纳保留的髌骨），则穿顶有两个局部高应力区易于磨损和变形。③如果髌骨侧翼的形状与穿顶精确相配，则保留解剖学髌骨必然无法达到良好匹配。

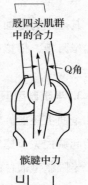

圆锥形在侧面增加了塑料的厚度，其接触面积也增大为"线"接触而非"点"接触。高斯曲线形则进一步增加了塑料的厚度和接触面积。在稳定性方面，有观点认为穿顶形在力线方面要求并不很高，而其他类型则易于在角落部位发生倾斜和加载。由于 Q 角（髌韧带和股四头肌作用力方向的夹角）的存在，髌骨本身将承受一个压力、一个张力和一个向外侧的剪切力（图 12-31）。

图 12-31 屈膝时髌骨力线

髌骨和髌骨翼间的压力随屈膝而增加，在约 90° 时可达最大值。当有效 Q 角增加时，外侧力增加而内侧力将降低。但只要两个力都是正值，髌骨就可保持稳定。在内侧力降为零时，髌骨将失稳并发生倾斜和半脱位，此时 Q 角约为 12°。只有在膝极度外翻时才能发生，因此圆锥形和高斯曲线形髌骨部件都可以在一定的范围内保持稳定。长髌骨（长于髌韧带的长度）对于髌-股关节力的影响较髌骨高度更甚；高跨式髌骨更易于发生外侧半脱位。

（二）人工膝关节涉及的相关问题

移动性衬垫（聚乙烯活动半月板及聚乙烯旋转平台与负荷磨损）人工胫-股关节面匹配程度增加可以降低聚乙烯内接触应力，均匀分配负荷，减轻假体磨损。于是人们设想模拟自然膝关节可活动半月板生物力学原理解决这一问题。因此移动性衬垫应运而生，聚乙烯活动半月板及聚乙烯旋转平台可大致模拟自然膝活动半月板，克服活动限制，避免骨内固着处剪力负荷致松动（图 12-32）。聚乙烯活动半月板可保留交叉韧带，聚乙烯旋转平台一般不保留交叉韧带。

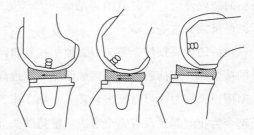

图 12-32 移动性衬垫活动示意图

移动衬垫型假体的优点是减小胫骨平台假体活动部分之间的限制性，因此在关节面和活动表面都可以有很高的形合度。其常见的缺点是脱位和衬垫断裂的发生率较高。尽管对于移动性衬垫设计能否取得类似于聚乙烯固定平台型假体那样长达 20 年的优良效果，目前尚无定论，但近年这种带移动性衬垫的膝关节假体越来越被医生重视。

三、其他人工关节

（一）人工肩关节

人工肩关节置换术与人工髋、膝关节置换术在临床上几乎同时开始应用，但无论在实施数量及长期效果方面均不能与人工髋、膝关节置换术相比，主要原因是肩关节活动范围大、患者对生活质量的要求高，而关节重建后的功能康复水平很大程度上取决于周围软组织的条件；并且要求手术医师具备精确的重建技术，熟悉肩关节的解剖和力学机制以及仔细选择适应证的能力等。

20世纪50年代以后 Neer 根据不同需要进行不断改进，新型的人工肩关节 Neer I 型、Neer II 型、Neer III 型等不断出现。Lettin 和 Scales 在 1969 年设计的 Stanmore 假体是经典的最早期的限制性肩关节假体之一，假体由金属肱骨头和金属盂窝构成，盂窝边缘附加高分子聚乙烯固定环以抓锁肱骨头防止脱位，允许外展范围不超过 90°。为改善假体活动范围，有学者尝试球臼反置式肩关节假体（根据假体头部位，位于肱骨侧，称正置式；位于肩胛盂侧，称反置式），这种连接方式强度不高，断裂现象十分常见，因此临床实际应用效果并不理想。此外单球肩关节、双极肩关节，该型假体可用来克服在肩袖严重损伤情况下非限制性假体盂在关节面上下移动过多，甚至向上半脱位的弊病，同时也可避免完全限制性假体术后的高失败率，短期临床效果尚令人满意。

到 1983 年，仍有学者认为人工肩关节进入临床尚需时日。但最近二十年来随着医学科学技术的突飞猛进，加上以 Charles S、Neer 为代表的许多医学科学家对肩关节外科领域的卓越贡献，人工肩关节置换术逐渐成为一种成熟的治疗技术，越来越多地被用于治疗患有严重肩关节疾病的患者。

（二） 人工肘关节

对于严重的肘部疾患，在人工肘关节出现之前通常采取肘关节成形术来治疗。1882 年开始第一例肘关节成形术，其后许多矫形外科医生进一步改良了关节成形术，但效果较差。1937 年，Virgen 研制了第一个金属做的近端尺骨。1942 年 Boerema 曾尝试设计全肘人工关节，用不锈钢加工关节，用螺钉和钢丝固定。1965 年 Barr 用钴铬钼合金做成肱骨远端用于临床；1966 年 Swanson 应用硅橡胶设计软性铰链肘关节。所有这些早期假体都因效果欠佳未能推广。20 世纪 70 年代初，随着对肘关节生物力学的研究，许多医生发展了半限制型人工肘和表面置换人工肘，这些新型假体的问世，大大降低了假体松动的发生率，被广泛应用于临床。尽管术后出现了关节不稳、脱位等问题，但对类风湿关节炎患者，早期临床效果令人满意。1972 年出现的 Kudo 型表面置换型肘假体系列，经不断改进也成为临床较多应用的一种。

（三） 人工踝关节

1890 年德国的 Gluck 医生首先提出踝关节成形术的概念，数年后 Lelievre 提出踝关节"截骨关节成形术"，1973 年 Buchholz 和 Lord 率先报道在德国汉堡关节中心施行真正意义上的踝关节置换术。

20世纪70年代初期及中期所报道的踝关节置换术早期成功率多在 80%～85%。因而，出现了全踝关节置换术的热潮，手术适应证也被不断扩大。但是经过进一步的临床观察和随访发现，大部分踝关节置换术的远期疗效并不佳，踝关节置换术的手术失败率可达 35%～76%，由此踝关节置换术受到冷落，甚至出现"踝关节置换离我们太遥远"的感慨。

随着新型假体设计的出现，假体得到改进。最近对新一代踝关节假体的中长期结果进行研究，发现患者的翻修率降低，满意度提高，踝关节置换术近期又重新被重视。

NOTE

第四节 脊柱骨科材料

脊柱手术的目的是矫正畸形、缓减疼痛、稳定脊柱和保护神经。自 20 世纪以来，随着生命科学、材料科学以及脊柱生物力学研究的发展，极大地推动脊柱骨科手术的进步，从而促进了脊柱骨科材料（主要是脊柱内固定器械、人工假体等）的迅速发展。

脊柱内固定器械分类：根据手术入路可分为脊柱前路和后路内固定器械；根据手术的部位分为颈椎和胸腰椎内固定器械。

一、颈椎前路内固定器械

（一）空心钉

空心钉主要应用于齿状突 II 型骨折前路内固定术，多采用 1 枚或 2 枚直径 3.5mm 的空心钛合金螺钉（图 12-33）。

（二）钢板螺钉固定器械

钢板螺钉固定器械的应用，使得颈椎前路手术在减压、植骨后即可获得牢固的内固定。器械的材质以钛合金为主流，固定方式基本都是钉板锁定方式，螺钉的螺纹按松质骨螺纹设计，具有良好的抗拔出和抗折

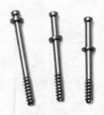

图 12-33　空心钉

断性能，单皮质固定，确保手术安全可靠。目前常用的有 ZEPHIR、ORION 系列。

ZEPHIR 颈前路内固定系统：由钢板和螺钉组成。

ORION 颈前路内固定系统：由钢板、椎体螺钉、修正螺钉、植骨螺钉和锁紧螺钉组成。

二、颈椎后路内固定器械

（一）椎板夹

椎板夹由上、下椎板夹和连接管组成。适用于单节段颈椎不稳定。在中、下颈椎椎板夹可能侵占椎管，操作时要细心（图 12-34）。

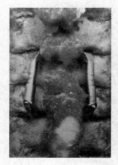
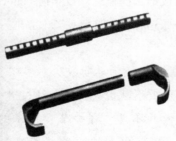

图 12-34　颈椎板夹

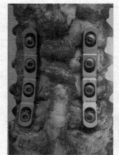
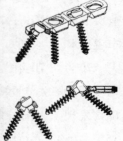

图 12-35　AXIS 颈椎后路内固定系统

（二）钉板系统

AXIS 颈椎后路内固定系统（图 12-35）。

由钢板和螺钉组成，适用于颅骨到上胸椎的后路固定，固定位置为侧块、椎弓根及颅骨。

该系统螺钉角度和位置可选范围广，钢板、螺钉与骨之间能获得最佳匹配，钢板外廓可在三维方向上任意改变，而不影响钢板/螺钉的界面，适应性好。

（三）　钉棒系统

CD HORIZON M6 VERTEX 脊柱后路内固定系统（图 12-36）。

由万向螺钉、椎板钩、侧向连接头、螺塞、棒、横向连接装置和用于枕颈固定的棒板结构组成。该系统螺钉和连接头体积小，占用空间小，侧向连接头使非直线排列的螺钉易于安装，万向螺钉和椎板钩可选择椎板、椎弓根及侧块进行固定，可提供多种固定方式。用于后路治疗枕颈部、颈椎和上部胸椎病变。

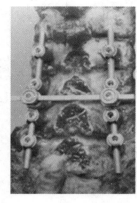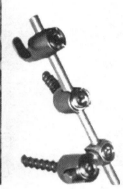

图 12-36　AXIS 脊柱后路内固定系统

三、胸、腰椎前路内固定器械

脊柱（胸腰段）的前路手术，在减压的同时矫正畸形和稳定脊椎节段，并可同时进行骨移植。对于胸腰椎爆裂骨折合并神经损伤者，在前路手术减压同时采用前路内固定器械可以在一期手术中解决椎体高度、脊柱矢状面平衡、力学不稳定和神经受压等问题。目前常用的有 Kaneda 固定器械、Z 钢板前路固定系统，还有 TSRH、ATLP 等内固定系统。

（一）　Kaneda 前路脊柱固定器械

Kaneda 前路脊柱固定器械由棒、椎体垫片、螺钉、螺塞、横向连接组成，可进行撑开、加压、扭转等操作，设计最多可以包括 4 个活动节段的固定。适用于胸腰椎（T_{10}-L_3）的骨折、肿瘤、侧弯的矫形（图 12-37）。

（二）　Z-钢板前路固定系统

Z-钢板前路固定系统由滑槽钢板、螺栓、螺钉、锁定螺帽、垫片组成。可以进行撑开复

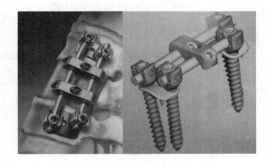

图 12-37　Kaneda 器械

位和对植骨块进行加压，固定相对容易操作。其结构强度和韧性比其他前路固定钢板均匀且强度较大，再通过两根松质骨带锁螺栓，辅以螺钉固定，使钢板、螺栓和螺丝钉系统与椎体牢固连接成一体，并获得高度稳定性。术后可在支架或腰围保护下早期活动。该钢板固定于椎体的侧面，与各种棒类内固定系统相比，相对突出于骨面的面积大大减少，不会刺激膈肌、胸壁。

四、胸、腰椎后路内固定器械

（一）　非椎弓根螺丝钉系统

胸、腰椎后路固定器械的非椎弓根螺丝钉系统主要有钩棒系统、棒钢丝系统。

1. Harrington 内固定器械　Harrington 器械主要是两部分，一为棍子，二为钩子（图 12-38）。棍子可分为放在凹侧的撑开棍和放在凸侧的螺纹加压棍。撑开棍的上端为棘齿状，仅可向上端

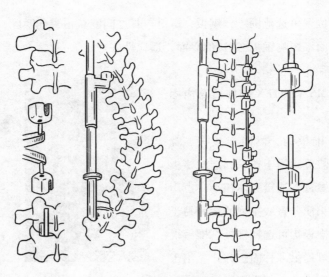

图 12-38　**Harrington** 内固定器械

撑开，不允许向近侧回复，维持撑开位置。

Harrington 棍的矫正脊柱侧弯的力量是纵向撑开，由于采用两根直的哈氏撑开棒，在腰椎仅能发挥纵向牵伸力，无脊柱过伸作用。因此，术后腰椎生理性前凸和椎管内径恢复不全，其抗旋转作用和纠正前后移位作用亦较差，为了克服上述不足，使哈氏棒兼有水平应力及过伸作用，后来的学者做了许多改进，如 Moehe Denis 等在腰椎骨折中，将哈氏棒中部弯成前弧形压在后凸的椎板上，构成"三点固定"，对抗屈曲应力。Wenger 在轻度弯成前弧形的哈氏棒上加多节段椎板下钢丝固定，既减少哈氏棒两端承受的压力，又对所固定的每个节段施加了水平矫正力，是一种符合脊柱力学要求的内固定系统。

2. Edwards 固定器械　Edwards 综合 Harrington、Moe、Luque 器械的优点，研制出哈氏棒-聚乙烯套筒器械，用以治疗胸腰椎不稳定骨折。该法增加了骨折复位与固定的力点，可同时矫正轴向挤压、成角畸形、水平及旋转移位，并起到动力性维持脊柱稳定的作用。

棒-套筒器械包括哈氏撑开棒，上、下钩，套筒等三部分（图 12-39），具有四种应力效应：①通过上、下钩相反方向牵引作用，对抗脊椎前屈并矫正脊椎的后凸畸形；②矫形同时产生的前推力具有间接减压作用；③传递侧方推力，矫正侧方移位和旋转移位畸形；④传递动力学稳定、维持复位位置。

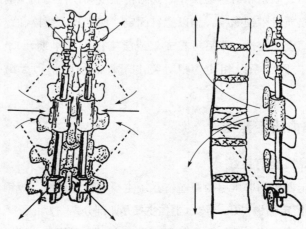

图 12-39　棒套筒器械力学原理

3. Luque 固定器械　Luque 固定器械的主要构件是两根"L"形圆棍、直径 0.8~1.2mm 软钢丝。利用通过椎板下的钢丝将圆棍固定在两侧椎板上，起到固定和矫正畸形的作用。它的优点是固定结实，矫正畸形可靠。钢丝穿过椎板下时有可能损伤脊髓，应注意操作。

Luque 固定器械比传统的 Harrington 固定器械能提供更牢固的内固定和抗旋转力量。这种器械曾被用于矫正脊柱侧弯畸形，也用于胸腰椎骨折和脱位的固定，适合于治疗伴有完全神经损伤的胸椎或腰椎的平移损伤。

（二）椎弓根螺丝钉系统

1961 年，Roy-Camille 等人报道使用椎弓根螺丝钉和钢板固定胸腰椎骨折，后经不断改良发展，椎弓根螺丝钉系统已在脊柱手术中得以广泛应用。大量试验已经表明，在治疗脊柱骨折和畸形等疾病中，应用后路椎弓根螺丝钉的固定器械进行畸形的矫正和固定作用非常有效，融合率高且植入物的断裂率很低。

为了适应于胸腰椎创伤（如骨折脱位）和畸形（如脊椎滑脱、侧弯）手术治疗需要，椎弓根螺丝钉系统包含了固定棒、固定钩等器械，能够以撑开的方式或者以压缩的方式加以矫形或固定。

1. Coterl-Dubousset（CD）固定系统　简称 CD 固定器。

CD 固定器由两根棒、多个钩及横栓（横向牵引器）组成。在设计和手术原理上，CD 继承和发挥了很多原有固定器的优点：①吸取了 Harrington 固定器支撑于压缩并用的原理，并改进了哈氏钩。②横栓的应用增进器械的固定效果。③采用了 Luque 固定器的节段性固定原理，用多钩代替椎板下钢丝。④汲取了 Zielke 器械矫正旋转畸形的方法。对于脊柱侧弯，CD 固定器通过旋转和屈曲偶联运动关系原理治疗；对于脊柱骨折的治疗，虽然不需要偶联力量，但是该系统固定坚强，呈节段性，无椎板下钢丝放置的并发症。具体操作时，在每一节段置入椎弓根横突双钩或椎弓根钉，另外用两根横向连接装置固定，使整个构型呈四边形框架结构。与其他固定系统比较，CD 固定器能控制固定节段内和邻近节段的活动，尤其是邻近节段的活动，具有足够的固定作用，通过短节段融合达到固定作用。

CD 固定器具有稳定性高、多个固定点、能旋转矫形特点，对脊柱具有三维矫形固定作用，是目前脊柱后路矫形手术中（尤其是脊柱侧弯）最有效的固定器之一。

CD HORIZON M8 脊柱内固定系统（图 12-40）是 CD 固定器的改良器械之一，由万向螺钉、骨钩、螺塞、棒和横向连接组成。该器械的特点主要是采用单一锁紧装置，顶部安装，顶部锁紧，安装方便，万向螺钉系统的旋转角度较大（可达 56°），术中使用方便，可进行旋棒、移棒、局部矫形和原位弯棒。

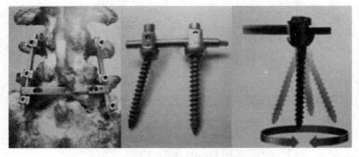

图 12-40　CDHORIZON M8 脊柱内固定系统

2. TSRH 脊柱内固定系统（Texas Scottish Rite Hospital） TSRH 由螺钉、骨钩、眼螺栓、棒和横向连接装置组成。该系统于 1985 年研发，根据棒固定三点承载概念，其主要特点是采用骨钩、螺钉、眼螺栓和棒装置，通过横向连接固定，使固定更为坚强。其中，所有的植入物均通过眼螺栓与棒相连接，眼螺栓结构能有效地抵抗轴向力、扭力和弯曲力。生物力学测试显示 TSRH 是最为坚强的横向连接系统，钩和螺钉固定坚强，从而获得坚强的脊柱固定作用。另外，螺钉角度的可调性使其具有多种构型。

采用上下"爪形"钩固定或椎弓根螺钉固定，棒需要塑形以符合胸后凸和腰前凸。通过压缩或撑开重建后柱高度，可用侧位 X 线片或直视后柱来证实。双侧同时体内弯棒可进一步矫正前凸或后凸畸形，并将横向连接装置安装在棒的上、下方。若要施行体内弯棒，椎弓根螺钉必须进入椎体深度的 80%，通过压缩或撑开调整后柱高度，通过体内弯棒矫正后凸畸形，从而恢复前中柱高度和矢状面平衡，术中需要 X 线监测。

对胸腰椎骨折脱位，胸 11 和胸 12 平面损伤可用椎弓根螺钉系统固定，另外在胸 10 应用椎板上钩或在腰 1 应用椎弓根钩均能达到坚强固定。治疗脊柱后方损伤时，一般的原则是必须应用横向连接装置。对后路内植物进行拔出的生物力学测试表明，内植物破坏最初发生在横向连接装置，尤其是椎弓根固定。

3. AO 脊柱内固定系统 目前常用于胸腰椎骨折后路内固定的 AO 内固定系统（图 12-41）为 USS 骨折固定系统，是一种早期 AO 内固定与早期 USS 相结合的改良装置。USS 骨折固定系统是一种可进行脊柱稳定与复位的装置，长的 Schanz 钉拧入椎弓根后，由易于调节的后开口固定卡连接于 6mm 直径的硬质圆棒，可起到张力带、支持带及原位固定等作用，允许固定于中立位置，同时也允许撑开、加压。这种系统轴向、角度、旋转调节能力，并可对受损的脊柱节段做节段性固定，在爆裂性骨折的椎管减压方面是有效的，而且在大多数情况下，只需固定脊柱的两个活动节段。

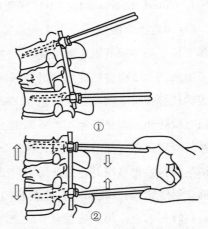

图 12-41 AO 脊柱内固定系统

4. R-F 系统 R-F 系统既有复位又有固定作用，能够轴向牵引恢复生理前凸，复位椎管内骨块，并且具有坚强的固定作用。主要用于胸 10~腰 5 平面的不稳定性骨折、腰椎滑脱等（图 12-42）。

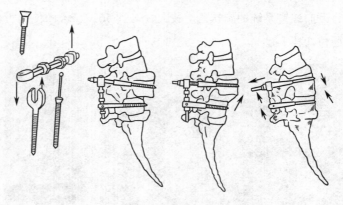

图 12-42 R-F 系统

治疗腰椎滑脱时，在滑脱椎体两侧椎弓根植入推拉力椎弓根螺钉；下椎体则植入 10°~15° 的成角椎弓根螺钉；通过全螺纹棒和双通变螺帽，轴向撑开滑脱椎间隙，通过推拉力椎弓根螺钉对滑脱椎体产生向后的复位拉力。

RFⅡ装置是在 R-F 器械基础上改良的，它由椎弓根螺钉和金属棍及连接装置组成，连接装置连接螺钉及金属棍，容易放置，可以根据需要进行多个节段固定，适用于 3 个节段或多个节段的脊柱Ⅰ~Ⅱ度滑脱和不稳定，在减压术后进行稳定性重建。

脊椎滑脱的典型病理变化特点：椎体不稳向前滑移，椎间盘退化，椎间隙变窄。理想的治疗装置的性能：①能向后提拉前滑脱的椎体复位，恢复狭窄的椎间隙一定宽度以利于复位；②重建腰椎生理性前凸；③提供牢固的三维内固定；④容易操作放置，手术时间短。由此研制和应用 DRFS 钢板螺钉系统（图 12-43）。

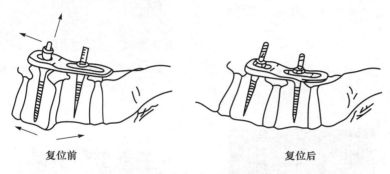

复位前　　　　　　　　　　　复位后

图 12-43　DRFS 钢板螺钉系统

5. Coflex 动态固定系统　Coflex 动态固定系统（图 12-44）属于腰椎后路棘突间撑开装置，是一种非融合技术。该系统能够有效分担后柱结构的负担，增加椎管与神经管面积，并能够降低椎间盘、小关节压力的生物力学机制；对于因椎间盘退变、黄韧带肥厚及小关节增生等导致的腰椎管狭窄症可作为棘突间动力重建系统的首选适应证。

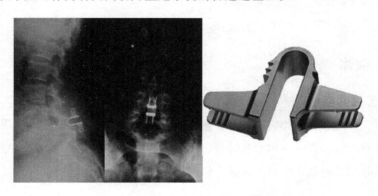

图 12-44　Coflex 动态固定系统

6. Dynesys 器械　Dynesys 器械是一种经椎弓根弹性固定装置，由不同直径和长度的钛合金椎弓根螺钉、聚对苯二甲酸乙二醇酯连接索带、聚碳酸酯型聚氨酯和圆柱形弹性管三部分组成。在屈曲位时，弹力带提供张力带作用；在过伸时，弹性套管提供部分压缩并限制过伸，这样可以阻止椎间盘后部额外的压缩力。作为一种非融合的新技术，目前主要用于腰椎退变和不稳。

7. 镍钛记忆合金弹簧棒椎弓根动力稳定系统（Bio Flex）　Bio Flex 具有可屈曲性和足够的

后路脊柱支撑，可以起到后路韧带结构的功能。作为后路动力稳定系统治疗退变性腰椎疾病。临床表明 PLIF 后 Bio Flex 辅助固定临近发生椎间盘早期病变的节段，将促进融合率，减少邻近节段的退变，并且提供动态的稳定（图 12-45）。

8. 动态固定系统（dynamic stabilization system，DSS）　由椎弓根螺钉连接椎体的钛环组成，目前尚未投入临床应用。该装置的弹性钛环结构限制了屈曲，使运动节段保持合适的前凸并分散应力，缓解了椎间盘负荷，从而使椎间盘在休息位时也能够恰当地减轻负荷（图 12-46）。

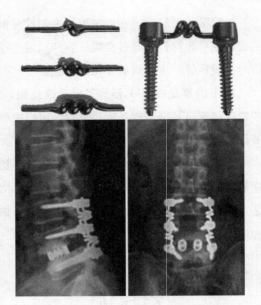

图 12-45　镍钛记忆合金弹簧棒椎弓根动力
稳定系统

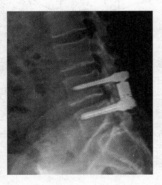
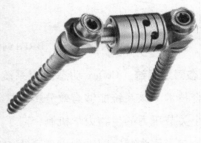

图 12-46　动态固定系统

五、脊柱手术假体

（一）人工椎间盘

在脊柱外科，椎间融合术的应用相当普遍，尤其是颈椎和腰椎的前路减压手术后。由于运动节段的融合导致相邻节段的生物力学特性，所受应力增加且过度活动，最终导致急性不稳定或加速退变，引起相关的临床症状。因此，如何预防椎间融合术引起的邻近节段退行性变也成为重要的课题。

人工椎间盘具有以往所有脊柱内固定融合术所不具有的优点，全椎间盘置换可重建正常的载荷分布，达到消除疼痛、维持节段稳定性和运动性、恢复脊柱生理曲度的目的。人工椎间盘材料首先必须具备良好的生物相容性、无毒性、无致癌性和无过敏反应，椎间盘所承受的是压缩、弯曲和扭转的联合负载，同时产生张应力、压应力、剪切力，它是脊柱功能单位的负载活动中心，因此它的耐磨、耐腐蚀也是一个基本要求。全椎间盘假体应满足以下要求：①足够的耐破坏和抗疲劳强度。②植入节段保持良好的运动性能和生物力学。③保持关节突关节正常功能，保持椎间隙，生物相容性。④植入方便牢靠，假体下沉或松动发生率低；易于翻修，材料的预期寿命长。

　　经过多年的发展，产生多种类型的人工椎间盘，临床上常用的有金属-聚合体类（如Bryan、ProDisc-C）、多孔涂层活动式以及金属-金属类（如 Prestige）。根据生物力学特点，Bryan 属于非限制型假体（超过正常生理活动范围），ProDisc-C、多孔涂层活动式和 Prestige 属于半限制型假体（保证正常生理活动）。

　　1. Bryan 假体　　Bryan 假体由两个钛合金外壳和介于期间的聚亚胺酯的核心部分组成。上下钛合金外壳的骨接触面为纯钛微孔结构，利于术后即刻的稳定，并能通过骨的长入而提供长期的稳定。中间为特殊设计的聚氨基甲酸乙酯护套，可保存磨屑和防止软组织长入，非限制性瞬时可变的旋转轴可以保持颈椎各个方向的运动，假体核中装有生理盐水，可发挥液压减震作用。

　　2. ProDisc 假体　　ProDisc 假体（图 12-47）以球窝关节为设计理念，由一头凸的聚乙烯内核和上下两个钴铬钼合金终板组成，上下终板都有开槽的中央嵴和钛金属涂层，使假体达到即刻稳定并通过骨长入达到长期稳定。ProDisc 假体提供的瞬时旋转中心是固定的，节段的屈伸、侧屈活动受到一定的限制，在颈椎伸屈运动时允许前后 1mm 的微小前后平移，保护小关节得以免受椎间盘负载能力缺失而产生的过度负荷。术中假体放置的要求很高，不允许轻微的错位，位置如偏斜或偏向一侧都会明显导致载荷传递方向偏移，接触面局部应力集中而出现节段失稳。

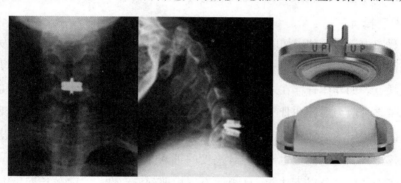

图 12-47　ProDisc 假体

　　该类假体在减少后结构的剪切力方面表现突出。大量研究证实，应用 ProDisc 假体置换可恢复退变节段的间盘高度和神经根管的高度及前、后径，保留腰椎后柱结构的完整性和稳定性。

　　3. 多孔涂层活动式假体　　与 Bryan 假体一样，其是由聚乙烯和塑料结合制成的人工颈椎间盘，超薄钛合金表面有磷酸钙喷涂形成密集内向表面微孔涂层，有与上下终板面积及穹隆形状密切贴合的解剖学外形及成比例的系列尺寸，可根据术中减压后缺损的试模测量结果选择最佳尺寸假体置入。

　　4. Prestige 假体　　经历了改良以后，Prestige 假体前翼高度不断降低，上下椎板轨道式椎体进行嵌入固定，能够即时稳定，带有离子涂层的多孔钛，也可以达到长期稳定；球槽关节设计符合颈椎生理运动，Prestige LP 使用钛和陶瓷复合材料，其 CT 和磁共振成像效果好，耐磨性能优异。

　　（二）人工髓核

　　腰椎间盘的病变（尤其是腰椎间盘突出症）常采用手术方法治疗，传统手术方法是髓核摘除，然而，椎间盘髓核摘除后导致椎间盘结构和生物力学性能的改变，引起许多不利因素，如会导致患者术后椎间隙变窄、腰椎承载力不均、椎体间异常活动增加等，人工髓核（prosthetic disc nucleus，PDN）假体的应用，为该类病症的治疗提供了新的思考方向，患者有可能通过人工髓核植入手术达到完全治愈的目的。目前，国内外对人工髓核置换术仍存在较大争议。

人工髓核假体是一种植入性材料，可通过吸收组织液膨大，替换掉干燥无功能的髓核，保持椎间盘的完整性。作为髓核的替代物，人工髓核假体应具有以下特性：①具有与人体髓核相似或相同的弹性和生物力学特性；②具有良好的生物相容性与耐用性，无毒、不会致畸致癌、不会导致体内产生反应、不能被降解或与机体产生排斥反应；③耐磨、低损耗，能够承载生理负荷和疲劳负荷，顺应性好；④植入操作方便易行，材料大小尺寸要合适。

髓核置换并不直接恢复纤维环、小关节或椎体终板的生物力学功能，而是通过重建正常的力学传导机制来间接恢复他们的功能。目前研究设计的髓核假体主要有 PDN（prosthetic disc nucleus）假体、Neudice 假体、Regain 假体和 Aquarelle 假体等。PDN 是目前研究较多、临床效果较好的假体类型，这种人工髓核假体在植入之前已经成型。主要由 3 部分组成：由聚丙烯腈—聚丙烯酰胺共聚物组成的水凝胶内核，具有延伸性但没有弹性的超高分子聚乙烯纤维外套外层，便于术中 X 射线定位和术后随访的铂铱合金线。预制型人工髓核假体通过脱水缩小体积进入人体，经过水合膨胀恢复假体形状，维持椎间高度。

（三）人工椎体

在脊柱外科，由于脊柱肿瘤切除、创伤等原因引起椎体骨缺损，人工椎体作为一类有效的椎体替代物在临床上得到广泛应用。其材料各异，有异体骨、陶瓷、金属等，但每种材料的人工椎体均有优缺点。如异体骨存在来源有限、免疫排斥反应等，陶瓷类体内易碎和易被疲劳破坏，金属植入带来骨应力屏蔽和骨吸收问题。近年来，随着组织工程学的发展出现了复合型椎体替代材料，既能提供术后即刻稳定性又能与椎体形成永久骨性融合。人工椎体设计类型也从最初的单纯支撑型，发展到能理想恢复椎体高度的可调固定型。

理想的人工椎体应具备以下功能：①既具有术后即刻稳定性，又兼顾长期稳定性，最好能与椎体形成永久骨性融合；②能充分恢复椎体的高度；③植入方便；④材料方面既要有良好的生物相容性，又应有较好的抗疲劳性能，在达到骨性融合前提供安全可靠的稳定性，又不影响MR 检查。随着组织工程学的发展，人工椎体在材料及设计上有待进一步改进。

（四）椎间融合器

椎间融合术是脊柱外科的一项重要技术，主要分为前路椎体间融合术（ALIF）和后路椎体间融合术（PLIF），近年来，新发展的技术颈椎间孔融合术（TLIF）。在临床上，脊柱外科的学者们一直关注的重要问题是如何提高融合率、防止假关节形成。为此，研制了多种内固定装置应用于临床，其中椎体间融合器已被临床广泛接受，这对提高椎体间融合术的成功率方面发挥重要的作用。椎体间融合器（图 12-48）有三方面的作用：

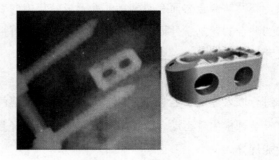

图 12-48　椎间融合器

①稳定椎体间关节；②增加或维持椎间隙的高度；③植骨材料的载体。

椎间融合器基于 Bagby 提出的"撑开-压缩"原理，即椎间融合器置入后的撑开力使椎间盘纤维环和前后韧带处于张力状态，而自身重力及椎旁肌肉则处于动态收缩状态，两种作用力相反，使椎间融合器达到稳定状态。对椎间隙狭窄患者，椎间融合器可发挥牵张性加压作用，通过恢复椎间隙高度来恢复脊柱前柱、中柱的应力及稳定性，扩大椎间孔，缓解神经根受压，增加椎管前后径。减轻原有的椎管内占位。

经过多年的研制，椎体间融合器有了很大的改进。形状由带螺纹的中空圆柱体状发展为立方形、长方形等。为适应椎间隙解剖形态，带有弧度的肾形椎间融合器近期已应用于临床，其滑动概率更小。

在材料方面，最早的融合器材料由不锈钢制成，以后被惰性材料钛合金代替，目前，可降解、可吸收生物材料，异体皮质骨材料融合器也已出现。椎间融合器中植骨已从最初的自体松质骨发展至异体骨、骨替代材料等。

（五）经皮椎体成形术

随着社会老龄化，骨质疏松症患者占人口比例越来越高，由于骨强度的降低极易发生骨折，脊柱椎体骨折是骨质疏松性骨折的高发部位。一旦发生椎体骨折，病人出现顽固性的腰背疼痛，椎体骨折常常难以愈合而致椎体高度进行性丢失，脊柱出现后凸畸形，从而影响脊柱的生物力学，更进一步导致骨折的再发生，包括原发骨折椎体和其他椎体。自 20 世纪 80 年代以来，人们采用经皮椎体成形术（图 12-49）治疗骨质疏松性椎体压缩骨折，取得了良好的临床疗效，逐渐成为骨质疏松性椎体压缩骨折的主要治疗方法。该手术的主要操作方法：在影像设备导视下，将注射针经皮、椎弓根插入椎体，向椎体内注入骨水泥而对骨折塌陷的椎体内成形加固。椎体成形术治疗机制尚不清楚，多数的观点认为：①骨水泥的聚合反应的热效应，可使椎体内部及椎体周围的末梢神经对疼痛的敏感性降低；②骨水泥注入椎体后能够加固椎体结构，恢复（或增高）骨折塌陷的椎体高度，恢复椎体的强度和刚度；③矫正脊柱后凸畸形，改善脊柱的生物力学结构。另外，骨水泥单体的生物细胞毒性作用也杀伤末梢神经细胞，减轻疼痛的敏感性。

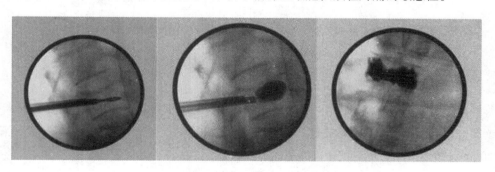

图 12-49　经皮椎体成形术示意图

椎体成形术虽然已在骨科临床中应用近 30 年，注射的充填材料仍在不断的研制中。

1. 聚甲基丙烯酸甲酯（PMMA）骨水泥　PMMA 是目前最常用的充填材料，其具有可塑形强、强度大等生物力学特性，能迅速地稳定病变椎体、缓解症状。但存在明显不足之处，①PMMA 在聚合时会释放热量，损伤邻近组织，包括脊髓和神经根。②PMMA 较高的刚度和强度，成形椎体和相邻非成形椎体的强度、弹性模量不同，导致力学上的应力遮挡，可能造成继发性脊柱不稳而引起疼痛。③PMMA 的外泄造成局部压迫；由于 PMMA 单体可以被吸收，故可能在注射过程中造成血压下降、脂肪栓塞等并发症。④PMMA 不能降解和替代，长时间后是否会在骨与骨水泥之间界面的松动重新导致机械不稳，尚不得而知。

三维有限元力学分析表明 PMMA 在稳定椎体、恢复强度和刚度的同时，可能使其后部结构及相邻腰椎出现应力集中现象。

因此，研究者正在努力寻找替代品来弥补或改善 PMMA 骨水泥的不足和提高修复材料的生物相容性。包括在 PMMA 的基质中加入一些人体骨粒或具有活性成分的羟磷灰石类物质，以及开发生物活性骨水泥等一类研究。

2. 磷酸钙骨水泥（calcium phosphate cement，CPC） 磷酸钙系列材料的化学成分与人体骨组织的主要成分极为相似，生物相容性良好，是基础材料之一，其中具有代表性的是羟基磷灰石（HA）和磷酸钙生物活性骨水泥（CPC）。

CPC 具有可注射性和很好的椎体成形能力，还具有组织相容性和可生物降解性。因此在临床应用中不会产生严重的炎症反应和异体细胞反应，磷酸钙最终会被吸收，并在骨重建过程中被正常骨取代。

CPC 的生物学特性可以总结为：①相似性（similarity，与骨的化学组成相似）；②可吸收性（能随着时间逐渐吸收，并被宿主骨所替代）；③生物活性（bioactivity，可以在骨的表面形成 CPC 与周围的松质骨形成紧密、直接及突起样结合）；④可促进细胞的功能和表达；⑤骨传导作用（osteoconductivity，能提供新骨形成的支架或模板）。另外也有人认为 CPC 对蛋白具有很强的亲和性，并有合适的三维立体几何构形，可结合和聚集循环系统中的内源性的骨形态发生蛋白，是生物活性肽、骨生长因子、骨髓间充质干细胞（MSCs）以及骨细胞的理想载体，从而具有骨诱导性（osteoinductivity）。

磷酸钙骨水泥性能的优点在于生物相容性好、可塑性好、与成骨活性相协调的降解活性，而缺点在于强度低、力学性能较差，无法满足实际应用的要求。目前，材料学研究者正在研发各种 CPC 基复合材料，即将两种或两种以上具有互补特性的生物材料按一定的比例和方式组合，构造出新型 CPC 复合材料，使材料的力学性能得到一定的提高。

第五节　矫　形　器

矫形器是用于改变神经、肌肉和骨骼系统的机能特性或结构的体外使用装置。矫形器过去名称繁多，如支具、夹板、矫形装置、矫形器械、支持物等，国内也有称为支架、辅助器等。直到 20 世纪 70 年代后，国际上才逐渐统称为矫形器。

一、矫形器的作用

矫形器应用于人体躯干、四肢和其他部位，通过力的作用以预防、矫正畸形，治疗骨折和关节、肌肉、神经、血管等由于各种原因所造成的疾患，并能起到直接代偿它们功能的作用。

矫形器应用对象很广泛，如脑性瘫痪后遗症畸形、小儿麻痹后遗症、截瘫、骨与关节结核、骨折、关节脱位、关节炎、椎间盘突出症、脊柱侧弯、颈肩腰腿痛和肢体畸形都可通过使用矫形器，达到一定程度的康复。特别是对神经、肌肉、骨骼等运动损伤的治疗，对伤残人士的康复医疗和职业康复，并对其回归社会，矫形器装备不仅十分必要，还有很高的实用价值。

二、矫形器的分类

在 20 世纪六七十年代，按照医师、治疗师、工程技术人员一起研究的结果，将与矫形器具体有关的人体各关节名称（英文）的第一个字母连在一起，最后再取上矫形器（orthosis）的第一个字母 O，从而构成矫形器的名称（表 12-5）。这一命名方式已在世界上推广普及。

表 12-5　人体各关节矫形器的分类

上肢矫形器	下肢矫形器	脊柱矫形器
手指矫形器（FO）	足矫形器（FO）	骶髂矫形器（SIO）
手矫形器（HO）	踝足矫形器（AFO）	腰骶椎矫形器（LSO）
腕矫形器（WHO）	膝矫形器（KO）	胸腰骶椎矫形器（TLSO）
肘矫形器（EO）	膝踝足矫形器（KAFO）	颈椎矫形器（CO）
肘腕矫形器（EWHO）	髋矫形器（HO）	颈胸椎矫形器（CTO）
肩矫形器（SO）	髋膝矫形器（HKO）	颈胸腰骶椎矫形器（CTLSO）
肩肘矫形器（SEO）	髋膝踝足矫形器（HKAFO）	
肩肘腕手矫形器（SEWHO）		

三、矫形器的三点压力系统原理

在矫形器中，无论是固定或是矫正，都广泛采用了三点压力原理。所谓"三点压力原理"就是三点压力系统的力作用原理。它是指处于同一平面但不在同一直线的三点受力，其中一点的受力方向在与另外两点受力方向相反的情况下，根据作用力与反作用力、力的分解定律以及杠杆平衡等原理，三点力的相互作用而产生固定和矫正作用（图 12-50）。

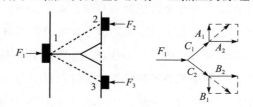

图 12-50　三点压力系统

四、生物力学原理在矫形器中的应用

1. 生物力学原理在上肢矫形器中的应用

（1）杠杆的应用　一般佩戴矫形器的患者都希望使用尽量不束缚身体的短矫形器，但从力学角度来看，要使矫形器发挥较好的效果，必须要有足够长度的力臂。以手背伸矫形器为例，可将其视为第一类杠杆——平衡杠杆，（图 12-51）中 F 为动力，R 为阻力，加在前臂支撑部的力 F 与前臂支撑部的长度 L 成反比。设 $L_1 = a$，$L_2 = 2a$，$L_3 = 3a$，则 $F_1 = R$，$F_2 = \dfrac{R}{2}$，$F_3 = \dfrac{R}{3}$。这说明在同样

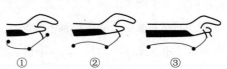

图 12-51　杠杆原理在手背伸矫形

大小的作用力下，支撑部的长度越长其矫正作用就越有效。考虑到实际需要，一般取前臂支撑部的长度为前臂长的 2/3 左右比较适宜。

（2）支杠的牵引方向与位置　在动态上肢矫形器中，为了辅助指间关节或腕关节的屈曲或伸展，常采用在从前臂支撑部延伸出来的支杠上用橡皮筋或弹簧牵引各关节的方法。为了保证牵引效果，我们可依据以下杠杆原理：①前臂支撑部应有足够的长度；②牵引力方向须与矫正对象

骨的长轴相垂直；③指套安装在矫正对象关节的末端；④牵引力不可过大，避免造成皮肤压迫性损伤。因此，要注意检查手指前端颜色的变化及患者疼痛程度，牵引力过强时可放松弹簧或橡皮筋。

2. 生物力学原理在下肢矫形器中的应用

（1）**按照下肢重力线要求正确对线**　人体下肢的重力线，在矢状面，上端位于髂前上棘，通过髌骨中央，下端至足拇趾与第二趾之间。在额状面，上端自髋关节横轴后方，通过膝关节横轴前方，至踝关节横轴前方。

当下肢发生病变时，由于正常肌肉拮抗平衡失调，可造成关节的变形，如膝关节的内翻、外翻、屈曲或过伸等畸形，使正常的重力线在病变肢体上产生了变位。为了保持患者的正常体位，保证下肢的稳定支撑和正常的行走步态，下肢矫形器的设计应保证正确的对线关系，以使其与人体下肢的重力线相符合。

（2）**正确选择矫正力的作用点**　按照三点压力系统原理，充分考虑作用力与反作用力的相互作用，只有正确选择矫正力的作用点（即压垫的位置），才能使变形的肢体尽可能地恢复到正常位置。例如，当膝关节内（外）翻畸形时，矫形器的矫正力应施加于内（外）踝下部、膝部外（内）侧、大腿上部内（外）侧三个位置；当膝关节屈曲畸形时，矫形器的矫正力应施加于踝关节后上方、髌骨上缘和大腿后侧上方的位置；当膝关节过伸（反屈）时，矫正力应施加于踝关节前上方、腘窝下方和大腿前上方的位置。

（3）**铰链转动中心位置的确定**　关于下肢矫形器关节铰链转动中心的位置设置，一方面是保证患者在坐卧位时关节能正常地屈伸，另一方面是保证站立和行走时关节的稳定性和正常的步态。若膝关节铰链的轴心位置设置不当，不但会影响患者膝关节正常的屈伸活动，还会使矫形器的某些部件（如压垫、半月箍）在膝的屈伸动作中压痛肢体或因滑动而摩擦皮肤。若髋关节和踝关节铰链轴心的位置设置不当，也同样会引起肢体相应生理位置的不适，并妨碍关节的屈伸活动。因此，矫形器铰链转动中心的位置设置很重要，应与人体下肢的生理关节轴保持一致。通常，下肢矫形器个关节轴心的位置选择如下：①髋关节轴心位于股骨大转子最突出点上方 2cm 处，略偏向前，与股骨头中心保持水平；②膝关节轴心位于股骨内上髁最突出点水平高度，位于股骨前后径的 1/2 和后 1/3 的中点间（或自中心向后偏移 2.5cm）；③踝关节轴心位于人体胫骨内踝下缘水平处。

（4）**支条式半月箍的安装位置**　半月箍的作用是固定支条、提高矫形器的强度，特殊情况还起到矫正作用。各个半月箍的安装位置，对矫形器的功能发挥有着重要作用，如果位置不当，不但影响正常生理关节的活动范围，而且穿戴矫形器后还会影响行走功能。通常，各箍的位置设置如下：①膝下箍位于腓骨小头下 2.5cm 处，膝上箍位于腘窝上方，一般以膝铰链轴为中心维持上下两箍等距（图 12-52）；②髋下箍斜置于会阴和大转子下 2~2.5cm 处（图 12-53）；③腰髋箍又称骨盆带、髂箍等，主要起悬吊和固定作用。它的位置一般位于骨盆髂肌上缘的水平位，其健侧可略高。考虑到人体生理特点，当人体站直时骨盆向前倾，因此，安装腰髋箍时，其后侧要略高于前侧，以保持与骨盆相应的前倾角。

3. 生物力学原理在脊柱矫形器中的应用

脊柱矫形器的作用主要是控制脊柱运动、牵引、矫正畸形和改变脊柱的对线关系。在脊柱矫形器的设计中主要采用机械牵引和三点压力系统原理，其矫正方法主要包括纵向牵引、局部压迫、三点扭转及平行移动等。

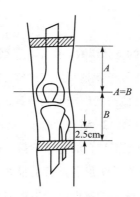

图 12-52　膝下箍与膝上箍的位置

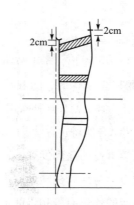

图 12-53　腰髂箍的安装位置

（1）利用三点压力系统进行弯曲的矫正　在脊柱侧凸矫形器中，在额状面上利用三点压力进行侧弯的矫正是一种有效的方法（图 12-54）。

（2）压垫的抗扭转作用　脊柱侧凸时常伴有脊柱的扭转，为此，在侧凸矫形器中可利用压垫来减少水平面上的扭转。F_1 为胸廓后侧方压垫的压力，F_2 为矫形器的侧面支撑部分的反作用力，二者的相互作用产生一个扭转力矩 M，此力矩正是矫正扭转的转矩。需要注意的是，F_1 的作用也同时产生一个向前的力 F_3，故 F_1 不可过大，以免发生胸椎前凸（图 12-55）。

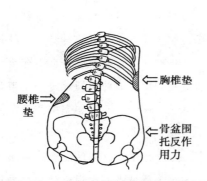

图 12-54　三点压力在脊柱矫形器中的应用

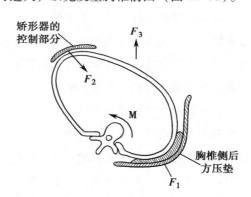

图 12-55　压垫的抗扭转作用

（3）提高腹压，以增加对躯干的支持力　提高腹内压力是指通过来自躯干前、后方和两侧的外部压力使腹腔内的压力增加，这样便可减少脊柱伸肌的负担及胸椎和腰椎上方的垂直负荷，如软性围腰、塑料脊柱矫形器的腹部压迫及采用各种腹托等，这些都是将提高腹压作为支撑躯干的主要手段。

（4）纵向牵引力的矫正作用　前面已对三点压力的杠杆作用，以及侧向施压矫正脊柱弯曲的原理作了介绍，下面再对纵向牵引力对矫正脊柱弯曲的原理做一分析。

在图 12-56 中，当在纵向施加力 F 时，其产生的矫正转矩：

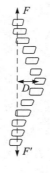

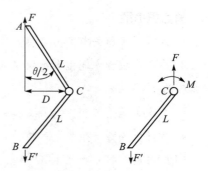

图 12-56　纵向牵引力的矫正原理

$$M = F \cdot D = \frac{FL\sin\theta}{2} \qquad (12-1)$$

从式（12-1）中可看出，矫正转矩 M 是弯曲角度 θ 的正弦函数。由正弦函数得知，$\sin 0° = 0$，$\sin 90° = 1$，当 θ 角在 $0° \sim 90°$ 时，随着 θ 角的增大，其矫正效果就越明显。这与三点受压的侧向力矫正效果截然相反，但二者有互补作用。所以，对于脊柱侧凸角度较大的患者，往往采用纵向牵引力与侧向施压相结合的矫正方法，如密尔沃基矫形器（图 12-56）。

随着康复医学事业的蓬勃发展，矫形器学作为一门医工结合的边缘学科也得到了广泛的扩展，尤其是生物力学与计算机辅助技术的结合使用，更使得矫形器学有了很大的突破。矫形器对残疾者运动功能的代偿有着相当大的影响，随着康复医学的发展以及生物力学的应用，矫形器用于残疾者的前景将更加广阔。

小结

骨科的发展与材料的发展密切相关，从夹板，石膏到钢板髓内钉，从切开复位内固定到关节置换以及关节镜治疗，这不但反映了骨科治疗理念的发展，与骨科材料发展的联系更为紧密。长久以来，骨折的治疗以复位固定为原则，关节疾病的治疗强调稳定，力线，关节功能，而脊柱疾病则主要以稳定，减压为主。无论骨科材料如何发展，治疗理念及原则并无本质的变化，可以说，骨科材料的发展在某种程度上代表了骨科的发展。骨科材料的发展主要集中于材料本身性质及空间构型两个方面，而这两者与生物力学密切相关。对于钛合金，不锈钢等不可吸收材料，与生物体本身可以发生不同程度的电离反应，而人工骨等可吸收材料与人体反应可以导致力学性质的变化，这与力学生物学也密切相关。材料空间构型的变化可以引起力学性质巨大的差异，如同种材料下髓内与髓外固定的力学差别导致固定效能的不同就是一个典型的例子。材料的发展是一个逐步优化和完善的过程，目前没有任何一种材料能够完美的满足人体的生物学环境及力学环境。骨科材料的表面改性是（表面改性就是指在保持材料或制品原性能的前提下，赋予其表面新的性能，如亲水性、生物相容性、抗静电性能、染色性能等）未来研究的热点，需要不断探索新的表面改性方法和材料，在骨科植入器械表面合理设计梯度功能图层以及仿生涂层是极具潜力的发展方向。骨科植入的复合材料是未来开发和应用的趋势，复合材料的应用性能优于单组分材料，可以适应更加复杂的骨科疾病。同时，随着计算生物力学的发展，3D 打印技术可以使生物力学实验在一种理想状态下进行，有利于器械构型的改进，提高生物力学的性能。

复习思考题

1. 依据人工髋关节的力学特点，试述人工髋关节的设计、生物材料的选择及临床应用。

2. 分析比较骨水泥型和生物型人工髋关节假体的力学特点，各有何优缺点，在临床应用中如何选择？

3. 与人工髋关节相比，人工膝关节有何力学特点？

4. 骨纤维异样增殖症几种植骨方式的生物力学课堂讨论：

（1）病例介绍：女性，32 岁。主诉右髋不适、隐痛，局部肿胀，X 线表现为股骨上端"牧羊人手杖"畸形，受累骨膨胀，皮质变薄，髓腔变大，呈磨砂玻璃样改变，无骨膜反应。

（2）手术治疗方法采用刮除植骨治疗，植骨方式有自体骨，异体骨，以及人工合成骨等。

（3）讨论组织：①全班同学按照上述三种植骨方式分成3组，每组一个植骨方式，通过查找文献、总结临床病例做成幻灯待课堂讨论用、形成书面论文格式留待课后作业用。②时间控制在90分钟，每组派1位同学代表发言，时间8分钟，其他同学参加补充和讨论，解答班上同学提问、讨论5分钟，讨论时组内同学可补充。余下时间老师主持、点评和总结等。

（4）讨论内容：①主要从生物力学方面讨论你组为什么选择这种植骨方式，生物力学包括生物学和力学两方面内容，如从股骨上端的解剖特点，植骨愈合的生物学问题，生物力学优势和不足等方面展开讨论。②若患者合并病理性骨折，可以辅助哪些生物材料内固定，采用理由？

第十三章 康复和运动的生物力学

康复和运动生物力学是根据人体的解剖、生理特点和力学性质，用力学原理和方法探讨人体机械运动的规律，研究合理的运动动作技术，分析各种疾病造成的运动功能障碍，以及运动损伤的原因、机理，为制订合理的治疗及康复方案提供依据，是研究人体在运动损伤和疾病预防、治疗、康复过程中运动规律的科学。

随着运动医学和康复医学事业的发展，其研究水平不断提高，加速了康复和运动生物力学学科的发展，使其成为生物力学的一个新兴分支学科。康复和运动生物力学在骨伤科的作用愈来愈重要，本章介绍其与中医骨伤科相关的部分生物力学。

第一节 推拿手法

推拿按摩手法是外力在患者体表的特定部位上做功，以恢复机体正常的生物力学平衡。手法本身包含着生物力学原理的广泛应用。

一、推拿手法的生物力学研究方法和内容

手法的生物力学研究内容包括手法的形态学特征研究、手法作用的效应机理研究和手法应用规律研究。手法的应用规律研究是将手法在临床治疗中的确切作用和地位进行再评价。

（一）手法的形态学特征

主要是形象直观、定量定性地描述手法的操作过程，以建立可重复的规范化的手法操作模式，是最基本的研究方法。如推拿手法测力分析仪，可形象直观地显示手法合力作用点的几何运动轨迹和三分力曲线，以鉴别手法动作的正确与否。通过微积分处理，还可对分力、合力进行频域和时域的定量分析。

（二）手法的力学效应机理

揭示手法作用力引起的应力应变规律，目前多集中在脊柱推拿手法方面。脊柱推拿手法的生物力学研究历史相对短暂，规模有限。我国的脊柱推拿手法的基础研究已经起步，但研究内容稀少零乱，与临床发展极不相称。

目前研究多数是将压力传感器置于患者与推拿手之间，测量推拿力的大小、作用时间和最大作用力，以此比较不同推拿师手法的异同。进一步的研究有对脊柱手法作用力的生物力学参数和几种腰骶部手法进行比较。离体尸体材料的生物力学测试也被采用，这种研究可以精确地测量作用力、轴向载荷和位移，并对特定解剖节段进行力学测量。虽然活体测试显得更重要些，但活体实验易受不可控因素的影响。近年来，一些用于活体实验的检测技术也得到了发

展,如应用数字录像扫描技术测量脊柱运动及反复载荷对腰椎刚度的影响等。在活体上,应用侵入或非侵入性技术对腰椎椎间关节的力学性质进行研究。

应用压力和位移传感器等定量测试软组织刚度和软组织顺应性的研究装置已作为诊断和临床疗效评价的有效手段。一些具有商业价值的脊柱推拿辅助工具和设备也相继得到开发应用。最新颖的研究是推拿手法与关节功能的计算机数学模型,它能清楚地重复实验内容。优点是能在正常和病理状态下对治疗前后肌肉骨骼系统的功能状态进行定量、非侵入性的生物力学评价。但对其可信度,有待于临床验证。

对于生物力学实验动物模型的研究,由于检测系统的灵敏度有限,对实验数据的采集和处理仍存在一些有待解决的技术难点。

二、推拿手法的生物力学作用机制

（一） 常用推拿手法

1. 滚动类手法 滚动类手法作用力大,因为整个手臂几乎成一直线,又几乎是竖直地对患者施加力的作用,而且这个力与竖直方向的夹角 θ 很小,根据力的正交分解法,在竖直方向上的分力 $F_1 = F \cdot \cos\theta$。那么,当 F 一定时,要增大 F_1,就要减小 θ 角,即减小手臂的倾斜程度,使手臂尽量靠近自己的身体,如要增大向前滚动的推力 F_2,则可增大 θ 角,使手臂远离身体。

2. 振动类手法 振法类手法的频率较快,每分钟可达 $350 \sim 450$ 次,作用力也较大,患处在这样的力的作用下作快速受迫振动,其振幅随作用力的增大而增大,并向患者机体深处传递,从而形成波。又因为振动或波的能量随着频率 V 和振幅 A 的增大而增大,所以此时有较大的能量向机体深处传导,以转化为机体的内能。振法是一种压强刺激和波的传递相结合的治疗方法,因而掌握动作频率的大小至关重要。

3. 放松按摩类手法 这类手法主要用于治疗肌肉痉挛、肌筋膜粘连和肌肉弹性障碍。此手法是以一系列高速、低频的刺激手法直接作用于肌肉僵硬的部位使之得到松解。这种脉冲按摩手法对紧张的组织结构没有什么作用,但对粘连松解有效,它是使肌肉受到刺激而不是处于一种静止状态。

4. 横向摩擦或弹拨类手法 这种推拿手法主要是松解肌肉和韧带组织的纤维化组织。按摩或弹拨时应与肌纤维走行方向垂直进行摩擦。横向摩擦法可以改善未成熟胶原纤维的走行,有利于损伤软组织的康复。推拿手法可以激活机械感受器,机械感受器的传入信号进入脊髓后角内可以抑制伤害性感觉的传入,因而可以减轻病变部位的疼痛感觉。横向摩擦法对肌腹、肌肉与肌腱联合处、韧带和肌腱骨膜处的纤维粘连具有治疗作用。

5. 牵拉类手法 牵拉手法主要是通过牵拉特殊的肌肉影响不同肌肉感受器的功能而发挥其治疗作用的。骨骼肌内部有两种本体感受器,即肌梭和 Golgi 腱器。肌梭受到牵拉兴奋时,可引起主动肌和协同肌反射性收缩,同时反射性地抑制拮抗肌的收缩。牵拉肌肉时,肌肉内各肌梭间的兴奋变化具有同步性,其反射性引起的肌肉收缩是强烈的多纤维的同时收缩,称为动力性反射;而缓慢牵拉所引发的慢性收缩称为静力性反射。Golgi 腱器参与抑制性反射,兴奋时引起主动肌松弛,但其兴奋性较慢。Golgi 腱器和肌梭之间具有相互拮抗的作用,以保持肌肉的稳定性。快速牵拉手法有一定疗效,但存在潜在性危险,它容易使肌梭的牵张反射出现疲劳,引起神经的兴奋性持续增高,导致肌肉或肌腱损伤。如果继续牵拉使得 Golgi 腱器也出现疲劳，则可造成更严重的损伤，可能会造成肌肉附着点处的撕裂。静态持续性牵引与快速牵拉相比较为安全，缓慢地持续牵引15~20秒足以克服动力性的牵张反射。对肌梭的影响较小，引发的是静态性反射收缩。总之，推拿手法对机体组织结构的恢复以及组织的生物力学性质的恢复都有良好的促进作用。但伤后过早推拿也可损伤肉芽组织中的新生血管而加重组织损害，导致大量疤痕形成和粘连。

（二）脊柱推拿手法

1. 脊柱推拿手法可能的作用机制　脊柱推拿手法大多为短促有力的推扳力手法，作用在患椎的横突或棘突上，目的是松动或扳动脊椎关节，是脊柱关节在解剖运动范围内的被动运动。关节被动运动时，常可闻及"咔嗒"等声响。脊柱推拿手法可能的作用机制有以下几个方面：①解除滑膜嵌顿；②缓解肌肉痉挛；③松解粘连组织；④纠正关节错位。

2. 脊柱推拿手法作用机制的生物力学分析

（1）对"半脱位"概念的认识　目前对半脱位的描述多来自理论的推测。"固定假说"认为脊柱运动单位的活动度减少，属于脊椎关节半脱位范畴。对固定假说的研究不多，因此需要进一步研究以明确脊柱推拿手法对体位、骨骼肌、肌梭以及脊髓运动神经元兴奋性的影响。

（2）对扳机点疗法的认识　扳机点是指局部代谢产物、钙离子和水聚集在肌腹的神经-肌肉接头处引发的牵涉痛或放射痛，触诊时可触及条索状肌束上有局限性的深部压痛点，引发患者躲闪是最有效的诊断方法。各种创伤或异常应力会导致肌筋膜扳机点出现。对扳机点采用大力地、持续地指压可以降低扳机点的兴奋性。此手法的治疗机制是缓解肌肉痉挛、恢复肌肉的牵拉功能。如果患者常常处于躯体姿势不当，使不平衡的异常作用力持续地作用于肌肉，将导致某些肌肉群过度兴奋，这是扳机点形成和顽固不治的根本原因。Travel研究了锻炼和牵拉对扳机点的疗效，认为对有活动性扳机点的患者来讲，锻炼可能是禁忌证，而被动的牵拉可能有一定的治疗作用。相反，对潜在性扳机点而言，锻炼则非常有益。正确认识扳机点将有助于医生帮助患者制定合理的锻炼方案。

第二节　功能锻炼的生物力学

骨折愈合是一个高度复杂的再生过程，所需的适宜环境受多种因素的影响，应力是其主要影响因素之一。如果这些因素受到干扰，愈合就会延迟或中断。目前骨折愈合过程已将整复、固定和功能锻炼密切结合为一个完整过程。功能锻炼的最终目的是恢复肢体正常的功能，是骨折治疗的重要手段。功能锻炼可提供给骨折端有利于骨折愈合的应力；不正确的功能锻炼又会在骨折端产生剪切、扭转等不良应力，阻碍骨折愈合。因此，骨折功能锻炼的生物力学研究对骨折的治疗具有重要意义。

一、功能锻炼的作用

1. 促进肿胀消退　伤后局部肿胀，是外伤性炎症的反应，由于组织出血，体液渗出，加以疼痛反射造成的肌肉痉挛，唧筒作用消失、局部静脉及淋巴管淤滞、回流障碍所形成。同时，因疼痛反射引起的交感性动脉痉挛而致损伤局部缺血，也更加重了局部的疼痛。这一恶性循环通过局部固定，局部封闭后可以因疼痛减轻而缓解，但对损伤较严重的患者则在短时间内难以收效。如能在局部复位及固定的基础上，逐步进行适量的肌肉收缩，恢复其唧筒作用，当有助于血液循环，促使肿胀的消退。

2. 减少肌肉萎缩的程度　因骨折而产生的肢体废用必然会导致肌肉萎缩，即使做最大的努力进行功能锻炼，也不可避免。但在程度上却会有很大差别。此外，还可以使大脑始终保持对有关肌肉的支配，而无需在固定解除后重新建立这种联系。

3. 防止关节粘连僵硬　关节发生粘连乃至僵硬的原因是多方面的，但其最重要的原因则是肌肉不活动。长时间不恰当的固定可以造成关节僵硬，而未经固定但长期不运动的关节也会产生同样的后果。固定主要是限制关节的活动，由于肌肉不运动，静脉和淋巴淤滞，循环缓慢，组织水肿，渗出的浆液纤维蛋白在关节囊皱襞和滑膜反折处以及肌肉间形成粘连。这种水肿既可以在骨折邻近部位的关节发生，也可以在骨折以远部位发生，例如前臂双骨折时的手部肿胀、小腿骨折时的足部肿胀等。这些部位的水肿是损伤后反应性的水肿或肢体体位造成的坠积性水肿，也有些则是因局部固定物压迫而引起的水肿。因此，如果不进行肌肉运动，即使是未包括在固定范围内的手和足，也同样会出现僵硬。有些肘关节、前臂或腕部骨折的患者，尤其是老年患者，由于长时间不做肩关节活动，而在原骨折部位完全治愈后，遗留下肩关节的功能障碍，这种实例并非少见。如果从治疗之初即十分重视功能锻炼，既包括未固定关节的充分的自主活动，也包括固定范围内肌肉的等长收缩，关节的粘连和僵硬是可以避免的。

关节本身的损伤除去上述原因可造成粘连外，由于关节囊、滑膜、韧带的损伤修复，形成瘢痕也可以影响到关节正常功能的恢复。因此，既要避免关节的反复水肿渗出，也要使损伤的关节囊、滑膜、韧带等组织尽可能在接近正常的位置上愈合，以防止瘢痕过大。早期的制动有利于达到上述两种目的，尤其是绝对禁忌暴力牵拉。但同时也必须积极地进行未固定关节的功能锻炼，和涉及固定关节的肌肉的等长收缩。一旦有关的软组织愈合后（2~3周），立即开始固定关节的功能锻炼。

经过骨折部位的肌肉与骨折部形成粘连，以及肌肉本身损伤后瘢痕化，是另一种造成所属关节功能障碍的原因。为了防其发生，除在复位上应严格要求外，积极地肌肉自主收缩更为重要。关节僵硬在非功能范围，则成为后遗畸形，如肩内收、足下垂、爪形趾等。

4. 促使骨折愈合过程的正常发展　功能锻炼既可以促进局部的血液循环，使新生血管得以较快的成长，又可以通过肌肉收缩作用，借助外固定以保持骨折端的良好接触，并使骨折端产生纵向挤压，以及稳定骨折复位后的位置，保护新生的血管和细胞。在骨折愈合后期，骨痂还需要经过一个强固和改造的过程，使骨痂的组成和排列完全符合生理功能的需要，这一过程也只有通过功能运动和使用才能完成。对关节内骨折，通过早期有保护的关节运动，也可以使关节面塑形。

二、功能锻炼对骨折愈合力学环境的影响

（一）影响骨折愈合的生物力学因素

力学环境影响骨折修复的重要性日益受到重视。如果血运正常，骨折的愈合主要取决于与稳定性有关的力学条件，如骨折的固定。另外体重、部分承重、骨折部位的轻微活动及骨折周围肌肉的运动或收缩产生的压缩性轴向载荷都可刺激应力的产生，增加应变。骨细胞具有感受力学信号的功能，机械性刺激促进细胞分化也依赖于应变的大小和细胞类型。周期性机械性应

力可刺激转化生长因子和血管内皮生长因子的生成，且有剂量依赖性。研究发现，骨折部位微小的轴向活动可显著缩短骨折愈合时间，并减少再骨折的发生率。

（二） 功能锻炼对骨折愈合力学环境的影响

功能锻炼可以为骨折端提供应力，改变骨折的力学环境。大量证据证实，骨折端的愈合速度和质量与应力环境有密切关系，骨折端适中的应力刺激能促进骨折愈合。活体骨一旦遭到破坏，在生物体内有自行修复的能力。骨折端修复过程所需时间与断面所受应力水平有关。我们把可加快骨折端愈合速度、很高愈合质量的断面应力称为生理应力。生理应力值是个区间，且应存在最优值。生理应力分为恒定的和间断性的。恒定生理应力是由固定器械给予骨折端的应力，它可增加断面间的摩擦力，增强固定稳定性，缩小新生骨细胞的爬行距离；动物实验显示，恒定生理应力不宜过大，过大往往会引起骨折端的骨质吸收，对骨折愈合不利。而间断性生理应力一般并非周期性的，它可促进局部血液循环，激发骨折端新生骨细胞的增长，其主要来自肢体负重、肌肉的内在动力、日常功能活动锻炼所提供的力学环境。一般所谓生理应力系指两者叠加。

在不同治疗阶段，生理应力概念也有差别，临床初期，主要表现为断面法向压应力；临床中、后期拉应力、压应力和剪切应力对骨折端的修复和改造都会产生有益作用，这是骨的功能适应性所需要的。

三、功能锻炼在骨折愈合中的介入时机

骨组织对应力刺激具有良好的适应性，骨折愈合的生物力学指导原则来自 Wolff 定律即骨改建符合最优化设计原则，同时符合骨的功能性适应理论。

在骨折愈合中，各种动物的骨折愈合大致经过三个时期：即急性炎症期、修复期和改建期。不同时期功能锻炼的选择应有所不同。血肿机化期患肢疼痛肿胀，骨折端不稳定，断端易发生移位，此期功能锻炼以患肢肌主动收缩活动为主。研究显示，振动促进骨愈合适用于骨折早期，有间歇的细微活动可以刺激骨愈合而又不使发生移位。临床研究表明，一般 5 周内予以振动，效果明显。原始骨痂形成期肢体肿胀消退，骨折断端已纤维连接，肌肉有力，骨折部日趋稳定，肌肉的收缩对血液循环起着泵的作用，血液循环不仅回收骨折局部的代谢产物，也输送来成骨需要的物质。骨痂改造塑形期功能锻炼的指标更广。

实验研究观察运动幅度对骨折愈合的影响发现，微动对骨折端的局部血流量有明显的促进作用，促进骨折愈合，表现在微动实验动物的骨痂弯曲刚度、扭转刚度、扭转强度显著高于固定组。

四、适宜的功能锻炼促进骨折愈合的研究

（一） 压应力促进骨生长的压电学说和显微损伤学说

功能锻炼能对骨折断端产生恒定或间断的压应力，压应力对骨生长促进作用的生物力学机制尚未完全阐明，比较有影响的理论有骨生物电理论和骨显微裂纹理论：给骨施加一压力载荷，骨内电荷将重新分布，受压应力作用骨折端呈阴极电荷分布，实验证明，负电荷能促进骨细胞和成骨母细胞的增殖。另外在反复应力作用下骨作为载荷材料会出现显微骨折，这种应力来自肌肉的牵拉和负重，现已明确，显微损伤通过靶向骨改建进行修复，显微损伤引起的骨细胞凋亡对诱发靶向骨改建起关键作用，能刺激骨的细胞活性，以修复骨的损伤。由于应力的不

断刺激和骨的显微骨折诱导，能激发和促进骨的修复潜能，骨折愈合速度加快。

研究发现，骨折愈合的早期，纵向压应力可促进成骨细胞和成纤维细胞分化成骨，有利于骨折愈合，而剪切和扭转载荷产生的剪切应力对骨折愈合不利，但在愈合中后期，各种应力的介入对骨痂都有改建作用，均可促进骨质沉淀并使骨矿物化，骨折端持续的压应力能促进成骨细胞的分化，进而促进骨折愈合。

有关临床试验表明：不同程度的应力刺激对骨修复诱导的作用不同，正常的骨组织对应力作用具有较强的敏感性，30~300Hz 的刺激，可引起骨质疏松，骨质增生。然而，低频率载荷如 0.5~1Hz，不仅可以促进新骨形成，防止骨质疏松，而且能促进骨折愈合。在骨折后期施加周期性载荷对于加速骨改建，促进骨愈合是有意义的。

（二）适宜的应力能增加骨再生

动物实验显示，早期被动运动有助于骨折对线及稳定。在愈合后期，各种应力都有一定的骨痂改建作用，切应力增加可促进成骨细胞分化，使更多类骨质沉积并骨矿物化，但必须控制过度活动。骨组织对间歇性或循环性应力刺激更加敏感，骨折部位的轻微活动就可刺激成骨，并增加骨再生。

进一步的研究显示，力学刺激可直接作用于细胞骨架，使细胞骨架的排列方式和空间结构发生改变，从而把力学信号转化为生化信号对细胞发挥作用。适当功能锻炼可以预防深静脉血栓，改善骨折局部血液运行，促进骨折局部血肿吸收，进而调节血肿内血管内皮生长因子（VEGF）的表达，从而诱导新生血管的形成。功能锻炼在一定程度上通过改变细胞的生化信号和促进骨折部位血管再生从而促进骨折的愈合过程。

五、不当的功能锻炼干扰骨折愈合的研究

有研究提出，术后的过度功能锻炼是造成内固定失效、骨折延迟愈合或不愈合的主要原因之一。不良应力的长期作用是造成内固定物发生弯曲、松动甚至断裂的主要原因，应重视避免过度活动和过早负重。引起骨折断端间的剪力、成角及扭转应力的活动主要指增加肢体重力的活动和骨折上下段之间不一致的旋转动作。在愈合早期，剪切和扭转载荷产生的剪应力驱动成纤维细胞增殖为纤维组织，造成断端骨内部应力重新分布，骨端断的板层界面的应力过于集中，并能直接破坏新生毛细血管和骨痂，对骨折的愈合产生不利影响。而愈合中后期，不充分或缺乏功能锻炼使骨折端的应力（应变）太低，组织分化的力学诱导因素降低，组织分化障碍，易导致骨折愈合延迟或不愈合；相反，过度功能锻炼导致局部应力（应变）太高，活体骨将在骨-骨界面或骨-内固定物界面之间发生反应性表面吸收，损伤刚刚形成的骨痂，造成骨萎缩。当应变超过临界限度时，进一步的分化及愈合将停滞，甚至使骨折端重新移位引起骨折不愈合。

六、监测骨折的生物力学特性的意义

测定骨的力学性能变化是评价骨折愈合情况最直接的方法。国内外学者致力于研究一种无创的可量化的方法来监测和评估骨折愈合的进程，包括测定骨损害部位的骨量及骨密度、刚度、骨痂的量及骨代谢变化等。在判断一种无创评估方法时，均以力学性能作为参照来比较分析。了解功能锻炼时骨折的生物力学变化，有助于洞察骨折愈合过程中生物力学特性的变化，

NOTE

从而评估骨折愈合的情况。

总之，正确理解和进行功能锻炼可以加快骨折的愈合，避免干扰正常的骨折愈合过程。

第三节 运动生物力学

运动生物力学是应用力学原理和方法研究生物体的外在机械运动的生物力学分支。研究体育运动中人体的运动规律是狭义的运动生物力学。根据力学观点，人体或一般生物体的运动是神经系统、肌肉系统和骨骼系统协同工作的结果。肌肉系统接受神经系统控制，产生对骨骼系统的作用力以完成各种动作。运动生物力学的任务是研究人体或一般生物体在外界力和内部受控的肌力作用下的机械运动规律，并不讨论神经、肌肉和骨骼系统的内部机制。在运动生物力学中，神经系统的控制和反馈过程以简明的控制规律代替，肌肉活动简化为受控的力矩发生器，作为研究对象的人体模型可忽略肌肉变形对质量分布的影响，简化为由多个刚性环节组成的多刚体系统。相邻环节之间以关节相连接，在受控的肌力作用下产生围绕关节的相对转动，影响系统的整体运动。

对于人体运动的研究最早可追溯至 15 世纪达·芬奇在力学和解剖学基础上对人体运动器官的形态和机能的解释。18 世纪对猫在空中转体现象的实验和理论研究已经出现。运动生物力学作为一门学科是 20 世纪 60 年代在体育运动、计算技术和实验技术蓬勃发展的推动下形成的。70 年代中 H. 哈兹将人体的神经-肌肉-骨骼大系统作为研究对象，利用复杂的数学模型进行数值计算，以解释最基本的实验现象。T. R. 凯恩将描述人体运动的坐标区分为内变量和外变量，前者描述肢体的相对运动，为可控变量；后者描述人体的整体运动，由动力学方程确定。这种简化的研究方法有可能将力学原理直接用于人体实际运动的仿真和理论分析。由于生物体存在个体之间的差异性，实验研究在运动生物力学中占有特殊重要地位。实验运动生物力学利用高速摄影和计算机解析、光电计时器、加速度计、关节角变化、肌电仪和测力台等工具量测人体运动过程中各环节的运动学参数以及外力和内力的变化规律。

在实践中，运动生物力学主要用于确定各专项体育运动的技术原理，作为运动员的技术诊断和改进训练方法的理论依据。此外，运动生物力学在运动创伤的防治，运动和康复器械的改进，仿生机械如步行机器人的设计等方面也有重要作用，同时还为运动员选材提供了依据。

一、运动生物力学的任务

运动生物力学是生物力学的一个发展较为迅速的分支，它是以运动解剖学、运动生理学、机械力学、材料力学、理论力学、高等数学等有关学科的理论为基础，研究人体运动的一般规律的科学。

运动生物力学的任务是：①研究人体结构和技能的生物力学特征；②揭示技术动作原理，建立合理技术动作模式；③进行运动生物力学诊断，制定最佳动作技术方案；④为防治运动创伤和制定康复手段提供力学依据。

运动生物力学原理对技术训练的指导作用：①运动技术训练必须符合动作技术的生物力学原理；②技术动作训练中各要素的总体最佳化；③通过技术诊断调控技术训练过程；④技术训

练中的区别对待。

二、人体运动的静力学

人体运动的静力学主要讨论人体在完成静力性运动中，即处于相对静止状态时的受力特点，以及获得平衡和维持平衡的力学条件。在分析运动中，可以把力平移到重心上，在不改变对身体的作用效果的情况下，必须加上一个力偶，此力偶等于原力对中心之距。这种分析方法也叫力向重心简化。

力矩原理：在共面平行力系中，所有各力对于其平面内任一点力矩的代数和，等于这个力系的合力对于此点的力矩。

合力与力偶：非平衡共面平行力系简化结果是一个合力或一个力偶。

一般情况下空间力系可以分为三类：①力系中各力的作用线有共同交点者称为空间汇交力系；②力系中各力的作用线彼此平行者称为空间平行系；③力系中各力的作用线在空间任意分布称为空间一般力系。

人体平衡根据平衡体重心与支撑点的位置关系划分：①上支撑平衡；②下支撑平衡；③混合支撑平衡。人体平衡根据平衡体受到外力作用偏离其平衡位置时，根据物体恢复其平衡的可能性划分：①稳定平衡；②不稳定平衡；③随遇平衡；④有限稳定平衡。人体平衡的特点：①人体不能处于绝对静止的状态；②人体内力在维持平衡中的作用；③人体的补偿功能；④人体具有自我控制，调节和恢复平衡的能力；⑤人体的平衡受心理因素的影响；⑥人体的平衡动作消耗肌肉的生理能。

在运动实践中，人体平衡姿势稳定性的好坏，对完成各种动作具有直接影响。另外，从快速运动状态突然变为静止状态，或者搏击运动中的从进攻状态转为防守状态，提高这类动作转换的稳定性也是十分重要的。

所谓身体重心是指人体各部分所受地心引力的合力的作用点。如果人体重心控制不好，不仅影响动作的协调性和自己的稳定性，而且还常常影响启动的速度和身体移动的位移。

三、人体运动的运动学

物体的运动在空间和时间等方面所表现出的差异特征称运动特征。宇宙万物无一不在永恒运动中，不存在绝对不运动的物体，从哲学的观点来看，运动是绝对的。描述物体运动时被选作为参考的物体或者物体群叫作参考系或参照系。

物体的轨迹即质点运动的痕迹。路程和位移是用来描述运动范围的，路程是指物体从一个位置移动到另一个位置的实际运动路线的长度，也是质点运动轨迹的全长。路程只有数值的大小，没有方向。位移是其大小等于质点运动的始点到终点的直线距离，其方向由始点指向终点。运动时间表明运动体从一个位置运动到另一个位置所需要的时间。运动时刻，是运动体从某一位置运动到另一位置所对应的时间。速度是其质点运动时所通过的位移和发生这段位移所用的时间的比。加速度是描述人体或机器速度变化快慢的物理量。人体和器械运动的合成和分解，以及以后要涉及的用坐标法研究人体和器械的曲线运动等，其理论基础就是运动的独立性原理。

在运动生物力学中，对运动的描述常常采用运动方程法，图像法和表格法。在研究人体或器械的直线运动规律时，根据重心运动特点，可分为匀速直线运动，匀变速直线运动和变速直线运动三种。抛射体运动泛指运动体在获得一定初速度后进入空中的运动，它受到重力和空气的作用，按一定轨迹运行，这种运动是具有恒定加速度的曲线运动。

四、人体运动的动力学

人体运动的运动学是讨论人体运动的空间位置随时间变化的规律，而人体运动的动力学则是研究人体运动状态的变化和引起这种变化的力之间的关系，即把人或器械运动状态变化的原因表示出来。从力对人体运动所产生的效果来看，可以把力分为动力和阻力，而以人体作为研究对象来分，又可以把力分为外力和内力。作用力和反作用力是体育运动中最常见的，当人体处于支撑状态时，施给支撑点一个作用力，此时支撑点必然产生一个大小相等而方向相反的力作用于人体，这个反作用力即为支撑反作用力。

任何物体若不受其他外力作用或所受的合外力为零时，物体将保持原有的静止或匀速直线运动状态，直到有外力作用改变其运动状态为止。从惯性定理得知，物体间的相互作用产生力，而力是使物体产生加速度的原因。物体的加速度与所受的外力成正比，与其质量成反比。当甲物体对乙物体有作用力时，则乙物体同时对甲物体也有作用力，而物体间的作用力和反作用力总是等大，反向和共线的。所谓动量，是指物体在运动中其自身的质量与速度之乘积。所谓冲量，是描述使物体的动量发生改变的物理量。物体在某一段时间内动量的变化等于同一段时间内所受外力的冲量。

人体的运动过程中，肌肉收缩力牵引骨杠杆发生机械位移，对外做功。其结果是改变人体运动的速度、人体的姿势和位置，是人体的能量状态发生改变，或是改变气息的运动速度或空间位置，是器械的能量状态发生改变。这些过程实质上是人体在中枢神经系统的支配下，体内储存的化学能转变为机械能和热能的过程。

五、人体运动的转动力学

从运动生物力学的观点出发，对人体进行的转动动作分类，不能仅仅依据某一运动项目作为人体从事转动形式的分类标准，而应采用力学的方法进行分析。人体所进行的转动动作，一般可划分为两大类别，即有支撑状态下身体的各种转动动作和无支撑状态下的空中转动动作。

在体育运动中就人体整体的转动而言，不论是什么转动，都是由于受到对该转动轴非平衡力矩作用所致。转动定律，是当转动体受到合外力矩作用时，如果产生的角加速度，那么，转动体的转动惯量与角加速度的乘积正好等于作用于转动体的合外力矩。在体育运动中无论是器械的转动，还是人体局部肢体的转动或者人体整体的转动，都可以用动量定理来分析。当身体所受的合外力矩为零时，其总动量矩保持不变，这就是动量矩守恒定律。

六、体育运动中的流体力学

在体育运动中，运动体都处于流体环境之中。静止流体内部任何物体表面都存在着垂直作用于它的压力，假如对某表面有切向力，则流体就不会静止。流体具有流动性，它只要受到很小的外力作用就可以引起各部分或各流层之间的相对运动。流速与截面积的大小成反比，即在流管截面大的地方流速小，截面小的地方流速大。根据伯努利定律，流速大的地方压强小，流速小的地方压强大，因此球体受到一个向上的力，这种现象叫作马格努斯效应。

人体发生位移时，不可避免地受到周围介质的阻力，要克服各种不同形式的阻力都必须消耗一定的体能。在运动中不能完全消除阻力的作用，但采用合理的运动技术可以最大限度地减小消极阻力的作用和有效地利用积极的阻力。

在投掷器械时，运动员最后用力阶段使器械获得一定的初始初速度后，器械在空中不仅靠惯性向前飞行，而且还受到空气动力的作用向前滑向，由于受空气阻力和重力的作用，在飞行一定距离后落地。

七、常见运动损伤的生物力学

（一）交叉韧带损伤

韧带产生张力并提供对抗外加负荷的力矩的能力取决于韧带的大小和位置。外侧与内侧副韧带由于所处的位置，很适合于提供外翻和内翻力矩。（图 13-1）现在考虑一下韧带位置对于提供上述力矩的重要性。每增加一次旋转（标记为 e）外侧韧带将被牵长 e 与力臂 w 的乘积。韧带的硬度，即每牵长一个单位所需的负荷称为 K。因此。韧带所产生的力量为

$$外侧韧带力 = 韧带牵长量 \times 韧带硬度 = (e \times w) \times K$$

这一韧带力量对内髁接触点所产生的外翻力矩等于外侧韧带力与力臂 w 的乘积。在本例中，力矩等于：

$$外侧力矩 = 力 \times 力臂 = (e \times w \times K) \times w = e \times K \times w^2$$

因此牵张韧带产生的外翻力矩与膝关节张开程度、外侧韧带硬度、关节长度 w 的平方成正比。

交叉韧带也能产生内外翻力矩。交叉韧带的作用距离 w' 小于外侧韧带的作用距离。此时，仍可计算每单位内翻成角使交叉韧带产生的力量。由于 w' 小于 w 的一半，对于相同的成角量、交叉韧带的作用应约为侧副韧带的1/4。交叉韧带是"次级"内翻稳定因素，而且，在临床上也发现，交叉韧带缺失的膝关节在松弛位受内外翻力矩影响时并无明显异常。

在所有上述分析中，膝关节必须产生一个内在力矩以对抗外加的功能负荷。这一外加力矩均作用于关节附近并

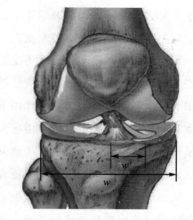

图 13-1 交叉韧带产生抗内外翻力矩

被两种作用于胫骨上的力量所对抗。当功能负荷作用于屈伸平面内时，这两个力分别为通过髌韧带的肌力和胫骨平台上的关节反作用力。二者的合力产生了平衡外加功能负荷的力矩。对于内外翻力矩，在上述三种平衡机制的任一种中，都产生两个力来对抗外加力矩。在第一种机制之中，为通过髌韧带传导的股四头肌力与胫骨内髁上的关节反作用力。在第二种机制中，同样为肌力（髌韧带和腘绳肌作用于同一直线）和关节反作用力。在第三种机制中，这种肌力-关节反作用力对得到了侧副韧带力及其产生的额外关节反作用力的加强。

前交叉韧带是在无负荷的膝关节中控制前方移位的主要结构。ACL 的解剖和功能已经得到广泛的研究，被描述为一条单一的韧带，但是在整个活动范围内不同部分分别紧张。

关节囊结构、侧副韧带关节面和半月板的几何形态联合作用能够较好地对抗胫骨旋转，而

NOTE

两条交叉韧带仅起次要作用。因为后交叉韧带附丽部距离胫骨旋转轴较远，所以在解剖位置上后交叉韧带比前交叉韧带更适合，并具有控制扭转和松弛性的力学优点。仅当前交叉韧带缺失时，以及两条韧带都缺失时，后交叉韧带才能显著对抗前抽屉的作用。在这种情况下，膝关节呈现出较大的胫骨活动，如果肌肉不能发挥抑制作用，将对向前的力量做出反应。当伴随有前交叉韧带损伤时，内侧结构的损伤会进一步影响前方稳定性。

基于后交叉韧带的横截面积、张力以及处于膝关节的中轴位置，它被认为是膝关节的最主要韧带。其位置提供对抗胫骨后方移位的总对抗力的95%，它位于膝关节中心，具有膝关节屈伸和旋转运动轴的功能。

在所有屈膝角度，后交叉韧带均能阻止后方移位，在膝关节接近伸直位时，单纯后交叉韧带损伤的患者可以维持相当好的功能。和前交叉韧带一样，后交叉韧带是纤维束的连续统一体，在整个 ROM 中不同的部分紧张。其前部构成韧带的大部，在屈曲时紧张。后部较小，在伸直时紧张。

（二）肩袖损伤

肩袖是肩关节的"动态稳定器"，主要通过冠状面和矢状面两对力偶来平衡关节活动。肩袖前方的肩胛下肌和后方的冈下肌围绕肱骨头形成一对力偶，以平衡肩关节内外旋；三角肌、冈上肌与下方的小圆肌、大圆肌组成另外一对力偶，以平衡肩关节的外展与内收。当肩关节外展时，三角肌和冈上肌收缩拉肱骨头压向关节盂，这种压力增加了外展时肩关节的稳定性。如果患者仅有冈上肌撕裂，即使是大的撕裂，由于肩袖形成的力偶可以保留，加上三角肌等肩周肌肉的代偿，肩关节的功能尚能维持，然而这种代偿性维持会使肩关节功能逐渐恶化，因此早期手术是必要的。如果撕裂延伸至前方（肩胛下肌）或后方（冈下肌、小圆肌），则力偶被破坏，肩关节功能早期即有较大损失。

肩袖的纤维走向不是一成不变的，在肌-腱接合处，肌腱主要由平行走行的胶原纤维组成，而当肌腱到肱骨的止点处则变成纤维束，纤维束间走行成45°角。由于肩袖近止点处纤维方向不同、层次复杂，强大的剪力作用下易导致肩袖的撕裂。冈上肌最终分成三条纵束，即前束、中束和后束。相比之下后束在横截面上最薄，前束的弹性模量最大，这说明前束的生物力学性能最佳，是主要的功能部分。而前束的腱性部分所占空间却比后束小，这使前束受到更大的拉力，因此冈上肌前束撕裂的倾向更大。

冈上肌和冈下肌远端近止点处，可比作由"缆绳"和新月结构加固的"吊桥"。垂直于冈上肌腱的纤维束被称为肩袖缆绳，冈上肌和冈下肌远端从缆绳到大结节止点的纤维部分被称为肩袖的新月结构。缆绳强度很高，新月结构面积比较大，因此可以分散来自肌腱的力量。新月结构血供相对少，随年龄增长逐渐变薄弱。这种退变增加了肩袖对缆绳结构的依赖。当新月结构出现撕裂时，肌腱的拉力可以分散一部分到缆绳结构上，这样减小了撕裂造成的生物力学后果。这种结构提示医生在修复肩袖止点时，可以尝试尽量恢复或模拟止点位置的解剖结构进行修复，以达到止点的正常力学平衡。

第四节　物理疗法

物理疗法是应用物理因素，即力、热、声、光、电等作为外界刺激作用于人体上，其中包括了各种作用力的因素，来调节人体失去的平衡，治疗骨伤疾病的一种疗法。物理因素作用于人体后，会引起人体内各组织的生物化学和生物物理及生物力学上的变化，经过神经与体液系统产生局部或全身的生理反应，使失调的机体恢复正常的动态平衡，从而达到治疗的目的。从广义上来讲，物理疗法也是和生物体力学系统密切相关的。在骨折治疗中常用的物理疗法有电疗法、超声波疗法、光疗法等。

一、电疗法

利用不同类型电流和电磁场治疗疾病的方法，物理治疗方法中最常用的方法之一，主要有直流电疗法、直流电药物离子导入疗法、低频脉冲电疗法、中频脉冲电疗法、高频电疗法、静电疗法。不同类型电流对人体主要生理作用不同。直流电是方向恒定的电流，可改变体内离子分布，调整机体功能，常用来做药物离子导入；低、中频电流刺激神经肌肉收缩，降低痛阈，缓解粘连，常用于神经肌肉疾病，如损伤、炎症等；高频电以其对人体的热效应和热外效促进循环，消退炎症和水肿，刺激组织再生，止痛，常用以治疗损伤、炎症疼痛症候群，大功率高频电可用于加温治癌；静电主要作用是调节中枢神经和植物功能，常用于神经官能症、高血压早期、更年期症候群。

（一）治疗原理

属于电磁疗法的一类，利用电能作用于人体以防治疾病的方法。常用的电能有直流电、交流电和静电三类。临床上应用的电疗方法有：直流电疗法，低频脉冲电疗法，中频电疗法，高频电疗法和静电疗法。人体内除含大量水分，还有很多能导电的电解质和非导电的电介质，因此人的机体实际上是一个既有电阻又有电容性质的复杂导体，这是电疗的物质基础。电能作用于人体引起体内的理化反应，并通过神经-体液作用，影响组织和器官的功能，达到消除病因、调节功能、提高代谢、增强免疫、促进病损组织修复和再生的目的。机体对不同性质的电流反应不一，治疗机理亦异。低频电流可改变神经和肌肉细胞的膜电位，使之兴奋而产生收缩；低频调制的中频电流可使感觉神经的粗纤维兴奋，抑制细纤维冲动的传入，因此镇痛作用较强；高频电流对机体组织产生热效应和非热效应，从而达到治疗目的。同种电流在使用方法和剂量大小不同时，引起人体的反应也有差异。此外人体的不同器官和组织、不同的功能状态和病理改变，对电流的反应也不尽相同。低、中频电流还可用以判断神经肌肉的运动功能，用以诊断周围神经病损程度。故在康复医学中低、中频电流用来作重要的治疗和功能评定的手段。

（二）骨折治疗中的作用

1. 可以刺激神经肌肉，引起肌肉收缩，肌肉收缩能促进动脉供血、静脉和淋巴回流，改善局部营养代谢，消退水肿，还可提高肌肉张力，防止或延缓肌肉萎缩过程；节律地刺激神经肌肉，可使肌肉节律性收缩，用以防止由于损伤或炎症造成的肌纤维和肌膜间、肌束之间的粘连，保持肌肉弹性，防止挛缩。

2. 用于止痛：主要采用超刺激电疗法（用超出一般剂量的电流强度的低频脉冲电疗法）和经皮电刺激神经疗法（TENS）。低频电脉冲止痛机理有两种可能。其一，是低频脉冲电阻抑制了痛觉神经向中枢传递冲动，但具体阻抑在何部位意见不一；有人认为在感觉神经纤维，有人认为在脊髓后角细胞，也有认为在大脑皮质的感觉中枢。其二，是低频脉冲电促进局部血液循环，消散局部的致痛物质，改善组织代谢功能，因而起到止痛效果。

3. 电刺激可以改善骨折局部的血液循环，改善骨折局部微循环，促进软骨及成骨细胞的分化，从而促进骨折的愈合。

二、超声波疗法

将超声波作用于人体以达到治疗目的的方法称为超声波疗法。近年来超声波疗法的使用范围日益广泛，已远远超过理疗科原来的一般疗法，如超声治癌、泌尿系碎石及口腔医学的应用等，因此超声波疗法的概念应有广义的（包括各种特殊超声疗法）及狭义的（指理疗科常用的无损伤剂量疗法）两种。同时随着现代科学技术的进步，超声波不仅用于治疗，还已广泛用于诊断、基础及实验医学，因此已有"超声医学"之称。

（一）作用机理

1. 机械作用 是超声波的一种基本的原发的作用。超声波在介质内传播过程中介质质点交替压缩与伸张形成交变声压，不仅可使介质质点受到交变压力（在治疗剂量下，每一细胞均受 $4\sim8mg$ 压力变化影响）及获得巨大加速度而剧烈运动，相互摩擦，而且能使组织细胞产生容积和运动的变化，可引起较强的细胞浆运动（原浆微流或称环流），从而促进细胞内容物的移动，改变其中空间的相对位置（据观察，强度不大的超声波能使嗜伊红细胞的原浆颗粒旋转，剂量大时甚至颗粒被抛出细胞外），显示出超声波对组织内物质和微小的细胞结构的一种"微细按摩"的作用。这种作用可引起细胞功能的改变，引起生物体的许多反应。可以改善血液和淋巴循环，增强细胞膜的弥散过程，从而改善新陈代谢，提高组织再生能力。

2. 温热作用 超声波作用于机体时可产生热，有些人甚至称为"超声透热疗法"。超声波在机体内热的形成，主要是组织吸收声能的结果。其产热有以下特点：

（1）由于人体各组织对声能的吸收量各有差异，因而产热也不同。一般超声波的热作用以骨和结缔组织为量显著，脂肪与血液为最少。如在超声波 $5W/cm^2$，1.5 分钟作用时，温度上升在肌肉为 $1.1℃$，在骨质则为 $5.9℃$。

（2）超声波热作用的独特之处是除普遍吸收之外，还可选择性加热，主要是在两种不同介质的交界面上生热较多，特别是在骨膜上可产生局部高热。这在关节、韧带等运动创伤的治疗上有很大意义。所以超声波的热作用（不均匀加热）与高频是及其他物理因子所具有的弥漫性热作用（均匀性加热）是不同的。

3. 理化作用 基于超声波的机械作用和温热作用，可继发许多物理的或化学的变化，如：

（1）氢离子浓度的改变：炎症组织中伴有酸中毒现象时，超声波可使 pH 值向碱性方面变化，从而使症状减轻，有利于炎症的修复。

（2）对酶活性的影响：超声波能使复杂的蛋白质解聚为普通的有机分子，能影响到许多酶的活性。如超声作用能使关节内还原酶和水解酶活性增加，目前认为在超声治疗作用中水解酶活性的变化是起重要作用的。

（3）近年来对超声作用机理的研究，已深入到细胞分子水平。在电镜下观察发现，细胞内超微结构中线粒体对超声波的作用最敏感。核酸也很敏感，实验发现低强度超声波作用可使细胞内胸腺核酸的含量增加，从而影响到蛋白质的合成，刺激细胞生长。

（4）在高强度的超声作用下，组织内可形成许多高活性的自由基，它们可加速组织内氧化还原过程，加速生长过程。

（二） 骨折治疗中的作用

小剂量超声波（连续式 $0.1 \sim 0.4 \mathrm{W/cm^2}$、脉冲式 $0.4 \sim 1 \mathrm{W/cm^2}$）多次投射可以促进骨骼生长，骨痂形成；中等剂量（$3\mathrm{W/cm^2}$ 以下 5 分钟）超声波作用时可见骨髓充血，温度上升7℃，但未见到骨质的破坏，故可用于骨关节创伤；大剂量超声波作用于未骨化的骨骼，可致骨发育不全，因此对幼儿骨骺处禁用超声。超过 $3.25\mathrm{W/cm^2}$ 移动法被认为是危险的剂量。

三、光疗

光疗就是应用日光、人造光源中的可见光线和不可见光线防治疾病的方法。光疗始于日光疗法，早在公元 2 世纪就有了日光疗法的记载。人工光源始于 18 世纪末，至 19 世纪中，可见光、红外线、紫外线等相继形成，随后于临床治疗的各领域中得到广泛的应用和不断发展。光疗主要有紫外线疗法、红外线疗法和激光疗法。

1. 红外线治疗　医用红外线的波长为 $760 \sim 15000\mathrm{nm}$，属不可见光。红外线的主要作用基础为热效应。根据生物学特点，红外线可分为两段，其一是长波红外线，波长 $1500 \sim 15000\mathrm{nm}$，又称远红外线。其二是短波红外线，波长 $760 \sim 1500\mathrm{nm}$，又称近红外线。红外线的光量子能量低，主要生物学作用为热效应而无光化学作用。人体皮肤和皮下组织是吸收红外线的主要区域，由于皮肤表皮各区对不同波长的红外线吸收率是不同的，长波红外线只能达到 $0.05 \sim 1\mathrm{mm}$ 深度，短波红外线可深达 $1 \sim 10\mathrm{mm}$，皮肤经红外线照射后出现充血，表现为境界不清颜色不均匀的红色的热红斑。停止照射后，$1 \sim 2$ 小时红斑完全消退。反复多次照射后皮肤上可出现不均匀色素沉着。其特点为沿皮肤血管的网状花斑，形状如大理石纹。

皮肤及表皮下组织将吸收红外线能量转变成热，热可以引起血管扩张，血流加速，局部血循环改善，组织的营养代谢增强，血液淋巴循环的加速，促进了组织中异常产物的吸收和消除。红外线的温热作用降低了感觉神经的兴奋性，干扰了痛阈，故红外线疗法对各种原因引起的疼痛（如神经痛）均有一定的镇痛作用。热可使肌梭中 γ 传出神经纤维的兴奋性降低，牵张反射减弱，致使肌张力下降，肌肉松弛，如在胃肠平滑肌痉挛时，可使胃肠蠕动减弱，肌肉痉挛缓解，疼痛消除；又能使组织内血循环加快，渗出增加，小动脉和毛细血管周围出现白细胞移行浸润，吞噬细胞功能增强，抗体形成增多。由于免疫力增强，故对浅层组织的慢性炎症有吸收作用。

红外线治疗的适应证广泛，主要用于缓解肌痉挛，改善血运，止痛。例如腰肌劳损、腰椎间盘突出、肌腱炎、膝关节骨性关节炎等。

2. 紫外线疗法　紫外线是波长 $180 \sim 400\mathrm{nm}$ 的电磁波，常用水银石英紫外线灯产生紫外线。石英玻璃对紫外线吸收少，故用它作灯管壁，灯内充以少量惰性气体氩及适量水银。当灯加上电压后氩气体放电，使水银蒸发成为气体，此气体受电场作用激发而辐射出紫外线。紫外线疗法是人工紫外线照射人体，防治疾病的一种疗法。紫外线有化学作用，可促进植物进行光合作用，紫外线照射人体几乎全被表皮吸收，而产生红斑。紫外线有电离作用，使空气分子电离。紫外线还能产生荧光效应，使荧光物质如硫氰化钡发荧光。紫外线具有杀菌作用。

紫外线具有消炎、止痛、促进伤口愈合等生物效应，尤其以红斑效应应用较广。红斑效应是一种光化学反应，皮肤被紫外线照射后，产生应答性的生物效应。红斑能加强局部组织的血液循环和淋巴循环，增强新陈代谢，提高网状系统的吞噬能力，使白细胞增多，抗体增加，从

NOTE

而加强机体防御能力，故有明显消炎能力。红斑能产生一种强烈兴奋灶，抑制原来疼痛兴奋灶而减痛止痛。红斑可使细胞产生一种活性物质，促使结缔组织新生及伤口周围基底部上皮增殖，有利于伤口愈合。紫外线可用于对骨折愈合期治疗、肋软骨骨膜炎、化脓性骨髓炎、骨和关节结核病等。

3. 激光疗法　受激发射后发出来的光为激光，应用激光医治疾病的疗法就是激光疗法。在通常情况下，原子处于能量最低状态称为基态。当吸收能量后，原子处于高能级的激发态。当原子从高能级跃迁到基态能级时，辐射出光子，这是自发辐射跃迁。这种辐射是每个原子自发地、独立地和原子彼此之间毫无联系地发生跃迁，因为自发辐射发出来的光子是杂乱无章向各方向上发射，它们的初位相也不相同。

如果一个光子去趋向处于激发能级的原子，使此原子从激发态跃迁到基态上去，可以发射出一个同样性质的光子，于是由原来的一个光子变成为两个光子，如此继续下去，同样光子愈来愈多，这个过程是受外来光子激发而产生的，而不是自发产生的，称为受激发射。激光具有发散角小、方向性好、光谱纯、单色性好，能量密度高、亮度大，相干性好等特点，具有热效应、机械效应、电磁效应，可用于许多疾病的诊治。激光的生物学效应主要有以下几点：

（1）热作用　主要是可见光区和红外光区的激光所引起的。热作用引起组织升温随激光能量的上升而上升。在临床治疗中利用激光热效应时，需要根据具体情况选择适当的激光能量。

（2）压强作用　激光的能量密度极高，产生的压力很大。利用激光压强治病如纹身的去除、泌尿系统结石也可用激光的压力将之击碎而排出。

（3）光化作用　生物大分子吸收激光光子的能量而被激活，产生受激原子、分子和自由基，引起机体内一系列的化学改变，叫作光化反应。光化反应可导致酶、氨基酸、蛋白质、核酸等活性降低或失活。

（4）电磁作用　激光是电磁波，其电场强度很高，可用于治疗肿瘤。

（5）生物刺激作用　低强度的激光照射可以影响机体免疫功能，起双向调节作用，可以增强白细胞的吞噬作用。适当剂量可以抑制细菌生长，促进红细胞合成，加强肠绒毛运动，促进毛发生长，加速伤口和溃疡的愈合，促进骨折的骨痂生长，加速愈合，对神经组织损伤能加速修复作用，增强肾上腺功能，增强蛋白质的活性等。

四、电刺激促进骨折愈合

电刺激作为治疗骨折和骨不愈合或延迟愈合的有效手段之一，临床研究和使用较多。目前，随着物理、电子工程学科发展，电、磁技术在骨科治疗方面的研究将会进一步发展。

（一）治疗原理

活体骨始终处于重建过程，以适应身体荷载的变化，骨受应力变形，骨内产生的电位称为骨应力产生电位（stress-generated potentials，SGP）。骨内 SGP 产生压电效应和动电现象。

1. 压电效应　20 世纪 50 年代初，日本学者 Yasuda 和 Fukada 提出压电效应，即骨受力后，在相对两个外表面上出现数量相等、符号相反的电荷，受压的凹面出现负电位，产生新骨，张力的凸面呈正电位，出现骨质吸收，骨折后骨折区出现强烈负电位，并持续到骨愈合；Fukada 认为在骨质受压一侧为负电荷，可以促进骨折愈合；而分离的一侧（张力侧）为正电荷，骨质吸收。压电效应得到证实后，逆压电效应也被证明，即给骨组织施加电场时，正负极之间产生应力和应变，这也说明了骨的应力和电位变化的密切关系。由此得出结论：机械应力作用于骨，先引起电位变化，然后是骨形成。

2. 动电现象 固体与液体处同一体系，固-液界面产生双电层。固体表面吸附一层离子，称为紧密层，其邻近液体，紧密层相同电荷的离子浓度大于不同离子浓度，称为扩散层，界面区域正负离子趋于相等。因此在紧密层和扩散层中的区域，相对于层外液体中的电位，形成双电层。当液体沿固相表面作切向运动时，吸附于固体表面有一层静止液体，其与流动液体的分界面称为滑移面。其上双电层电位称为 zeta 电位。液体流动时，其中离子也同时流动，从而在流动方向的两端产生电位差，称为流动电位。骨内微管系统，包括哈佛管、伏克曼管及骨小管骨和液体之间形成双电层。骨受力变形，微管中体积缩小区域压力增高，体积增加区域压力降低，致使液体在微管中流动，产生流动电位。电位和压力呈线性关系。在静态压力下，骨的力-电电位就是流动电位。动态载荷下，骨的力-电电位主要来自压电效应。

1966 年，Fridenberg 发现兔长管骨表面正常情况下也存在一种电位，称为恒定直流电位。这种电位可在骨表面、骨膜表面和相应的皮肤表面测得，特点是长管骨的干骺端电位为负值。骨骺相对于干骺端是正电位，从骨端算起 2~3cm 处干骺端为负电位峰值，在骨干为正电位或零电位。骨折后，整个骨变为负电位，干骺端负电位变得更负，骨折端电位变负值可大于干骺端。当电位恢复正常时，骨折已接近临床愈合。

（二） 电刺激的形式

目前，电刺激形式主要有三种：恒定直流电、脉冲直流电和脉冲电磁场，其他还有周围神经功能电刺激、旋磁场、驻极体等。按装置放置可分为非侵入、半侵入及全侵入三种方法，非侵入方法包括电感耦联和电容耦联，半侵入法使用敏感电流技术，将电极置于治疗部位的上方或下方，后者将负极置于治疗部位；全侵入法则将电极置于治疗部位。

1. 恒定直流电（constant direct current） 此法依据"压电效应"。1971 年，Brighton 设计恒定直流电半植入式电刺激器，方法是将阴极插入骨折处，阳极放在皮肤表面，通过微电流来促进骨折愈合。一般认为，在特定的电流作用下，电流量的大小与成骨多少有关，电流量小于 $5\mu A$，无成骨作用，超过 $20\mu A$，电极周围出现组织坏死，无骨形成，在 $5~20\mu A$ 时电极附近骨增生明显。对不同部位的不同类型的骨不愈合，不同金属制成的电极所引起的骨增生不同，不锈钢电极可激发最佳成骨。对不同部位和不同类型的骨不愈合，临床应用电刺激治疗成功率也不相同。

2. 脉冲直流电（pulse direct current） 有学者用脉冲直流电研究发现，阴极也有成骨现象。1972 年，Treharne 经体外试验认为恒定直流电比脉冲直流电效果好。Brighton 认为只有当脉冲电流有效值接近恒定直流电流，才能产生类似成骨能力。文献表明，交流电没有明显诱导骨形成能力。

3. 脉冲电磁场（pulse electro-magnetic fields，PEMF） 该法通过由电感耦联和电容耦联产生 PEMF，穿过肢体，在骨折部位诱发电位。只要脉冲的频率够低，电磁场将以相对小的扭曲穿过。由于各向异性、非均匀传导性、感应性及湿性活骨结构特点，产生的电流在结构上极其复杂，脉冲电磁场治疗骨折不愈合成功率均达 70%。

第五节 步态分析

直立行走是人体日常中重复最多的一种整体性运动。现代测量技术使我们能对人类行走时下肢的运动和受力情况进行动态的数量化分析，是生物力学的一个特殊分支，叫步态分析。对人体运动系统和神经系统疾病的病因分析和诊断，功能、疗效与残废评定，骨、关节假体与义肢设计，截瘫病人的行走功能重建等均有重要意义。

一、正常行走的步行周期及动作特点

步行周期指正常行走时，从一腿迈步足跟着地起，到该侧足跟再次着地为止。一个步行周期可分为支撑相和摆动相。

（一）支撑相

亦称站立相，是从一侧下肢足跟着地到同侧足尖离地的阶段。此时，该侧以足的一部分或全足与地面接触来支撑体重，占一个步行周期的60%，分为脚跟着地、趾着地、支撑中期、脚跟离地、蹬离期和趾离地各阶段。

1. 足跟着地 下肢伸肌张力增高。

2. 全足底着地 自步行周期的7.6%开始，全足底在地面放平。

3. 重心转移到同侧 由单侧下肢支撑身体重量。

4. 足跟离地 自41.5%始，是向下蹬踏的起始动作。

5. 膝关节屈曲增大 自54.1%始。

6. 足尖离地 自60%始，身体重心线移到踝关节前方，足趾用力着地，通过下肢蹬踏运动，产生向前的推进力。

（二）摆动相

是从一侧下肢的足尖离地，到同侧足跟着地的阶段，占步行周期的40%。分为加速期、摆动期和减速期。

1. 足上提 从周期的63.6%始，是足尖离地、下肢向前摆动的加速期。

2. 膝关节最大屈曲 从67.9%始，摆出下肢刚刚通过身体正下方。

3. 髋关节最大屈曲 从84.6%始，已完成下肢向前摆动的动作，开始减速，直至足跟着地。

4. 足跟着地 完成周期的100%。

（三）双支撑相

行走时一侧足趾离地之前，另一侧足跟已着地，因此产生了双足同时着地的双支撑相。约占步行周期的22%。其长短与步行速度有关，速度越快，双支撑相越短，当由走变跑时，双支撑相则变为零。双支撑相是行走有别于跑的重要标志。

二、步态的生物力学参数

正常步态周期中，每个关节的运动、关节力矩、关节功率以及肌肉控制都有其自身正常的模式（图13-2、图13-3、图13-4）。

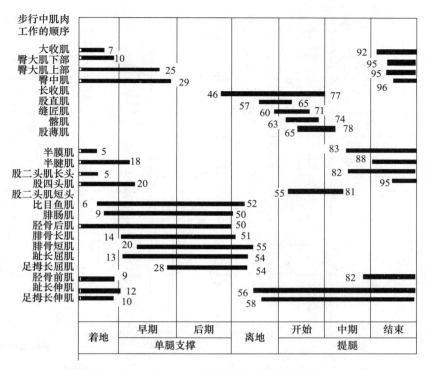

图 13-2　步行时下肢肌肉收缩顺序
数字代表肌肉收缩开始与结束的百分比步态时间

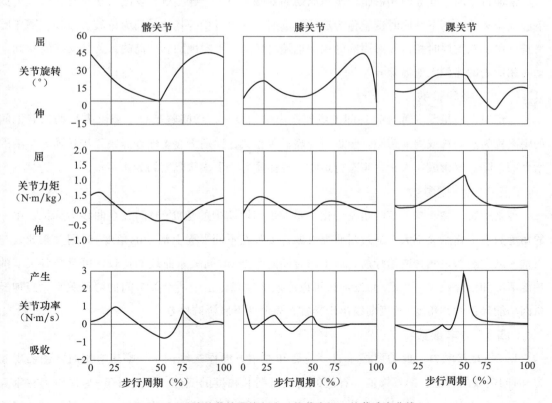

图 13-3　下肢关节的屈伸角度、关节力矩、关节功率曲线

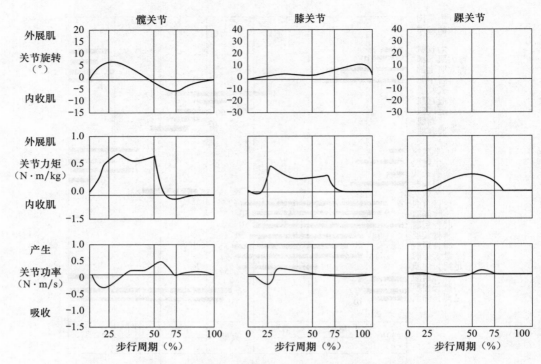

图 13-4　下肢关节内收、外展角度、关节力矩、关节功率曲线

（一）时间参数

常速行走时，支撑时相占整个步态周期的 60%～65%，当一侧下肢进入支撑时相时，另侧下肢尚未离地，两下肢同时负重称为双肢负重期。支撑时相的其他时间为单肢负重期。随年龄增长，单、双支撑时相占步态周期的比例也随之增加。不同性别和身高的人，其支撑时相和摆动时相所占的比例无明显差异。

（二）空间参数

行走时左右足跟（或趾尖）间的纵间距离称为步长，而同侧足跟（或趾尖）两次着地间的距离称为步周长或周期跨距。步长与身高显著相关，性别无显著性差异，且步长随着年龄的增大而下降。健康成年人正常步态行走时，身体质心上下起伏幅度约为 4.4cm。

（三）时-空参数

行走中髋、膝、踝关节的角度变化主要以步态周期中的角度-时间关系曲线为标征，单一的角度数值变化意义不大。通过对研究对象各关节在不同平面上活动的角度-时间关系曲线与正常人或左右脚之间，或治疗前、后不同时期的角度-时间关系曲线的比较，可反映各关节的功能情况和治疗效果。角度-角度曲线可以形象地表现行走中两个关节间的协调关系，当神经肌肉功能异常时，角度-角度曲线出现异常，表明两下肢协调性差。

（四）力学参数

1. 足-地接触力　此力可按垂直、前后和左右方向作三维记录。临床应用时，主要观察力-时间曲线的特征，即谷峰值、谷值的出现时间和幅度的变化。行走时足-地接触力在垂直方向上的分力最大，在每个步态周期转折点出现极值：足跟着地时有一极大值，随足部逐渐放平，受力面积逐渐增大，力值也减小，足部完全放平时力值达最小，至足跟离地，足趾蹬地时出现另一极大值。即在整个步态周期中，垂直方向受力曲线具有典型的对称双峰性质。正常人水平、前后方向受力较小，且基本对称。

2. 踝关节力　人体踝关节力约为 5 倍体重，且无性别差异。

3. 身体重心的加速度　行走时人体重心在水平和垂直方向上都不断改变着位置和速度。其中重心在垂直方向的速度变化与各关节及其活动肌肉的力学状况有密切关系。

三、步行时身体部位的运动及重心移动

人的行走一般不再需要专门意识控制每个动作细节，行走可以自动地、有节奏地、协调地完成周期性运动。

（一）身体各部位的活动解析

1. 骨盆旋转　步行中骨盆在水平面上左右旋转，旋转可达 8° 以减少骨盆上下移动。

2. 骨盆倾斜　步行中骨盆在额状面上左右倾斜，角度为 5° 以减少重心上下移动。

3. 支撑相膝关节屈曲　足跟着地时膝关节伸展，之后膝关节屈曲 15°，以减少重心的上下移动。

4. 踝关节和膝关节的活动　支撑相时踝关节与膝关节的活动轨迹相反，以减少重心上下移动。

5. 骨盆侧方向移动　步行中骨盆向负重足侧移动，髋关节出现内收，移动幅度约 4.5cm，以减少重心侧向移动。

6. 骨盆、股骨、胫骨的旋转　步行中下肢进行旋转运动。从摆动相始到支撑相初期，骨盆、股骨、胫骨出现内旋，最大内旋是支撑相初期的足跟着地，接着迅速出现外旋直至摆动相开始，共旋转 25°。

（二）步行时的重心移动

正常成人步行时重心位置在正中线上，高度为身高的 55%。

1. 垂直方向的移动　一个周期内出现两次，振幅约 4.5cm。最高点是支撑中期，最低点是足跟着地。

2. 侧向移动　一个周期内左、右各出现一次，振幅约 3cm，最大移动度是在左、右足处于支撑中期时出现的。

四、步态分析的临床应用

（一）引起异常步态的原因

1. 关节活动受限（包括挛缩）。

2. 活动或承重时疼痛。

3. 肌力下降。

4. 感觉障碍。

5. 丧失协调运动。

6. 截肢后。

（二）几种常见的异常步态

1. 坠落性步态　如一侧下肢缩短 3cm 以内，则可通过代偿动作来弥补，外观无明显异常。当超过 3cm 以上时就会出现骨盆摇摆、患侧支撑相时同侧肩下沉、用足尖支撑等异常步态。

NOTE

2. 关节挛缩或强直步态　髋关节屈曲挛缩时躯干前后摆动加大，膝关节屈曲挛缩在 30° 以内时外观无明显异常。屈曲超过 30° 时，坠落性步态表现明显。伸展位挛缩或强直时，患肢摆动出现外展，骨盆向健侧倾斜。踝关节跖屈挛缩时足跟不能着地，摆动相时出现跨阈步态，支撑相时出现膝反张。

3. 蹒跚步态　步行时左右摇摆如鸭步，常见于大骨节病、佝偻病、进行性肌营养不良、先天性髋关节脱位。

4. 逃避性步态（疼痛步态、短促步）　特点是尽量缩短站立相，而加速对侧摆动腿前进速度。

5. 偏瘫步态　如脑卒中所致的偏瘫患者会出现髋伸直外旋，膝伸直，足内翻下垂，表现为典型的偏瘫步态。另外脑瘫病人由于髋内收肌痉挛，导致行走中双膝内侧常互相摩擦碰撞，步态不稳呈剪刀步。

6. 慌张步态（前冲步态）　帕金森病或其他基底节病变时，步幅短快，阵发性加速，脚不能抬高。拖步，躯干前屈，各关节运动范围缩小，第一步踏出困难，步行中不能随意停止和转向。

7. 共济失调步态　小脑疾患病人由于共济失调，不能走直线，两足分开间距加大，两上肢外展保持平衡，步幅长短不一。呈现醉汉步态或蹒跚步态。

8. 肌无力步态　下运动神经元损害，特定肌群失去神经支配而出现相应的异常步态。

（三）　异常步态的矫治原则

1. 短腿步态患者须用矫形鞋或矫形手术来平衡两下肢长度。

2. 关节挛缩畸形时须通过 ROM 锻炼或手术来改善 ROM。

3. 因疼痛引起者，须消除疼痛，因关节不稳或骨关节炎引起疼痛的，须用免负荷支架减轻负荷。

4. 肌无力时，可加强肌肉锻炼。当锻炼无效时则考虑肌肉重建手术或用支架进行功能替代。

5. 肌肉痉挛时，做放松肌肉练习或治疗以缓解挛缩。

五、步态生物力学研究的应用

（一）　功能评定

步态的生物力学研究是运动功能测量的重要组成部分，据所得的运动学、步态时间-距离参数及动力学参数可推测步行的对称性和圆滑性。据重心位移和力作用点轨迹可判断其稳定性和波动性。据步速、步频、步行持续距离可判断其速度、节奏和持久性。

（二）　指导治疗

通过评定患者步态功能，可提出指导治疗方案。步态分析的临床应用较普遍，但缺乏规范标准化的指导措施。

（三）　疗效评定

步态分析为疗效评定提供了客观手段。利用步态分析方法评价偏瘫的各种治疗已成为一种常规的手段，既客观又定量地分析了各种治疗效果。

（四）　行走辅助装置的设计

假肢使用者步态与正常人步态有较大区别。通过测定假肢使用者不对称步态的各项参数，确定临床假肢使用者的目标步态，设计合理的行走辅助装置，这是行走辅助装置设计的一般原理。

知识拓展

步态分析要求掌握正常行走的步行周期及动作特点，步态的生物力学参数，包括时间空间以及时空参数及力学参数，了解行走时身体各部的运动及重心移动，了解临床常见的几类异常步态。

推拿手法是外源性刺激的方式，包含着生物力学的广泛运用。运用手法在人体穴位或部位上进行有规律的操作，使之产生"得气"感，就能够使气血周流，经络通畅，营卫调和，阴阳平衡，从而调动机体的抗病能力，促进临床症状的缓解和消除，达到预防和治疗疾病的目的。不同手法各有其频率范围，从运动生物力学的基本规律得知，在功率相同的情况下，肌肉收缩速度与肌肉收缩力量存在着一种反比关系。当肌肉用最大力量收缩时，收缩速度趋于 0；当一块肌肉以其大速度收缩时，力量最小。手法频率的快慢与肌肉收缩速度呈正比，因此，同一手法在频率较快时，所产生的力量较小；频率较慢时，产生的力量较大。

Wolff 等人介绍了机械应力对骨骼系统改建的影响。在正常骨骼中，骨细胞处于充满液体的骨陷窝内，陷窝连接成网。作用于骨上的机械力在骨基质中制造出一个流水梯度应力，促进液体在骨陷窝内流动，陷窝内细胞感受陷窝内液体变化，影响基因表达，从而产生不同的细胞外信号，调节这一过程的是 Factor-k B 配体家族和骨保护素。受体激活因子激活 Factor-k B 配体，刺激破骨细胞前体细胞分化成为成熟破骨细胞；而骨保护素阻止破骨细胞形成，减少存活的破骨细胞数量。

肩关节是一个活动范围很大的关节，冈上肌肌腱为了适应来自各个方向的应力，其胶原纤维走向并不平行，此肌腱有复杂的生物力学特性，关于肌腱的结构与功能联系尚需深入研究。目前临床上尝试利用各种人工或生物学补片覆盖或替代缺损的冈上肌，如果能够克服其生物力学和组织反应等方面的问题，则有望成为将来治疗肩袖损伤的新手段。

复习思考题

1. 通过文献查阅，了解步态分析还有哪些临床应用。
2. 推拿手法的生物力学研究有哪些新的成果。
3. 分析前交叉韧带术后康复方法及其生物力学。

第十四章　骨科生物力学实验

骨科生物力学的研究是极其复杂的过程，它是力学、医学、生物学等的边缘学科，它的发展必然促进临床医学，特别是骨伤科的飞速发展。运用生物力学知识，认识人体运动系统的结构与功能，深入探讨创伤的发生、发展机制，采用最为合理的保护和治疗措施，减少创伤疾患的发生，提供科学实用的治疗方法，在骨伤科疾病的病因学、病理学、治疗学等方面都具有十分重要的意义。在进行生物力学的研究过程中，必须借助一些常用的实验方法才能更好地理解力学的过程，实现一些与临床密切相关的力学构想，进而服务于临床。本章主要介绍机械性能测试方法、电阻应变测试方法、光测法、有限元分析方法及夹板固定治疗骨折的生物力学实验研究等常用的力学研究方法。

第一节　机械性能测试方法

机械性能也称为力学性能。骨骼、软组织及其他材料的机械性能通过其强度、刚度、硬度、塑性、韧性等方面来反映。定量描述这些性能的是机械性能指标。机械性能指标包括屈服强度、抗拉强度、延伸率、截面收缩率、冲击韧性、疲劳极限、断裂韧性等。这些机械性能指标是通过一系列试验测定的。实验包括拉伸试验、弯曲试验等。

一、实验原理

（一）拉伸实验原理

拉伸试验是夹持均匀横截面样品两端，用拉伸力将试样沿轴向拉伸，一般拉至断裂为止，通过记录的力-位移曲线测定材料的基本拉伸力学性能。

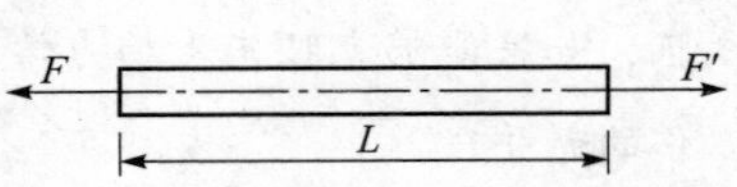

对于均匀横截面样品的拉伸过程，如图 14-1 所示，则样品中的应力为

$$\sigma = \frac{F}{A} \tag{14-1}$$

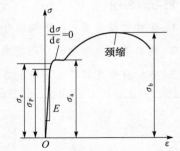

图 14-1　金属试样拉伸示意图

其中 A 为样品横截面的面积。应变定义为

$$\varepsilon = \frac{\Delta l}{L} \tag{14-2}$$

其中 Δl 是试样拉伸变形的长度。

典型的金属拉伸实验曲线见图 14-2 所示。

典型的金属拉伸曲线分为四个阶段，分别如图 14-3 所示。直线部分的斜率 E 就是杨氏模量、σ_s 点是屈服点。

图 14-2　典型的金属拉伸实验曲线

金属拉伸达到屈服点后，开始出现颈缩现象，接着产生强化后最终断裂。

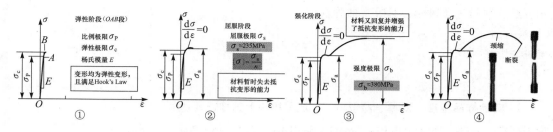

图 14-3　金属拉伸的四个阶段

（二）弯曲实验原理

可采用三点弯曲或四点弯曲方式对试样施加弯曲力，一般直至断裂，通过实验结果测定材料弯曲机械性能。为方便分析，样品的横截面一般为圆形或矩形。三点弯曲的示意图如图 14-4 所示。

据材料力学，弹性范围内三点弯曲情况下 C 点的总挠度 f 和力 F 之间的关系是

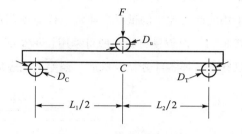

图 14-4　三点弯曲试验示意图

$$f = -\frac{FL^3}{48EI} \qquad (14-3)$$

其中 I 为试样截面的惯性矩，E 为杨氏模量。

（三）弯曲弹性模量的测定

将一定形状和尺寸的试样放置于弯曲装置上，施加横向力对样品进行弯曲，对于矩形截面的试样，具体符号及弯曲示意如图 14-5 所示。

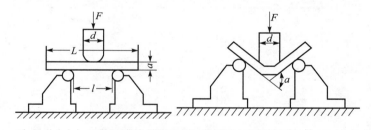

图 14-5　矩形截面受力弯曲示意图

对试样施加相当于 $\sigma_{pb}0.01$（或 $\sigma_{rb}0.01$）的 10% 以下的预弯应力 F。并记录此力和跨中点处的挠度，然后对试样连续施加弯曲力，直至相应于 $\sigma_{pb}0.01$（或 $\sigma_{rb}0.01$）的 50%。记录弯曲力的增量 ΔF 和相应挠度的增量 Δf，则弯曲弹性模量为

$$E_b = -\frac{L^3}{48I}\left(\frac{\Delta F}{\Delta f}\right) \qquad (14-4)$$

对于矩形横截面试样，横截面的惯性矩 I 为

$$I = \frac{1}{12}bh^3 \qquad (14-5)$$

其中 b、h 分别是试样横截面的宽度和高度。

也可用自动方法连续记录弯曲力-挠度曲线至超过相应的 $\sigma_{pb}0.01$（或 $\sigma_{rb}0.01$）的弯曲力。宜使曲线弹性直线段与力轴的夹角不小于 40°，弹性直线段的高度应超过力轴量程的 3/5。在曲线图上确定最佳弹性直线段，读取该直线段的弯曲力增量和相应的挠度增量，见图 14-6 所

示，然后利用式（14-4）计算弯曲弹性模量。

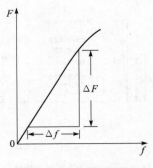

图 14-6 图解法测定弯曲弹性模量

二、实验操作

（一）拉伸实验

1. 实验样品标准 对厚、薄板材，一般采用矩形试样，其宽度根据产品厚度（通常为 0.10~25mm），采用 10、12.5、15、20、25、30mm 六种比例试样，尽可能采用 $l_o = 5.65（F_0)^{0.5}$ 的短比例试样。试样厚度一般应为原轧制厚度，但在特殊情况下也允许采用四面机加工的试样。通常试样宽度与厚度之比不大于 4:1 或 8:1，对铝镁材则一般可采用较小宽度。对厚度小于 0.5mm 的薄板（带），亦可采用定标距试样。试样各部分允许机加工偏差及侧边加工粗糙度应符合图 14-7 和表 14-1 的规定。

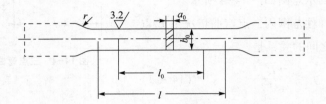

图 14-7 金属拉伸标准板材试样

表 14-1 金属拉伸标准板材试样尺寸要求

矩形试样宽度 b_0	试样标距部分内宽度 b_0 的允许偏差	试样标距部分内最大与最小宽度 b_0 的允许差值
10		
12.5	±0.2	0.1
15		
20		
25	±0.5	0.2
30		

2. 实验样品评定 出现下列情况之一者，试验结果无效：试样断在机械刻画的标记上或标距外，造成性能不合格；操作不当；试验记录有误或设备发生故障影响试验结果。实验后试样出现两个或两个以上的缩颈以及显示出肉眼可见的冶金缺陷（例如分层、气泡、夹渣、缩孔等），应在试验记录和报告中注明。

（二）弯曲实验

1. 试样尺寸要求 见表 14-2。

表 14-2 薄板试样尺寸要求

薄板试验横截面尺寸		h	L_1	L	R
产品宽度					
≤10	>10				
		0.25~0.5>	100h~150h	250h~160h	0.10~0.15
$b×b$	$10×b$	0.5~1.5	50h~100h		
		>1.5~<5	80~120	110~160	2.5

2. 试样制备和尺寸测量　矩形横截面试样应在跨距的两端和中间处分别测量其高度和宽度。计算弯曲弹性模量时，取用三处高度测量值的算术平均值和三处宽度测量值的算术平均值。计算弯曲应力时，取用中间处测量的高度和宽度。对于薄板试样，高度测量值超过其平均值2%的试样不应用于试验。

3. 实验样品评定　弯曲实验后，按有关标准规定检查试样弯曲外表面，进行结果评定。检查试样弯曲外表面，测试规范进行评定，若无裂纹、裂缝或裂断，则评定试样合格，测试有效。

三、结果与分析

（一）拉伸试验

钢板尺寸：宽度 $b = 31.26\text{mm}$，厚度 $h = 1.16\text{mm}$，标距 $L = 260\text{mm}$。拉力机记录的是不同载荷 F 下的形变 ΔL 的大小，根据公式

$$\sigma = \frac{F}{A} \qquad (14-6)$$

$$\varepsilon = \frac{\Delta l}{L} \qquad (14-7)$$

计算出每一时刻的应力-应变数据。

图 14-8 是一定负荷范围内不锈钢板的拉伸应力-应变曲线。根据变化趋势，将曲线分为三个阶段：OA 段，位移在增大，而负荷几乎等于 0，是试样由松弛而夹紧的阶段，真正的拉伸形变过程自 A 点开始。AB 段，随着拉

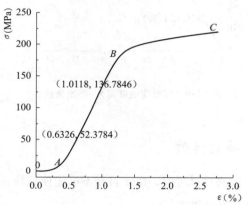

图14-8　钢板拉伸应力-应变曲线

应力的增加，形变也逐渐增大，形变与外力大小呈正比，符合胡克定律，试样处于弹性变形阶段。BC 段，继续施加较小的外力就可以产生较大的形变，此时，钢材除弹性变形外，还发生了塑性形变，其中塑性变形在卸载后不再恢复，试样处于弹塑性阶段。试想如果继续增加负荷，钢材将发生屈服及至应变强化。

杨氏模量的计算：根据弹性阶段应力与应变呈线性关系 $\sigma = E \cdot \varepsilon$ 知，直线段的斜率即为钢材的弹性模量，在 AB 段直线上取两点，见图 14-8 中所标，则

$$E = \frac{136.7846 - 52.3784}{1.0118 - 0.6326} \times 100 = 22259\text{MPa} = 22.26\text{GPa} \qquad (14-8)$$

（二）弯曲试验

钢板尺寸：宽度 $b = 26.63\text{mm}$，厚度 $h = 1.03\text{mm}$，跨距 $L = 240\text{mm}$。

1. 无卸载试验　根据试验机记录的载荷-位移数值，作弯曲力-挠度曲线图。

弯曲模量的计算：

根据公式

$$E_b = \frac{L^3}{48I}\left(\frac{\Delta F}{\Delta f}\right) \qquad (14-9)$$

以及 $I = \frac{1}{12}bh^3$，求得 $E_b = 1079\text{GPa}$。其中，$\frac{\Delta F}{\Delta f} = $斜率$ = \frac{31.1535 - 12.1779}{3.3717 - 1.2828} \times 1000 = 9084\text{N/mm}$。

2. 有卸载的情况　同一钢板在加载又卸载的过程中，弯曲力-挠度曲线变化见图 14-9。

NOTE

图 14-10 说明，随着加载负荷的增大，钢板弯曲变形程度也逐渐增大，在外加负荷增大到 50N 左右时，停止加力，并逐渐卸载，所得曲线与原曲线并不重合，表现出一定的滞回特性，说明所施加的最大应力已经大于钢材的弹性极限，钢材的变形包括弹性和塑性两部分，其中的塑性变形在卸载后不再恢复（从图上看是 1.46mm 残余形变）。滞回曲线所包含的面积反映了钢板吸收耗散能量的大小。

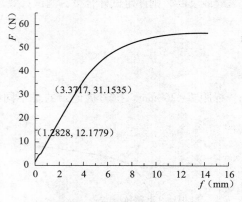

图 14-9　钢板弯曲横向力-挠度曲线

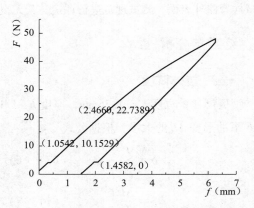

图 14-10　钢板弯曲横向力-挠度滞回特性曲线

四、误差分析

1. 夹持试样时，由于目测不可能使试样正好处于与夹具垂直的方向，拉应力方向与试样中轴线方向偏离。

2. 弯曲试验中，应把试样放在支座上，使两端露出部分的长度相等。

3. 试样尺寸人为测量过程可能引入的读数误差，即试样测量尺寸与实际尺寸的差别，导致理论结果计算的误差。

4. 试样本身是否具有代表性，有无缺陷，试样的形状，拉伸速率以及试验温度等。

5. 所使用力学试验机的量程。若试样拉断时只需要很小的力，而拉力机的最大入口力却很大，测量的精确性将大大下降。两者需匹配。

知识拓展

三点弯曲与四点弯曲的强度介绍如下：

三点弯曲强度：将试样放在一定距离的两支座上，在两支座中心点上加试验力，直至折断时的最大弯曲应力（图 14-11）。

四点弯曲强度：将试样放在一定距离的两支座上，往两支座中心左右等距离的两点上加试验力，直到折断时的最大弯曲应力（图 14-12）。

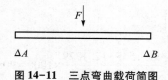

图 14-11　三点弯曲载荷简图

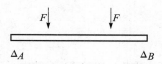

图 14-12　四点弯曲载荷简图

由两种情况下材料的剪力弯矩图知，三点弯曲时最大弯矩出现在梁的中点，相应的最危险截面也在中间；四点弯曲时，两个受力点之间梁的每一点弯矩处处相等且最大，考虑到剪力大小，危险截面应分别在两个受力点处，不在梁中点。

第二节　电阻应变测试方法

电阻应变测试方法即为用电阻应变计测定各种材料的表面应变，再根据应力、应变的关系式，确定构件表面应力状态的一种实验应力分析方法。将电阻应变计固定在被测构件上，构件变形时，应变计的电阻将发生相应变化。用电阻应变仪（即电阻应变测量装置）测量电阻变化，把它换算成应变值；或输出与应变成正比的模拟电信号（电压的或电流的），由记录器记录下来；或用计算机按预定要求进行数据处理；用上述方法都可得到所测的应力或应变。

电阻应变计测量技术的优点是：①测量精度和灵敏度高；②频率响应好，可测量从静态到数十万赫的动态应变；③测量数值范围广；④易于实现测量的数字化、自动化和无线电遥测；⑤可在高温、低温、高压液下、高速旋转、强磁场和核辐射等环境进行测量；⑥可制成各种传感器，测量力、压力、位移、加速度等物理量，在工业过程和科学实验中用作控制或监视的敏感元件。电阻应变计的主要缺点是：①一个应变计只能测定构件表面一点在某个方向的应变；②只能测得栅长范围内的平均应变。

一、发展简史

电阻应变计测量技术，起源于 19 世纪。1856 年，W. 汤姆逊对金属丝进行了拉伸试验，发现金属丝的应变和电阻的变化有一定的函数关系，说明应变关系可转换为电流变化的关系，可用电学方法测定应变。1938 年，E. 西蒙斯和 A. 鲁奇制出了第一批实用的纸基丝绕式电阻应变计。1953 年，P. 杰克逊利用光刻技术，首次制成了箔式应变计。随着微光刻技术的进展，这种应变计的栅长可短到 0.178mm。1954 年，C.S. 史密斯发现半导体材料的压阻效应，1957 年，W.P. 梅森等研制出半导体应变计，其灵敏系数比金属丝应变计高 50 倍以上，现已用于测量力、扭矩和位移等的传感器上。

电阻应变计品种繁多，包括有分别适用于高温、低温、强磁场和核辐射等条件的以及用于测量残余应力和应力集中的特殊应变计。

早期的电阻应变计测量仪器，用直流电桥和检流计显示的方法测量应变，其灵敏度和精度都比较差，20 世纪 40 年代，出现由可调节的测量电桥和放大器组成的电阻应变仪，使电阻应变计在工程技术和科学实验领域内获得广泛的应用。为了克服直流放大器信号的漂移和线性精度差等缺点，传统的电阻应变仪都采用交流放大器，以载波放大方式传递信号。这种仪器的性能稳定，其精度能满足一般的测试要求，但它的工作频率受载波频率的限制，而且存在电容、电感影响测量精度等问题。60 年代，出现了采用直流放大器的电阻应变仪。电阻应变仪正朝向数字化、自动化和多功能方向发展，已有用于静态应变测量数字显示的应变仪和多点自动巡回检测的应变测量装置，以及用于动态应变测量的数据采集处理系统等产品。电阻应变计测量技术在机械、化工、土建、航空等部门的结构强度试验中，获得了广泛的应用。

二、测量原理

电阻应变测量系统由电阻应变计、电阻应变仪和记录器三部分组成，其工作过程如下：

电阻应变计可按下式将构件的应变转换为单位电阻变化：

$$\frac{\Delta R}{R} = k\varepsilon \qquad\qquad (14-10)$$

式中 R 为初始电阻；ΔR 为该电阻的变化；ε 为轴线方向的应变；k 为灵敏系数。

电阻应变仪采用电桥或电位差计的测量线路，将电阻应变计的电阻变化转换为电压（或电流）的变化，并经放大后输出。

三、一般应变测量技术

应变测量技术可分为静态应变测量和动态应变测量两类：

（一） 静态应变测量

工作过程如下：应用电阻应变计测量常温下的静态应变时，可达到较高的灵敏度和精度，其最小应变读数为 1 微应变，一般精度为 1%~2%，应变测量范围从 1 微应变到 2 万微应变，特殊的大应变电阻应变计可测到结果为 20% 的应变值。常温箔式电阻应变计栅长可短到 0.178mm，适于测量应力梯度较大的构件的应变。采用应变花，可方便地测定平面应变状态下构件上一点的应变。多点巡回的测量装置，可在数分钟内自动记录上千个应变数据。如果采用存储器，由于每秒可存储数万个数据，适合测量测点较多的大型构件的应变。

环境温度变化时，安装在可自由膨胀的构件上的电阻应变计，由于敏感栅的电阻温度效应，以及敏感栅和被测构件材料的线胀系数不同，电阻应变计的电阻将发生变化。

温度的变化使电阻应变计产生的指示应变值，称为热输出（或称视应变），它和所需测定的应变无关，必须消除。消除的方法：①采用补偿块线路补偿法。在一块和构件材料相同但不受力的补偿块上，安装一个和工作电阻应变计的规格性能相同的电阻应变计（称为补偿应变计），将补偿块和构件置于温度相同的环境中，并将工作应变计和补偿应变计分别接入电桥的相邻桥臂，利用电桥特性消除热输出。②采用特殊的温度自补偿应变计。③采用热输出曲线修正法，将和工作应变计规格性能相同的应变计，安装在材料和被测构件相同的试件上，在和实测相似的热循环情况下，测取应变计的热输出和温度的关系曲线。在现场测量应变的同时，测定相应的温度。根据上述曲线对测得的应变数据进行修正。④采用温差电偶补偿法。在直流的电桥电路中，用温差电偶的热电动势将热输出的电压变化预先抵消。一般在常温条件下测量应变时，采用第一种方法；在高温或低温条件下测量应变时，采用第一、第二或第四种方法，也可在用第二种方法之后，再用第三种方法将前法测得的应变数据修正。

另外，在使用长导线及与电阻应变仪的电阻不匹配或灵敏系数不相同的应变计时，对测量结果要进行修正。

（二） 动态应变测量

工作过程如下：电阻应变计的频率响应时间约为 10^{-7} 秒，半导体应变计可达 10^{-11} 秒，构件应变的变化几乎立即传递给敏感栅，但由于应变计有一定栅长，当构件的应变波沿栅长方向传播时，应变计的瞬时应变读数为应变波在栅长间距内的应变平均值。这会给测量结果带来误差。假设应变波为正弦波，其传播速度与声波在材料中传播速度相同，若采用栅长 1mm 的应变计对钢构件进行测量，则当应变频率达 25 万赫时，应变测量误差小于 2%。一般机械的应变频率都不超过 25 万赫，应变测量误差也不超出上值。高频应变测量的范围，主要受电阻应变仪和记录器的限制，在测量动态应变时，要根据被测应变的频率，对应变计进行动态标定及选择合适的电阻应变仪和记录器。对于随机应变信号，采用数据处理装置，可大大减少整理工作的时间。

四、特殊条件下的应变测量技术

应变测量技术主要有以下五种：

（一） 高温或低温条件

现在已经有适用于 $-270 \sim 800℃$ 的各种类型的电阻应变计和黏结剂。进行短时间的动态应变测量时，环境温度可高达 $1000℃$。在高温或低温条件下，应变计的热输出常常超过所测的应变，故必须采取有效的补偿方法。但由于这种热输出的分散性大和重复性差，不能做到完全补偿。另外，黏结剂的蠕变、绝缘电阻的变化和敏感栅的氧化等，也会引起应变读数的变化，加上灵敏系数随温度改变，及其测量的误差，都会影响应变测量的准确性。因此，用电阻应变计测量高温或低温条件下的应变时，其精度比常温条件下差。

（二） 高速旋转构件

采用电阻应变计测量高速旋转构件的应变时，除了必须解决应变计的防护和温度补偿问题以外，应着重的是解决装在旋转构件上的应变计和测量仪器之间的信号传递。一般用的集流器有拉线式、炭刷式、水银式和感应式四种，后三种可用于测量转速在 10000 转/分以上的构件的应变。无线电应变遥测装置可装在无法安装集流器的密封旋转构件上，它能消除集流器因接触电阻而产生的噪声信号。

（三） 高压液态

电阻应变计可用于测量高压液体介质容器内壁的应变，但由于电阻应变计处在高压液态介质中工作，必须解决应变计的防护、引线的引出以及压力效应等问题。一般对于油类的绝缘介质，应变计不需采取防护措施。对于在水下工作的应变计，采用凡士林、二硫化钼或环氧树脂等化学涂层后，可在 $200 \sim 1000$ 巴（1 巴 $= 10^5$ 帕）的压力下测量应变。应变计引线的引出，通常采用灌注了环氧树脂或松香-锭子油的带有锥形内孔的密封装置。这种装置可在压力达数千巴的液体介质容器中达到有效的密封。高压液体介质对敏感栅的压力会改变电阻值，应在读数中扣除它，或采取补偿法予以消除。

（四） 强磁场和核辐射环境

在强磁场作用下，电磁感应对应变测量系统将产生"干扰"，影响测量的结果。用抗磁材料制造电阻应变计的敏感栅，或将两个相同的应变计重叠在一起，并利用电桥线路，就可以减少磁场"干扰"的影响。如在应变测量线路系统中采取有效的屏蔽，也能获得较好的结果。核辐射对电阻应变计的影响较为复杂，除了核辐射产生电磁感应对应变测量产生"干扰"外，还会使电阻应变计的敏感栅和黏结剂的性能发生变化，使应变计的电阻和灵敏系数发生变化。另外，核辐射热还会使应变计有热输出，因此在应变测量时，应采用抗核辐射的敏感栅材料和无机黏结剂或聚酰亚胺黏结剂，并采取严格的屏蔽和补偿措施。

NOTE

（五）残余应力测量

应用电阻应变计，可以测量机械构件由于焊接、铸造、切削等工艺所产生的残余应力。其原理是：将电阻应变计安装在被测构件的残余应力区域内，采取切割、钻孔和电化学等方法，全部或部分释放残余应力，测出电阻应变计在残余应力释放前后的应变变化，再按弹性理论算出构件的残余应力。根据残余应力的释放方式，用应变计测定残余应力的方法有切割法、钻孔法和逐次剥层法三种。它们都属于破坏性的机械测定法，其测量精度在很大程度上取决于应变计的粘贴位置和加工工艺。为此，采用加工定位的专用夹具，以及专用于测定残余应力的应变化。

第三节　光测法

光测法是利用局部放电产生的光辐射进行检测，光辐射主要由粒子从激励状态回复到基态或低能级过程及正、负离子或正离子与电子的复合过程产生。各种放电发出的光波长不同，通常在 500~700nm 之间，所采用的光传感器为避开日光干扰一般需要配备滤光设备，或将传感器置于密闭设备内，如 GIS。光电转换后，通过检测光电流的特性可以实现局部的识别。

实验一　光弹性实验方法观察实验

一、实验目的

1. 了解光弹性仪各部分的名称和作用，掌握光弹性仪的使用方法。
2. 观察光弹性模型受力后在偏振光场中的光学效应。

二、基本原理概述

光弹性实验所使用的仪器为光弹性仪，一般由光源（包括单色光源和白光光源）、一对偏振镜、一对四分之一波片以及透镜和屏幕等组成，其装置见图 14-13，常用国产 409-Ⅱ 型光弹性仪。

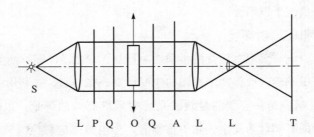

图 14-13　光弹性仪装置简图
S—光源　L—透镜　P—起偏镜　Q—四分之一波片　A—检偏镜　O—试件　T—屏幕

　　光弹性实验中最基本的装置是平面偏振光装置，它主要由光源和一对偏振镜组成，靠近光源的一块称为起偏镜，另一块称为检偏镜，如图 14-14 所示。当两偏振镜轴正交时形成暗场，通常调整一偏振镜轴为竖直方向，另一为水平方向。当两偏振镜轴互相平行时，则呈亮场。

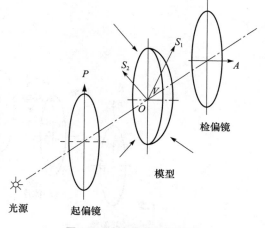

图 14-14　平面偏振光装置

　　在正交平面偏振光场中，由双折射材料制成的模型受力后，则使入射到模型的平面偏振光分解为沿各点主应力方向振动的两列平面偏振光，且其传播速度不同，通过模型后，产生光程差 D，此光程差与模型的厚度 h 及主应力差 (S_1-S_2) 成正比，即

$$D = ch(S_1 - S_2) \tag{14-11}$$

　　其中 c 为比例系数，此式称为平面应力光学定律。当光程差为光波波长 λ 的整数倍时，即

$$D = N\lambda \quad N = 0, 1, 2\cdots\cdots \tag{14-12}$$

　　产生消光干涉，呈现暗场，同时满足光程为同一整数倍波长的诸点，形成黑线，称为等差线，由式（14-11）和式（14-12）可得到

$$(S_1 - S_2) = \frac{Nf}{h} \tag{14-13}$$

　　其中 $f=\dfrac{l}{c}$ 称为材料条纹值。由此可知，等差线上各点的主应力差相同，对应于不同的 N 值则有 0 级、1 级、2 级……等差线。

　　此外，在模型内凡主应力方向与偏振镜轴重合的点，亦形成一暗黑干涉条纹，称为等倾线，等倾线上各点的主应力方向相同，由等倾线可以确定各点的主应力方向。当二偏振镜轴分别为垂直水平放置时，对应的为零度等倾线，这表明，等倾线上各点的方向皆与基线（水平方向）成零度夹角，此时若再将偏振镜轴同步反时针方向旋转 10° 即得到 10° 等倾线，其上各点主应力方向与基线夹角为 10°，其他依此类推。

　　等差线和等倾线是光弹性实验提供的两个必要资料，据此可根据模型的受力特性计算其应力。为了消除等倾线以便获得清晰的等差线图，在两偏振镜之间加入一对四分之一波片，以形成正交圆偏振光场，各镜片的相对位置如图 14-15 所示。

　　一般观测等差线时，首先采用白光光源，此时等差线为彩色，故亦称为等色线，当 $N=0$ 时呈现黑色，等差线的级数即可根据零级确定，非零级条纹均为彩色，色序按黄红绿次序指示着主应力差 (S_1-S_2) 的增加，并以红绿之间的深紫色交线为整数条纹，在具体描绘等差线图时，可采用单色光源如钠光，以提高测量精度。

三、实验设备与模型

　　1. 光弹性仪一台。

　　2. 光弹性模型数个——梁，圆盘，圆环，吊钩，框架等。

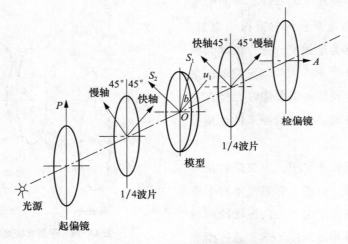

图 14-15   正交圆偏振光场布置简图

四、实验步骤

1. 观看光弹性仪的各个部分，了解其名称和作用。

2. 取下光弹性仪的两块四分之一波片，将二偏振镜轴正交放置，开启白光光源，然后单独旋转检偏镜，反复观察平面偏振光场光弹变化情况，分析各光学元件的布置和作用，并正确布置出正交和平行两种平面偏振光场。

3. 调整加载杠杆，放入圆盘模型，使之对径受压，逐级加载，观察等差线与等倾线的形成。同步旋转两偏振镜轴，观察等倾线的变化及特点。

4. 在正交平面偏振场中加入两片四分之一波片。先将一片四分之一波片放入并转动之使成暗场，然后转 45°，再将另一四分之一波片放入并转动使再成暗场，即得双正交圆偏振光场。此时等倾线消除，在白光光源下，观察等差线条纹图，分析其特点。再单独旋转检偏镜 90°，则为平行圆偏振光场，观察等差线的变化情况。

5. 熄灭白光，开启单色光源，观察模型中的等差线图，比较两种光源下等差线的区别和特点。

6. 换上其他一至二个模型，重复步骤 3 至 5，观察在不同偏振光场和用不同光源情况下，模型内等差线和等倾线的特点和变化规律。

7. 关闭光源，取下模型，清理仪器、模型及有关工具。

五、实验报告要求

1. 绘出光弹性仪装置简图，简述各光学元件的作用。

2. 简要说明仪器调整过程，并绘出正交和平行平面偏振光场以及圆偏振光场布置简图。

3. 简述在不同偏振光场和不同光源下观察到的模型中的干涉条纹现象。

实验二　用光弹法测定应力集中系数

一、概述

在实际工作结构中有许多零材料的截面形状并非都是均匀的，往往由于工艺上或结构上的需要在构件上开孔、槽、接管，使截面形状发生突变，这就是应力集中现象。我们常用应力集中系数来表达应力的程度，光测法是研究应力集中最有效的方法之一。

二、实验目的

1. 熟悉用补偿法测取小数级条纹的方法。
2. 用光弹性法测定带圆试板的孔边应力集中系数。

三、实验原理

图 14-16 为一带圆孔的轴向拉伸试件，孔边 A 点是开孔横截面上最大应力作用点，当最大应力不超过材料的比例极限时，用实测的条纹级数 N_A 求 A 点的最大应力。

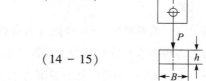

$$\sigma_{\max} = \frac{N_A f}{h} \tag{14-14}$$

而开孔横截面上的平均应力为：

$$\sigma_0 = \frac{P}{h(B-d)} \tag{14-15}$$

于是开孔横截面上的应力集中系数为：

图 14-16　拉伸试件

$$\partial = \frac{S_{\max}}{S_0} = \frac{N_A f(B-d)}{P} \tag{14-16}$$

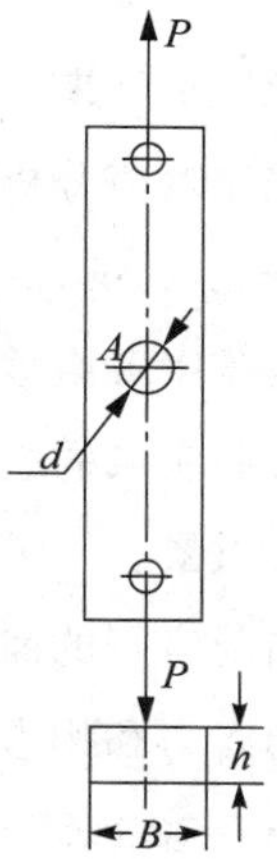

由于时间边缘效应的影响，不易测准开孔边缘的条纹级数；为减少测量误差，可采用逐渐加载法：先对试件施加初载荷 P_1，测取孔边 A 点的条纹级数 N_1；然后再将载荷增至 P_2，测得条纹级数 N_2，在对应载荷增量为 P_2-P_1 时，条纹级数增量为 N_2-N_1，故孔边最大应力为：

$$\sigma = \frac{(N_2-N_1)f}{h} \tag{14-17}$$

所以应力集中系数为：

$$\partial = \frac{(N_2-N_1)f(B-d)}{(P_2-P_1)} \tag{14-18}$$

四、实验步骤

1. 测量试件尺寸，在每一不同部位测量 3 次，最后取其平均值作为计算依据。
2. 将试件正确置于加载架上，将光弹仪调整成为正交圆偏振光场。
3. 先用白光光源，对试件逐渐加载，观察等差线的变化规律，确定条纹级数的递增趋向，然后改用单色光源。

4. 将载荷增加到孔边出现 4~5 级条纹时，测读带孔横截面上各点的条纹级数，或拍摄条纹图案，记下此时的载荷。

5. 卸除载荷，取下试件，使仪器恢复原状。

五、实验报告要求

1. 计算带孔横截面上各点的应力大小，并绘出应力分析曲线图。

2. 计算孔边的应力集中系数。

第四节　有限元分析方法

一、有限元分析方法的形成

近三十年来，随着计算机计算能力的飞速提高和数值计算技术的长足进步，诞生了商业化的有限元数值分析软件，并发展成为一门专门的学科——计算机辅助工程（computer aided engineering，CAE）。这些商品化的 CAE 软件具有越来越人性化的操作界面和易用性，使得这一工具的使用者由学校或研究所的专业人员逐步扩展到企业的产品设计人员或分析人员，CAE 在各个工业领域的应用也得到不断普及并逐步向纵深发展，CAE 工程仿真在工业设计中的作用变得日益重要。

当前流行的商业化 CAE 软件有很多种，国际上早在 20 世纪 50 年代末、60 年代初就投入大量的人力和物力开发具有强大功能的有限元分析程序。其中最为著名的是由美国国家宇航局（NASA）在 1965 年委托美国计算科学公司和贝尔航空系统公司开发的 Nastran 有限元分析系统。该系统发展至今已有几十个版本，是目前世界上规模最大、功能最强的有限元分析系统。从那时到现在，世界各地的研究机构和大学也发展了一批专用或通用有限元分析软件，除了Nastran 以外，主要还有德国的 ASKA、英国的 PAFEC、法国的 SYSTUS、美国的 ABAQUS、ADINA、ANSYS、BERSAFE、BOSOR、COSMOS、ELAS、MARC 和 STARDYNE 等公司的产品。虽然软件种类繁多，但是万变不离其宗，其核心求解方法都是有限单元法，也简称为有限元法（finite element method）。

在 1963 年前后，经过 J. F. Besseling，R. J. Melosh，R. E. Jones，R. H. Gallaher，T. H. H. Pian（卞学鐄）等许多人的工作，人们认识到有限元法就是变分原理中 Ritz 近似法的一种变形，从而发展了使用各种不同变分原理导出的有限元计算公式。

1965 年 O. C. Zienkiewicz 和 Y. K. Cheung（张佑启）发现，对于所有的场问题，只要能将其转换为相应的变分形式，即可以用与固体力学有限元法的相同步骤求解。

1969 年 B. A. Szabo 和 G. C. Lee 指出可以用加权余量法特别是迦辽金（Galerkin）法，导出标准的有限元过程来求解非结构问题。

我国的力学工作者为有限元方法的初期发展做出了许多贡献，其中比较著名的有：陈伯屏（结构矩阵方法），钱令希（余能原理），钱伟长（广义变分原理），胡海昌（广义变分原理），冯康（有限单元法理论）。

二、有限元法的基本思路

有限元法的基本思路可以归结为：将连续系统分割成有限个分区或单元，对每个单元提出一个近似解，再将所有单元按标准方法加以组合，从而形成原有系统的一个数值近似系统，也就是形成相应的数值模型。

下面用在自重作用下的等截面直杆来说明有限元法的思路。

1. 等截面直杆在自重作用下的材料力学解答 受自重作用的等截面直杆如图 14-17 所示。试求杆的位移分布、杆的应变和应力。杆的长度为 L，截面积为 A，弹性模量为 E，单位长度的重量为 q，杆的内力为 N。

$$N(x) = q(L - x) \tag{14-19}$$

$$dL(x) = \frac{N(x)\,dx}{EA} = \frac{q(L-x)\,dx}{EA} \tag{14-20}$$

$$u(x) = \int_o^x \frac{N(x)\,dx}{EA} = \frac{q}{EA}\left(Lx - \frac{x^2}{2}\right) \tag{14-21}$$

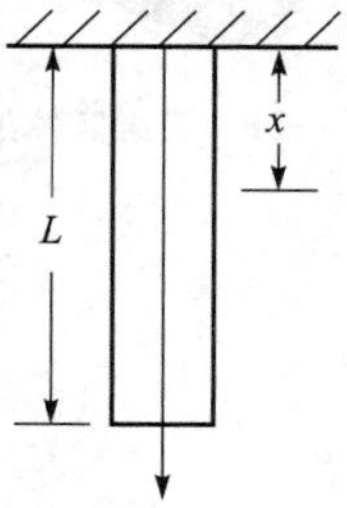

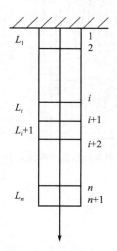

图 14-17 受自重作用的等截面直杆

2. 等截面直杆在自重作用下的有限元法解

答 连续系统离散化如图 14-18 所示，将直杆划分成 n 个有限段，有限段之间通过公共点相连接。在有限元法中将两段之间的公共连接点称为节点，将每个有限段称为单元。节点和单元组成的离散模型就称为对应于连续系统的"有限元模型"。有限元模型中的第 i 个单元，其长度为 L_i，包含第 i，$i+1$ 个节点。

三、有限元法的计算步骤

有限元法的计算步骤归纳为以下 3 个基本步骤：网格划分、单元分析、整体分析。

（一）网格划分

图 14-18 离散后的直杆

有限元法的基本做法是用有限个单元体的集合来代替原有的连续体。因此首先要对弹性体进行必要的简化，再将弹性体划分为有限个单元组成的离散体。单元之间通过节点相连接。由单元、节点、节点连线构成的集合称为网格。

通常把三维实体划分成四面体或六面体单元的实体网格，平面问题划分成三角形或四边形单元的面网格，如图 14-19~图 14-27 所示。

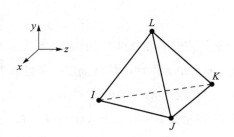

图 14-19 四面体四节点单元

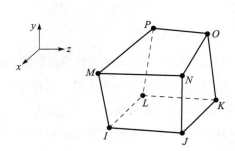

图 14-20 六面体八节点单元

NOTE

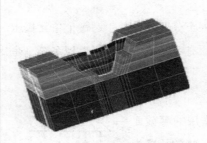

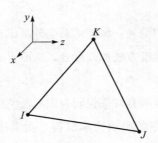

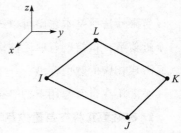

图 14-21   三维实体的六面体单元划分   图 14-22   三角形三节点单元   图 14-23   四边形四节点单元

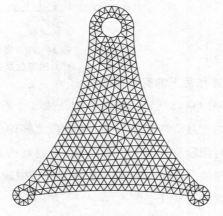

图 14-24   平面问题的三角形单元划分

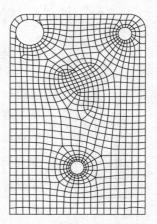

图 14-25   平面问题的四边形单元划分

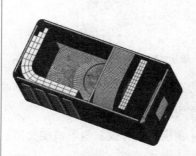

图 14-26   二维及三维混合网格划分

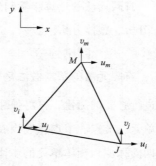

图 14-27   三角形三节点单元

（二）单元分析

对于弹性力学问题，单元分析就是建立各个单元的节点位移和节点力之间的关系式。由于将单元的节点位移作为基本变量，进行单元分析首先要为单元内部的位移确定一个近似表达式，然后计算单元的应变、应力，再建立单元中节点力与节点位移的关系式。

以平面问题的三角形三节点单元为例。如图 14-27 所示，单元有三个节点 I、J、M，每个节点有两个位移 u、v 和两个节点力 U、V。单元的所有节点位移、节点力，可以表示为节点位移向量（vector）：

$$节点位移\{\delta\}^e = \begin{Bmatrix} u_i \\ v_i \\ u_j \\ v_j \\ u_m \\ v_m \end{Bmatrix} \qquad 节点力\{F\}^e = \begin{Bmatrix} U_i \\ V_i \\ U_j \\ V_j \\ U_m \\ V_m \end{Bmatrix}$$

单元的节点位移和节点力之间的关系用张量（tensor）来表示，$\{F\}^e = [K]^e \{\delta\}^e$。

（三） 整体分析

对由各个单元组成的整体进行分析，建立节点外载荷与节点位移的关系，以解出节点位移，这个过程称为整体分析。同样以弹性力学的平面问题为例，如图 14-28 所示，在边界节点 i 上受到集中力 P_x^i，P_y^i 作用。节点 i 是三个单元的结合点，因此要把这三个单元在同一节点上的节点力汇集在一起建立平衡方程。

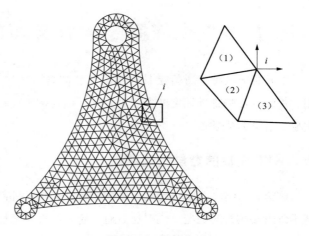

图 14-28 整体分析

i 节点的节点力：

$$U_i^{(1)} + U_i^{(2)} + U_i^{(3)} = \Sigma_e U_i^e$$
$$V_i^{(1)} + V_i^{(2)} + v_i^{(3)} = \Sigma_e V_i^e$$

i 节点的平衡方程：

$$\Sigma_e U_i^e = P_x^i$$
$$\Sigma_e V_i^e = P_y^i$$

四、有限元法的进展与应用

有限元法不仅能应用于结构分析，还能解决归结为场问题的工程问题，从 20 世纪 60 年代中期以来，有限元法得到了巨大的发展，为工程设计和优化提供了有力的工具。当今国际上 FEA 方法和软件发展趋势呈现出以下一些特征：

1. 从单纯的结构力学计算发展到求解许多物理场问题。有限元分析方法最早是从结构化矩阵分析发展而来，逐步推广到板、壳和实体等连续体固体力学分析，实践证明这是一种非常有效的数值分析方法。而且从理论上也已经证明，只要用于离散求解对象的单元足够小，所得的解就可足够逼近于精确值。

2. 由求解线性工程问题进展到分析非线性问题随着科学技术的发展，线性理论已经远远不能满足设计的要求。众所周知，非线性的数值计算是很复杂的，它涉及很多专门的数学问题和运算技巧，很难为一般工程技术人员所掌握。

3. 增强可视化的前后处理功能。早期有限元分析软件的研究重点在于推导新的高效率求解方法和高精度的单元。随着数值分析方法的逐步完善，尤其是计算机运算速度的飞速发展，整个计算系统用于求解运算的时间越来越少，而准备数值模型和处理计算结果的时间占整个分析工程的比例越来越高。据统计，整个分析流程中，前处理占用的工作时间大致在 80%，而加上后处理部分，占用的时间就要超过 95%。

4. 与 CAD 软件的无缝集成。当今有限元分析系统的另一个特点是与通用 CAD 软件的集成使用，即在用 CAD 软件完成部件和零件的造型设计后，自动生成有限元网格并进行计算，如果分析的结果不符合设计要求则重新进行造型和计算，直到满意为止，从而极大地提高了设计水平和效率。

第五节　夹板固定治疗骨折的生物力学实验研究

小夹板固定治疗骨折是具有中国特色的骨折疗法，小夹板是实施动静结合，筋骨并重原则，保证动态局部外固定的主要工具。下面就柳木及杉树皮夹板、纸压垫、布带逐一进行力学实验，总结其优缺点。

一、柳木夹板的力学性能测试

临床常用柳木夹板作为局部外固定治疗骨折的外部杠杆，不仅具有一定的强度和刚度，保持了骨折端的相对稳定；同时也具有一定的弹性和韧性，使夹板在所需约束力的范围内变形不会过大，在发挥预想固定作用的同时，也能配合功能锻炼发挥其纠正残余侧方移位和维持骨折对位对线的弹性回位作用。

（一）刚度测试

方法：按实验设计要求加工处理，在近端精确画出固定线。远端打孔以固定载荷均布片。把自行制作的弯曲实验台放置在一平坦稳固的平台上，固定夹板的近端，把两支位移传感器安放于载荷均布片上方（防止夹板承受较大载荷而断裂时损坏传感器）同一直线两端，并使两表头距夹板中线的距离相等，以防夹板产生扭矩。给夹板一定的初始载荷，并以此时的传感器读数为初读数。而后均匀平稳加/卸载，记录下不同载荷下相应的位移传感器的读数。

（二）抗弯强度测试方法

标准试件的制作：取柳木夹板三块，制成长 150mm、宽 50mm 的标准试件，并按设计要求打孔以安装载荷均布片。

应变片的安装：应变片的合理选用及粘贴质量的好坏是决定测试能否成功的重要因素。本实验所选用应变片为较耐湿的 BQ120-5BA 型纸基箔式应变片，电阻值 119.5，误差在 0.2% 之内；灵敏系数 2.05，误差在 0.28% 之内；长 5mm×宽 2mm，贴片前首先对应变片进行外观及电阻测量，并进行分选，以保证所用工作应变片与温度补偿片的电阻差值不超过 ±0.5Ω。同时为保证应变片在试件表面的粘贴可靠，预先用细砂纸在试件表面应变片的粘贴位置打磨光滑，再用细针画线定出应变片的粘贴方向和确切位置。而后用丙酮对试件表面进行清洗，待干燥后把按比例混均的 914 胶均匀涂抹在待贴应变片处。小心粘贴应变片，应保证粘贴好的应变片位置准确、整洁干净、无气泡。在常温下固化 24 小时后焊接测量导线，并再次测量电阻值是否满足要求。实验前把各应变片所引导线按半桥方式连接在应变仪上预热半小时（消除应变片工作过程中温度的影响和提高电桥的灵敏度）。实验装配及工作原理同前（抗弯刚度测试）。

（三） 抗扭强度测试方法

1. 标准试件的制作和应变片的选择粘贴如抗弯实验　载荷均布片的设计所用弹性元件为不锈钢片。

2. 实验过程　把扭转实验台安放在平坦稳固的平台上，将已准备完毕的标准试件固定在扭转实验台上，再将两支位移传感器按夹板的受力方向——上一下放置在载荷均布片上，并使两表头在一条直线上，且距夹板中轴线的距离相等。然后两侧均匀平稳加载，并记录位移传感器和应变仪的读数。

（四） 拉伸实验方法

1. 常温静载情况下的拉伸实验是用来测量和了解材料机械性质最主要最基本的方法之一。本实验通过对夹板的拉伸实验，找出夹板的弹性模量和泊松比这两个重要的弹性常数。

2. 取柳木夹板六块，制成拉伸标准试件并在其中部粘贴应变片（贴片方法同前）。

3. 把标准试件固定在岛津电子万能实验机上，将连接好的工作应变片和温度补偿应变片接在应变仪上。平稳加载，记录下相应的读数。

（五） 蠕变测试方法

试件在某一固定温度和固定应力下，其变形随时间的增长而增加的现象称为蠕变。蠕变是物体具有黏弹性的重要指标。将柳木夹板固定在弯曲实验台上，记录一定载荷下夹板的挠度随时间的变化，进而可以算出夹板在一定载荷下的蠕变率。

（六） 力学性能测试结果

1. 弯曲强度及刚度测试结果

（1）弯曲力学状态下柳木夹板的弹性模量测试结果　在弯曲力学状态下柳木夹板的弹性模量波动在（6.20±1.25）GPa 范围内。这可能因为柳木作为一种木材，其机械性质与木材的组成、纹理走向、生长条件、温度、湿度、树龄、瘢病有很大关系。

（2）柳木夹板的加/卸载实验下的应力-应变曲线及载荷-变形曲线　在载荷作用下，载荷-变形与应力-应变之间的关系是呈线性的，即符合胡克定律。此时的应力-应变曲线的斜率便可认为是柳木夹板的弹性模量。但同时可以看到，夹板在加载和卸载时所得的两条曲线不重合，即有"滞后环"出现。分析原因可能有以下三个方面：①夹板在加载过程中产生了部分塑性变形；②夹板是一种黏弹性体，在卸载时表现出"内摩擦"性质；③因夹板的零载荷并非为零，实际为两表头的预压力和砝码托盘的重量（共约 350g）。所以在加载和卸载这段时间内存在着蠕变的量的积累。

我们知道弹性固体具有确定的形状，在外力作用下可以发生变形，并具有新的平衡状态下的形状。当除去外力后，它能完全恢复原来的形状，将变形过程中出于外力做的功而产生的能量全部释放出去，使本身恢复原状。而黏性液体却没有确定的形状，在外力作用下发生不可逆的流动。通过对夹板的加卸载实验可以看到，夹板在外力作用下发生变形，但在卸载时却没有恢复加载时相同应力状态下的形状，保留了一部分的残余变形，表现在加卸载实验所得到的两条不重合的应力-应变曲线上，即"滞后环"。"滞后环"是一种形态学上的描述，它的出现既有黏性因素的存在，又有蠕变的量的积累。为能定量描述这种特性，本实验以末次加载前与首次卸载后的应变差作为衡量其黏滞性的指标。

（3）柳木夹板的抗弯强度测试结果 柳木夹板在一定的弯曲载荷作用下，其应力-应变关系基本呈线性变化，随着载荷的增加，柳木夹板的强度逐渐变小，这可能是夹板的内部纤维的屈服，也可能与内部纤维的少量断裂有关。但柳木夹板在断裂前并无明显的屈服阶段。

2. 抗扭强度测试结果 通过对 3 个标准试件的测试结果可知，各标准试件的力学性能指标并不一致，这可能是试件的结构差异所造成的。

3. 拉伸力学性能测试结果 柳木夹板在整个拉伸过程中，其应力与应变成正比变化，即服从胡克定律。直至断裂也没经过明显的屈服和强化阶段。所以可以说，柳木夹板在拉伸力学状态下是一种弹性材料。直线的斜率即为夹板的弹性模量。

4. 蠕变性能测试结果 蠕变是黏弹性物体的主要特征之一，柳木夹板的蠕变测试结果在第一天夹板的蠕变最明显，以后逐渐变小并趋于平稳，因此单从夹板来看夹板局部外固定治疗骨折，其蠕变也是骨折治疗过程中布带松弛的原因之一。

综上可知，柳木夹板作为一种较为理想的外固定材料，具有以下力学特点：①各向异性：它在不同的力学状态下，表现出不同的力学性能（如不同作用力柳木夹板的弹性模量不同）。②黏弹性：柳木夹板像人体骨骼一样具有滞后、蠕变等力学特性。③不稳定性：不同柳木夹板之间，力学性能也不一致，这可能与材料本身的结构性质有关。④柳木夹板的抗扭与抗弯强度接近，但均较抗拉强度低。

二、杉树皮夹板的力学性能测试

夹板的局部外固定是中国传统医学治疗骨折的特色，具有完整的理论体系和治疗原则。杉树皮具有弹性、韧性和塑性，可就地取材，简便而价廉，为我国南方特别是广东传统的正骨外固定材料。为了解杉树皮夹板的力学性能，我们对杉树皮夹板进行了相应的力学实验，以测试其刚度及强度的各项指标。

（一）抗弯测定

1. 测试材料 见表 14-3。

表 14-3 杉树皮夹板抗弯测定材料

夹板	上臂板 （外侧）	前臂板 （背侧）	大腿板 （外侧）	小腿板 （外侧）	原杉树 皮夹板	有衬垫 外套板
长（cm）	27	36	46	46	27	27
宽（cm）	5	5	5	5	5	5
厚（cm）	0.5	0.5	0.7	0.5	0.5	0.5

2. 测定方法 将以上各类规格的杉树皮夹板，分别按其长度置于两端三角形的支座上（一端支点略加压固定），在杉树皮夹板两支点间的中点处加重（图 14-29），每次增加 0.2kg 直至杉树皮夹板产生蠕变折断。记录每次增重后的杉皮板的变形（挠度）所得结果以坐标形式列出（图 14-30、图 14-31）。

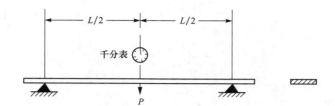

图 14-29　杉树皮抗弯测试示意图

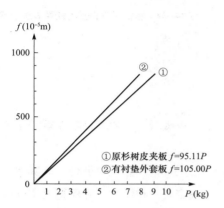

图 14-30　二类同规格杉树皮夹板荷重
与形变坐标图

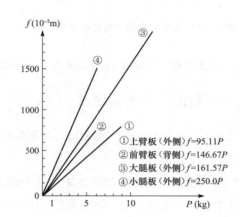

图 14-31　四种不同规格杉树皮夹板荷重
与形变坐标图

3. 测试结果　见表 14-4。

表 14-4　杉树皮夹板抗弯测定结果

夹板	上臂板（外侧）	前臂板（背侧）	大腿板（外侧）	小腿板（外侧）	原杉树皮夹板	有衬垫外套板
测试支点距（cm）	24	30	40	40	24	24
最大荷重（kg）	9.2	6	11.7	6	9.2	8.05
最大弯曲应力（kg/cm²）	265	216	179	288	265	232
最大挠度（10^{-5}m）	875→1700	880→1000	2250→2800	1870→2900	875→1700	840

（二）弹性模量测定

1. 测试材料　原杉树皮夹板（规格：长 29cm，宽 5cm，厚 0.5cm）。

2. 测试方法　采用电测法测定。

（1）使用器材　①YJD-1 型动静态电阻应变仪：精度 $5×10^{-6}$ 应变；②电阻应变片采用 8120 型电阻应变片，灵敏系数 $K=2.02$，初电阻 $R=119Ω$。

（2）装置方法　在试样的内侧面中间贴上电阻应变片，所引出的导线接入电阻应变仪，在另一夹板贴上同样的电阻应变片，作温度补偿片，引出的导线接入电阻应变仪（图 14-32）。温度补偿片板放在与测试装置上放置试样板处

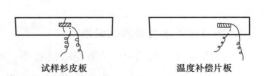

试样杉皮板　　　　　温度补偿片板

图 14-32　杉树皮夹板贴电阻应变片示意图

的温度相等处，试样板放在测试装置的三角形支座上，支点距离 24cm，两个支点间分成三等段，分别在中段两端 B、C 点上加重，每次增加 0.2kg（图 14-33），记录每次增加荷重后杉树皮夹板产生的应变值及应变增值，应用胡克定律公式计算杉皮板的弹性模量，并以坐标形式列出（图 14-34）。

NOTE

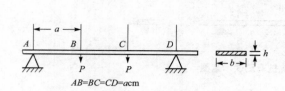

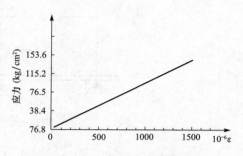

图 14-33　杉树皮夹板弹性模量测定示意图　　　　　图 14-34　杉树皮夹板弹性模量 E 坐标图

3. 测试结果　杉树皮夹板的弹性模量 = 101053kg/cm²

三、纸压垫的力学性能测试

纸压垫是夹板局部外固定系统的重要组成部分，是小夹板局部外固定治疗骨折的主导力量和精髓。

1. 纸压垫的力学性能测试方法　首先将加载台安放于一平坦稳固的平台上。其次，把位移传感器固定在加载台上，放置表头于应力传导盘上，确定其一初读数，并保持两支位移传感器通过应力传导盘直径的同心圆上。平稳加/卸载，每隔 1 分钟读取位移传感器读数。

2. 纸压垫的力学性能测试结果

（1）纸压垫的轴向压缩及减压实验　从纸压垫在加载和卸载时的应力-应变曲线可以看出，纸压垫在很小的应力作用下已不是直线，呈现出明显的非线性特点。其上升曲线和下降曲线亦不相重合，即有滞后环的出现。

（2）纸压垫的蠕变测试　纸压垫的蠕变特性在第一天表现最为明显，之后则趋于平缓。

四、布带的力学性能测试

布带的约束力是夹板固定力的直接来源。本实验对布带在拉伸载荷下进行测定，以确定其相应载荷下的变形和蠕变特性。

1. 布带的力学性能测试方法

（1）实验的设计与装配本实验所用的固定装置包括一个 "u" 形悬吊架、两个布带固定器、一个位移传感器安放平台、一个导向杆和加载装置。

（2）固定好布带，安放好位移传感器，平稳加载记录两支位移传感器的变化，直至布带断裂。

2. 布带的力学性能测试结果

（1）从布带的载荷-应变曲线可以看出，布带在拉伸载荷作用下其应变大致可分为三个阶段：①弹性阶段（0~2kg）此阶段载荷与应变之间呈线形变化，是布带的临床工作阶段。②非线性阶段（2~5kg）此段布带的弹性模量逐渐增大，载荷与应变之间指数级变化。③强化阶段（5~10kg）此阶段载荷与应变之间呈线形变化，布带的刚度大大提高，直至断裂也没有明显的屈服现象。

（2）布带的蠕变测试结果：从布带的蠕变测试结果可知，布带和夹板、纸压垫一样具有蠕变特性，且在第一天的蠕变率最明显，第二天次之，以后则逐渐趋于平缓。

NOTE

　　综上所述，布带、纸压垫、夹板所组成的骨折外固定系统，在骨折治疗实践中取得骄人的成绩，有其力学基础：第一，作为外部杠杆的夹板，不仅具有一定的强度和刚度，也具有良好的抗扭性能，使夹板在配合功能活动发挥弹性固定和自动复位效果的同时，也能抵抗由于肌肉张力所造成的弯曲和旋转倾向力，达到稳固固定的效果。第二，作为提供效应力装置的纸压垫，具有和人体软组织相似的非线性特点，其弹性模量非常数，随着肌肉的收缩与舒张而有规律地变化，使其像一块可以随意移动的软组织。第三，布带、纸压垫、夹板均来源于自然界，具有和其他生命材料共同的特征——黏弹性，与其他材料相比具有和人体更好的相容性。但是，从布带、纸压垫、夹板的力学测试中也可以看出，手工制作的布带、纸压垫、夹板力学性能不稳定，这将给骨折的临床治疗效果带来一定的不确定因素。21 世纪是一个科技飞速发展的世纪，随着材料科学、3D 技术等科技的发展，生物力学研究的深入，以及相关学科的交叉渗透，更为合理的、规范的、易于现代化大生产的外固定器材可望应运而生。

NOTE

主要参考书目

1. 王以进，王介麟. 骨科生物力学［M］. 北京：人民军医出版社，1989.

2. 杨桂通，吴文周. 骨力学［M］. 北京：科学出版社，1989.

3. 孟和，顾志华. 骨伤科生物力学［M］. 2 版. 北京：人民卫生出版社，2000.

4. Margareta Nordin，Victor H. Frankel 著. 邝适存，郭霞主译. 肌肉骨骼系统基础生物力学［M］. 3 版. 北京：人民卫生出版社，2008.

5. 钱竞光，宋雅伟. 运动康复生物力学［M］. 北京：人民体育出版社，2008.

6. （美）Van C. Mow，（荷）Rik. Huiskes 主编. 汤亭亭，裴国献，李旭，等主译. 骨科生物力学暨力学生物学［M］. 3 版. 济南：山东科学技术出版社，2009.

7. （美）布霍尔兹（Bucholz，R. W.），（美）赫尔曼（Heckman，J. D.），（英）布朗（Brown，C. C.）主编. 裴国献主译. 洛克伍德－格林：成人骨折［M］. 6 版. 北京：人民军医出版社，2009.

8. （瑞士）鲁迪（Rüedi，T. P.），（加）巴克利（Buckley，R. E.），（英）莫兰（Moran，C. G.）主编. 危杰，刘璠，吴新宝，等主译. 骨折治疗的 AO 原则［M］. 2 版. 上海：上海科学技术出版社，2010.

9. 刘献祥，尉禹，王志彬，等. 骨伤科生物力学［M］. 北京：北京科学技术出版社，2010.

10. 陆爱云. 运动生物力学［M］. 北京：人民体育出版社，2010.

11. （瑞士）Max Aebi，（美）Vincent Arlet，（英）John K Webb 主编. 陈仲强，袁文主译. AO 脊柱手册［M］. 济南：山东科学技术出版社，2010.

12. 樊粤光，詹红生. 中医骨伤科学［M］. 北京：人民卫生出版社，2012.

13. 杨华元. 生物力学［M］. 北京：人民卫生出版社，2012.

14. 王亦璁，姜保国. 骨与关节损伤［M］. 5 版. 北京：人民卫生出版社，2012.

15. （美）卡内尔（Canale，S. T.），（美）贝帝（Beaty，J. H.）原著. 王岩主译. 坎贝尔骨科手术学［M］. 12 版. 北京：人民军医出版社，2013.

16. （美）布鲁斯. D. 布朗纳（Browner，B. D.），（美）杰西. B. 朱庇特（Jupiter，J. B.），（美）艾伦. M. 莱文（Levine，A. M.），等主编. 马信龙，冯世庆，李世民，等主译. 创伤骨科学·成人卷［M］. 4 版. 天津：天津科技翻译出版有限公司，2015.